Claude Bernard

Principes de Médecine expérimentale

essai

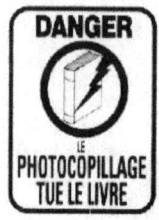
ISBN : 978-1530189281

10 9 8 7 6 5 4 3 2 1

Claude Bernard

Principes de Médecine expérimentale

essai

Table de Matières

Introduction
Par Claude Bernard

La médecine expérimentale n'est point un système particulier de médecine dans lequel on expliquerait ou traiterait les maladies suivant certaines idées propres à un auteur. La médecine expérimentale est, au contraire, la négation des systèmes, en ce sens que c'est la médecine scientifique issue de la méthode expérimentale, qui alors offre le caractère impersonnel que doivent revêtir toutes les vérités scientifiques.

La médecine expérimentale n'est rien autre chose que l'état le plus avancé de la médecine considérée comme science. C'est la médecine arrivée à son développement entier, parvenue si l'on peut ainsi dire à son état adulte, c'est-à-dire à l'état d'une science dans lequel la pratique repose sur des théories expérimentales précises.

Mais, avant d'arriver à leur état adulte ou de complet développement, les sciences passent toutes par des périodes évolutives dans lesquelles elles restent plus ou moins longtemps en raison même de leur complexité :

1° *on constate* les faits bruts (pour s'assurer de leur *existence)*

2° *on observe* les faits (pour chercher leurs rapports, leurs lois)

3° *en analyse* expérimentalement les faits (pour chercher leurs *causes* et agir sur la manifestation des phénomènes).

La médecine sous ce rapport se développe avec une très grande lenteur. Mais, à part cela, les lois de son évolution sont exactement les mêmes que celles de toutes les autres sciences. Nous devons examiner rapidement le caractère de chacun de ces états évolutifs ou périodes de la médecine afin d'arriver à la définition complète de la médecine expérimentale.

1°
Période anté-scientifique de la médecine

Toutes les sciences présentent ou ont présenté cet état anté-scientifique, héroïque ou fabuleux. *État théologique (Auguste*

Comte), *Médecine sacrée ou théurgique, Médecine occulte, Médecine surnaturelle : on* pourrait encore appeler cet état de la médecine : la *médecine révélée.*

II°
Période scientifique de la médecine

Dans toutes les sciences, il y a deux états bien distincts à considérer. Ce sont : 1° *l'état de science d'observation ; 2 ° l'état de science expérimentale.*

Ces deux états sont nécessairement et absolument subordonnés l'un à l'autre. Jamais une science ne peut parvenir à l'état de science expérimentale sans avoir passé par l'état de science d'observation. Mais il y a des sciences auxquelles il n'est pas donné de pouvoir parvenir à l'état de science expérimentale ; telle est l'astronomie, par exemple.

En effet une science d'observation, ou science naturelle, se borne à observer, à classer, à contempler les phénomènes de la nature et à déduire des observations les lois générales des phénomènes. Mais elle n'agit pas sur les phénomènes eux-mêmes pour les modifier ou en créer de nouveaux, pour agir sur la nature en un mot. La science d'observation est une science passive ; elle prévoit, se gare, évite, mais ne change rien activement. Or, les sciences qui, comme l'astronomie, s'occupent de phénomènes hors de notre portée expérimentale, restent forcément des sciences d'observation. Les sciences expérimentales, au contraire, sont plus ambitieuses ; elles veulent agir et étendre leur puissance sur la nature, modifier les phénomènes, en créer qui n'existent pas et réglementer les éléments à leur volonté. Par conséquent, les sciences d'observation ne sauraient se contenter de la connaissance générale des lois de la nature ; mais il leur faut la *connaissance du déterminisme spécial* des phénomènes [1] afin de pouvoir les produire à volonté et sûrement dans des circonstances données et exactement déterminées. Les sciences d'observation sont *expectantes* et *passives ; les* sciences expérimentales sont *conquérantes* et *puissantes,* actives puissamment par leur initiative. On ne saurait donc hésiter à

---

1 Voir ce que j'ai écrit ailleurs sur la loi et le *déterminisme.* (Cah. N° 2, p. 245.)

regarder la science expérimentale comme une science plus avancée que la science d'observation, quoique l'une et l'autre soient vraiment des sciences constituées, c'est-à-dire possédant la *connaissance de la loi* des phénomènes subis par l'une et dirigés par l'autre.

La médecine a été constituée comme science d'observation par Hippocrate ; mais elle n'est point encore parvenue, ainsi que nous le dirons tout à l'heure, à l'état de science expérimentale. Seulement nous devons tâcher de préparer les voies dans cette direction.

a) Époque empirique de la médecine. - *Chaque* science pour arriver soit à l'état de science d'observation, soit à l'état de science expérimentale, c'est-à-dire pour arriver à classer les faits et à en déduire des lois *générales ou* des *conditions déterminées* des phénomènes (avant de classer les faits il faut nécessairement les colliger), passe nécessairement dans chaque cas par une époque antérieure qui est destinée à la collection des faits ou matériaux scientifiques. Cette époque antérieure à la science faite est l'état *d'empirisme*. Or, comme il y a deux ordres de sciences, il y a deux espèces d'empirismes:*l'empirisme d'observation* et *l'empirisme d'expérimentation*.

L'empirisme compris dans son sens le plus large et le plus général est l'opposé du *rationalisme ; l'empirisme* est alors l'exclusion de tout raisonnement de l'observation et de l'expérimentation. Il y a à distinguer sous ce rapport deux sortes d'observations et deux sortes d'expérimentations :

A. *Les observations empiriques et les observations scientifiques*

B. *Les expérimentations empiriques, les expérimentations scientifiques* [1].

Les *observations empiriques* sont les observations faites sans aucune idée préconçue et dans le seul but de constater le fait sans chercher à le comprendre. Ce genre d'observation doit toujours être la base première de la science, sans quoi on fausse ou on tronque l'observation si on veut lui donner une signification avant de la connaître en elle-même. Mais une fois les faits d'observation empirique établis,il faut leur donner une signification, en déduire des lois à l'aide d'hypothèses et *d'observations,* qui sont leur pierre

1 Insister beaucoup sur ce point qu'il y a deux choses à faire dans les sciences 1° constater les faits ; 2° les expliquer.
Il ne faut pas mêler ni confondre ces deux ordres de choses.

de touche, propre à les vérifier. C'est à *ces* dernières observations qu'il faut donner le nom *d'observations scientifiques.* Elles sont nécessairement faites en vue d'une idée préconçue qu'il s'agit de vérifier. L'observation empirique est indispensable et l'observation scientifique est également nécessaire pour faire la science. Mais il faut les faire se succéder et les mettre chacune à leur place. Tout le mal scientifique ou toutes les causes d'erreurs dans la méthode ne viennent pas de l'emploi des observations empiriques ou scientifiques de tel ou tel procédé, mais de leur usage intempestif. Tout est bon en sa place ; c'est donc à mettre chaque chose en son lieu et place que consiste le grand art et la science elle-même.

Les *expérimentations empiriques* sont les expériences faites sans idées préconçues et dans le but pur et simple de constater l'effet qui surviendra dans telle ou telle circonstance donnée [1]. On ne cherche point à comprendre le phénomène ; on veut seulement savoir s'il arrive, s'il existe, *On veut le constater.* Les *expériences scientifiques* sont faites d'après une idée préconçue qu'il s'agit de vérifier ou de contrôler afin de comprendre [2] le phénomène et de saisir dans toutes les circonstances qui accompagnent la production du phénomène celle qui constitue réellement *son* déterminisme et qui doit être appelée sa cause prochaine. Pour faire la science expérimentale, il faut également des expériences empiriques et des expériences scientifiques. Seulement il ne faut pas chercher à expliquer les faits d'expérience avant de les avoir bien constatés en eux-mêmes ; autrement on applique faussement la méthode expérimentale et on tombe dans toutes les erreurs qui en sont la conséquence [3].

b) Médecine d'observation, ou la médecine à l'état de science naturelle. - Il y a vingt-trois siècles que la médecine a été constituée à cet état par Hippocrate [4]. Beaucoup de médecins l'ont suivi dans cette voie (Sydenham et tous les nosologistes en général).

La médecine d'observation est la base première de toute science médicale ; elle donne le diagnostic, le pronostic et fait prévoir ce

1 *Expérience pour voir* et non pour comprendre.
2 *Expérience pour comprendre* et non plus seulement pour voir.
3 Voir pour le développement de ces idées ce que j'ai écrit dans mon *Introduction,* ce que j'ai dit dans mon cours futur de médecine expérimentale ; leçons sur l'empirisme.
4 Voir les développements dans mes leçons de mon cours futur de médecine expérimentale.

qui arrivera d'après la connaissance de la loi évolutive des maladies. Mais cependant jamais la médecine d'observation pure n'a pu suffire ni au malade, ni au médecin, parce que, comme traitement, elle conclut forcément à *l'expectation,* comme toutes les autres sciences d'observation.

c) Médecine expérimentale ou médecine scientifique dans son complet développement. - La médecine d'observation ne pouvant suffire dans la pratique au médecin qui veut agir pour guérir son malade qui le réclame impérieusement, il en est résulté que la médecine est devenue par la force des choses *médecine expérimentale,* c'est-à-dire qu'au lieu de se borner à la simple expectation, les médecins ont employé des remèdes plus ou moins actifs pour modifier le cours de la maladie ou pour l'enrayer. Dans cela, les médecins, en repoussant l'expectation, n'ont pas repoussé la médecine d'observation ; au contraire, ils ont dû toujours s'appuyer sur elle pour établir leur diagnostic et leur pronostic ; mais en même temps ils ont essayé, c'est-à-dire expérimenté des remèdes pour guérir et fait des expériences pour constater la contagion, les préservatifs des maladies, leur explication anatomique.

En effet, les remèdes que les médecins ont employés depuis les débuts de la médecine, constituent des essais qui ne sont rien autre chose que de *l'expérimentation sur l'homme.* Seulement cette expérimentation, qui s'est enrichie de faits nombreux ramassés à travers les siècles, est encore aujourd'hui à *l'état empirique.* Néanmoins, ainsi que nous l'avons dit, cette période de *l'expérimentation empirique* est nécessaire pour colliger les faits et matériaux qui serviront de base à *l'expérimentation scientifique* et à la médecine expérimentale elle-même. Mais cet état d'empirisme de médecine expérimentale, comme l'état d'empirisme de la médecine d'observation, se sont trouvés arrêtés et obscurcis dans leur caractère par une foule de systèmes ou d'idées préconçues qui sont venus s'y mêler avant le temps. La méthode expérimentale a été méconnue dans ses principes en même temps que les moyens auxiliaires ont manqué à la médecine pour avancer rapidement dans la voie de l'expérimentation. Aujourd'hui les progrès récents des sciences physiologiques, l'introduction définitive de l'expérimentation dans la médecine rendent possible une vue anticipée et une tentative ou essai pour jeter les premières bases ou les premiers jalons de la médecine expérimentale. Ce sont ces premiers jalons que nous voulons essayer de poser afin de diriger les esprits vers l'aurore de la médecine scientifique qui commence à paraître. Ce sera l'objet de toute cette étude de médecine expérimentale. Nous essayerons de régulariser l'emploi de la méthode expérimentale et de faire passer les esprits de l'état d'expérimentation empirique à l'état *d'expérimentation scientifique.*

III°
Mélange et intrication de toutes les périodes évolutives de la médecine

Dans la médecine, comme du reste dans toutes les sciences, on peut distinguer en théorie tous les états ou périodes que nous avons distingués précédemment. Mais, en pratique, tous ces stades ne se succèdent pas régulièrement et dans tous les points de la science à la fois. Cette évolution scientifique fidèlement représentée, à ce que nous croyons, par ce que nous avons dit, ne se fait au contraire que par morcellement, sur des points séparés, dans des questions spéciales, avec, des arrêts et des secousses dans la marche scientifique. De sorte qu'on trouve toujours, même dans une science qui marche vite et à plus forte raison dans une science qui va lentement, tous les états évolutifs possibles dans les questions qui sont à l'étude et qui se présentent dans tous les moments de leur développement évolutif. Ainsi, on trouve aujourd'hui en médecine des questions rares de médecine à l'état *expérimental scientifique* (gale) ; d'autres questions à l'état d'empirisme expérimental, à l'état de science d'observation, à l'état d'empirisme d'observation, à l'état anté-scientifique de la médecine occulte. Ainsi donc on trouve un pêle-mêle général de toutes les périodes que nous avons désignées comme successives, parce qu'au fond elles le sont réellement dans la marche de l'esprit humain.

Mais en même temps nous trouvons dans l'histoire de la médecine toutes les erreurs qui sont la conséquence de l'intervention ou plutôt du chevauchement de ces états les uns sur les autres. Ainsi les systèmes, les doctrines ne sont que des théories anticipées ou plutôt des vues de l'esprit placées au-dessus des faits au lieu de l'être à leur suite. Le développement des principes de la méthode expérimentale rend facilement compte de tout cela [1].

IV°
La médecine expérimentale n'est que le résultat même de l'évolution scientifique de la médecine

En effet, dans toutes les sciences dont les phénomènes sont à notre portée, la science n'est parfaite que lorsqu'elle est à l'état expérimental et qu'elle connaît le déterminisme des phénomènes de manière à les régler dans leur apparition.

Or, la médecine n'exclut pas l'application de la méthode expérimentale par cela seul qu'elle s'occupe des phénomènes, de la vie. J'ai prouvé, je crois, que les phénomènes de la vie ont leur déterminisme comme les phénomènes des corps bruts.

V°
Conclusion de tout ce qui précède.
Définition de la médecine expérimentale

La médecine expérimentale doit se séparer de la médecine d'observation, mais non la nier pour cela ; aujourd'hui il y a un mélange bâtard de médecine d'observation et d'empirisme expérimental. Il faut que j'essaye de constituer la médecine expérimentale et de la placer sur ses véritables bases. La *médecine expérimentale n'est pas une science naturelle, comme l'est la médecine d'observation*. La médecine expérimentale est la science, non pas seulement des lois de classification ou d'espèces des maladies, mais la science qui donne les lois du mécanisme de leur évolution avec la connaissance de *leur déterminisme étiologique* et curatif. Ce point de vue qui embrasse à la fois la physiologie, la pathologie et la thérapeutique est nouveau. Il mérite d'être bien développé.

---

1 *Voyez mon Introduction à l'élude de la médecine expérimentale.* (Note de Claude Bernard.)

*

* *

Principes de la médecine expérimentale.

Le principe de la médecine expérimentale, comme tous les principes, est absolu.

D'abord la médecine expérimentale repose sur ce premier principe de toutes les sciences expérimentales, à savoir : que *tous les phénomènes, quels qu'ils soient, ont leur déterminisme absolu.*

Ensuite la médecine expérimentale repose sur un principe qui lui est spécial en tant que science médicale expérimentale, à savoir *que les phénomènes physiologiques, pathologiques et thérapeutiques s'expliquent tous par les mêmes lois évolutives et ne diffèrent que par des conditions particulières,* par un déterminisme spécial. La maladie n'est pas une vie d'une autre espèce, d'une autre nature que la vie normale, mais seulement une souffrance de la vie ou une vie dans d'autres conditions que les conditions de non-souffrance ou normales.

D'après ce principe on peut dire que la médecine expérimentale *est une médecine qui repose sur la physiologie* expérimentale. Cette proposition est fondamentale et mérite d'autant plus d'être développée, qu'elle a déjà été émise et conçue faussement.

But de la médecine expérimentale.

Le but que se propose la médecine expérimentale, ainsi que toutes les sciences expérimentales, est d'arriver à modifier et à régler dans certaines limites les phénomènes de la santé (hygiène) et de la maladie (thérapeutique). Elle a, par conséquent, le caractère conquérant des *sciences modernes.* On ne saurait nier la possibilité d'une telle science, puisque le médecin possède des modificateurs de la vie assez puissants pour l'éteindre et tuer ; par conséquent il peut la modifier à tous les degrés. Toute la science consiste donc à savoir manier d'une manière sûre ces modificateurs, par la connaissance des lois qui régissent l'organisme sain, malade et modifié par les actions médicamenteuses.

C'est là le but bien clair de la médecine expérimentale. Mais il est loin d'être atteint. Aujourd'hui, le médecin se sert empiriquement, c'est-à-dire à peu près au hasard, de la plupart des moyens thérapeutiques puissants qu'il a entre les mains.

*

* *

Obstacles au développement de la médecine expérimentale.

Ces obstacles sont divers et compliqués. Ils se rencontrent d'abord dans la complexité même des phénomènes de la vie et dans les difficultés de l'application des méthodes expérimentales, dans le besoin qu'a la médecine du secours des autres sciences physico-chimiques qui ont dû nécessairement se développer avant elle. Mais nous voulons examiner ici d'une manière spéciale un autre genre d'obstacle qui tient au développement forcé de la médecine pratique ou professionnelle avant la médecine scientifique.

Or, dans tous les temps, les exigences de la médecine pratique ou professionnelle ont été des obstacles considérables à l'avancement de la médecine scientifique.

Devons-nous, d'après cela, séparer la médecine scientifique de la médecine professionnelle ? C'est un parti que nous avions d'abord cru devoir prendre [1]. Mais, en y réfléchissant, nous avons pensé qu'il valait mieux au contraire les unir afin de faire cesser le désaccord nuisible qu'elles présentent, en essayant au contraire de les unir pour concourir au but réel de la médecine, c'est-à-dire à l'avancement de la médecine théorique et pratique. Car, il est évident que, si la théorie doit diriger la pratique, la pratique à son tour doit donner des enseignements et fournir des matériaux précieux à la science pure. Il y aurait donc inconvénient à séparer deux choses qui doivent être unies au lieu d'être séparées. Si, dans l'évolution de la médecine, les sciences physiologiques, pathologiques et même

1 Mon idée est, au contraire, de prêcher l'union des deux médecines ; il faut détruire cette fausse idée que les médecins les plus savants sont les plus mauvais au lit du malade Les ignorants exploitent cette idée... (Note de Claude Bernard.)

thérapeutiques se sont développées séparément, si la pratique s'est passé souvent de la théorie, ce n'est pas, ainsi que nous l'avons déjà dit, la nature des choses qui l'a voulu ; ce sont les exigences et les difficultés scientifiques et pratiques qui n'ont pas pu s'allier. La vraie science médicale veut au contraire qu'il y ait fusion et solidarité de toutes les parties d'une même science en un seul faisceau.

*

* *

Bases physiologiques actuelles de la médecine expérimentale.

En écrivant : quelles sont les bases physiologiques *actuelles* de la médecine expérimentale ? nous ne voulons pas dire que les bases Systématiques que nous allons poser sont des bases factices, artificielles ou provisoires destinées à disparaître et à s'évanouir après un certain temps, pour être remplacées par d'autres. Nous reconnaissons, au contraire, que les bases que nous posons, étant fondées sur l'expérience, sont immuables comme faits établis, mais nous voulons reconnaître en même temps que ces bases physiologiques ne sont point complètes, parce que la science physiologique n'est pas finie, et que, par conséquent, ces bases actuelles de la médecine expérimentale seront susceptibles de s'étendre, de s'élargir et de s'assurer dans leurs fondements par les progrès mêmes de la science expérimentale.

Nous fondons en un mot la médecine expérimentale sur la physiologie expérimentale, c'est-à-dire sur une physiologie qui ne sera jamais finie ni close systématiquement ; c'est ainsi qu'il faut entendre que la médecine expérimentale repose sur la physiologie. Car autrement nous tomberions dans l'erreur de Broussais et de tous les systématiques qui ont créé un *système physiologique* immuable, clos et achevé et qui ont fondé sur lui leur médecine. Ils ont été dans le faux par cela même qu'ils ont regardé leur physiologie comme une science finie. Ils ont fait un système de médecine destiné à périr par révolution et non une médecine progressive.

Les bases de la médecine expérimentale doivent être physiologiques.
- Cette déclaration ne nie pas la médecine d'observation qui existe
indépendamment de la médecine expérimentale comme histoire
naturelle des maladies (de même que la chimie ne nie pas la
minéralogie, qui existe indépendamment comme histoire naturelle
des minéraux). Mais la médecine expérimentale est la science qui
explique les maladies et cherche leur déterminisme afin de pouvoir les modifier. Or, placée à ce point de vue de l'explication des
maladies et des modificateurs qui peuvent agir sur elles, la médecine
ne peut pas se séparer de la physiologie. Il faut que les divisions de
l'une soient celles de l'autre et que les bases soient communes pour
la physiologie, la pathologie et la thérapeutique. Aujourd'hui, nous
ne pouvons sans doute pas encore ramener toutes les explications
des maladies à des modifications de phénomènes physiologiques
connus. Mais c'est la faute du peu d'avancement de la science et non
la preuve de la fausseté de notre principe. Nous sommes sûrs au
contraire que nous sommes dans le vrai, que nous marchons dans
la bonne voie. Le reste est une affaire de temps ; ayons la patience
d'attendre l'évolution naturelle de la science et n'anticipons pas par
des systèmes prématurés. C'est la seule manière d'aller plus vite, car
ainsi que le dit Bacon : « Un boiteux dans la bonne voie va plus vite
qu'un habile coureur dans la mauvaise. »

1° *Points de vue différents de la médecine d'observation et de la
médecine expérimentale* [1]. - La médecine antique, hippocratique
ou médecine d'observation, considère l'individu vivant, sain
ou malade, comme un tout indivisible, comme un organisme
total insécable et doué d'une force intérieure spéciale (quel que
soit le nom qu'on lui donne), qui lui assure une spontanéité et
une indépendance complète dans le milieu cosmique général.
Cependant la médecine hippocratique reconnaît bien que
l'organisme peut être influencé ou même modifié par les conditions
du *milieu extérieur*. C'est là même son point de vue fondamental
qui se résume dans l'influence des eaux, des airs, des lieux, des
aliments, de la gymnastique, etc.

---

1 Le point de vue essentiel et l'idée principale qu'il faut faire ressortir, C'est que l'on
doit se rendre maître des phénomènes des êtres vivants comme on l'a fait pour les
phénomènes des corps bruts. (Note de Claude Bernard.)

Claude Bernard

Mais on considérait toutes ces actions du milieu extérieur comme modifiant la force vitale en masse ou l'organisme dans son ensemble. Il n'y avait aucune étude analytique possible à ce moment de la science médicale.

D'ailleurs, la médecine antique ou d'observation, concluant forcément à l'expectation comme traitement, était passive et se résumait essentiellement dans le pronostic, se bornant à rechercher les bonnes influences, à éviter les mauvaises et à favoriser les bonnes dispositions de la nature curative ou médicatrice.

Nous n'avons pas à parler ici de la médecine empirique qui concluait à l'action au hasard des médicaments et agissait absolument dans les ténèbres.

La *médecine expérimentale* doit être, à un tout autre point de vue, physiologique. Au lieu de considérer l'organisme comme un tout indivisible, elle ne doit voir dans l'organisme total qu'un ensemble composé par un nombre considérable d'organismes élémentaires ayant chacun leur spécialité et vivant dans un *milieu intérieur,* qui est le théâtre réel de toutes les actions physiologiques, pathologiques et thérapeutiques. Il n'y a donc pas seulement à considérer l'organisme total vivant dans le *milieu extérieur,* mais il faut surtout, pour le médecin, connaître les organismes élémentaires qui vivent dans le *milieu intérieur.* La vie de l'ensemble ou de l'organisme total n'est que la résultante de la vie partielle des organes et des organismes élémentaires ; et c'est à ces derniers qu'il faut faire remonter toutes les causes prochaines de la vie, des maladies et des actions toxiques ou médicamenteuses.

En un mot, la médecine expérimentale fonde toute sa puissance sur la connaissance de ce qui se passe dans le milieu intérieur, car c'est là que l'expérimentateur doit descendre pour expliquer les modifications qu'il est appelé à produire sur l'organisme vivant.

2° *Conception de l'organisme de l'homme vivant, d'après les notions physiologiques modernes.* - L'organisme humain (comme tous les organismes complexes), est un assemblage, avons-nous dit, d'une foule innombrable d'organismes élémentaires, qui vivent dans un milieu intérieur dans lequel se trouvent les conditions de leur existence. Ces éléments, qui sont infinis quant au nombre, sont assez limités quant à la nature. Les principaux sont les éléments musculaire, nerveux, les éléments épithéliaux glandulaires, l'élément sanguin, l'élément conjonctif, etc.

Chacun de ces éléments possède *son autonomie,* c'est-à-dire sa vie propre. Ils ont chacun des propriétés spéciales *qui ne se transforment pas les unes dans les autres, mais qui agissent seulement les unes sur les autres.*

Mais en même temps qu'il y a autonomie, il y a aussi *subordination* et *harmonie* dans les mécanismes vitaux, sans quoi il ne pourrait pas y avoir d'unité ni d'ensemble dans la vie de l'organisme total. Le système nerveux est le principal système harmonisateur des mécanismes. Il relie entre eux les éléments autonomes et constitués des mécanismes qui sont composés de pièces vivantes distinctes.

En résumé, il y a à considérer dans le corps vivant, deux choses

1° les *éléments anatomiques ou* organismes élémentaires ;

2° les *mécanismes anatomiques* dans lesquels entrent les éléments.

La considération des mécanismes est de la plus haute importance ; car on ne vit que par les mécanismes ; on ne devient malade que par les mécanismes; on ne meurt et on ne guérit que par les mécanismes. Par conséquent c'est sur les mécanismes que le médecin doit surtout agir. Mais la médecine ne saurait concevoir le mécanisme, si elle n'en connaît les éléments. C'est pourquoi la connaissance de la vie des éléments dans le milieu intérieur organique est une connaissance première indispensable. De même aussi que la connaissance de la *loi vitale par excellence qui* régénère ces organismes élémentaires caducs et forme incessamment leur milieu intérieur qui est un véritable produit de l'organisme [1].

Programme pour l'exposé des bases de la médecine expérimentale, c'est-à-dire pour l'exposé de nos connaissances sur les phénomènes physiologiques dans leurs rapports avec les phénomènes pathologiques et thérapeutiques.

Nous avons dit plus haut que pour remonter à l'essence, c'est-à-dire aux *causes prochaines* de la vie, il faut descendre dans le *milieu intérieur organique* et s'adresser aux propriétés physiologiques des

---

1 Voir mon *Introduction et* la *Revue des deux Mondes.* Développer longuement le milieu intérieur, car c'est là la base essentielle et nouvelle qu'il faut donner à la médecine expérimentale.

organismes élémentaires. Mais pour comprendre les *manifestations* de la vie de l'organisme total ou du corps vivant, il faut s'arrêter aux *mécanismes anatomiques* qui ne sont que l'expression de l'association d'un certain nombre d'éléments vitaux actifs. La vie, telle que doivent la considérer pratiquement le physiologiste ale médecin, *n'est en effet qu'un mécanisme.* Les excitants normaux de la vie ne manifestent leurs effets que par les mécanismes. Les excitants anormaux pathologiques, les poisons ne manifestent leurs effets que par les mécanismes. De telle sorte que, malgré la ressemblance des propriétés des éléments, les effets des modificateurs sur l'organisme seront différents si les mécanismes diffèrent.

Or, dans les organismes élevés et particulière ment dans le corps de l'homme, tous les mécanismes physiologiques, pathologiques et thérapeutiques sont dominés par le système nerveux et musculaire. (C'est ce système neuro-musculaire qui constitue ce qu'on appelle les fonctions animales, c'est-à-dire les fonctions spéciales aux corps vivants animaux.) Virchow, en niant cette importance extrême du système nerveux, fait de la pathologie végétale [1].

En résumé le programme que nous devons choisir pour l'exposition de la médecine expérimentale, c'est un programme qui nous donne bien l'idée exacte de *l'importance des mécanismes pour la manifestation des phénomènes physiologiques, pathologiques et thérapeutiques,* mais qui nous montre bien, en même temps, *la nécessité de la connaissance des propriétés vitales des organismes élémentaires et des conditions physico-chimiques du milieu intérieur dans lequel ils vivent pour arriver à la véritable explication scientifique des phénomènes physiologiques, pathologiques et thérapeutiques.*

Le programme suivant nous paraît montrer l'ensemble des études successives à faire et donner en même temps l'ordre de subordination dans lequel elles doivent être faites.

---

1 Reprendre et réfuter expérimentalement tous les arguments donnés par Virchow et ses élèves sur l'impossibilité de produire des lésions par le moyen des nerfs et sans aucun traumatisme. Voir ce que j'ai dit dans mon cours publié dans le *Medical Times.* Mais j'ai dit qu'il fallait tout ramener aux éléments (1859-1860).

*

* *

Programme de médecine expérimentale.

1° *Mécanismes physiologiques, pathologiques et thérapeutiques des appareils nervo-musculaires.* - Il convient de commencer par les systèmes nerveux et musculaire, parce que ces systèmes dominent tous les autres plus ou moins directement dans leur manifestation phénoménale [1].

Études analytiques des propriétés des éléments musculaires et nerveux et leur vie dans le milieu intérieur organique ; de la folie et maladies mentales, c'est ici la place.

Étude de l'influence du milieu intérieur sur les mécanismes nerveux et musculaires.

2° *Mécanismes physiologiques, pathologiques et thérapeutiques des appareils circulatoires.* - Études analytiques de l'élément sanguin, les liquides circulants considérés comme milieu intérieur aquatique, régénération du milieu intérieur, influence du système nervo-musculaire, analyse des maladies, fièvres [2], inflammations.

3° *Mécanismes physiologiques, pathologiques et thérapeutiques de l'appareil respiratoire.* - Études élémentaires des mécanismes.

---

1 Chez les animaux, les systèmes nerveux et musculaire sont ceux qui servent de manifestation à tous les autres. Ainsi ce sont les nerfs et les muscles qui manifestent toutes les fonctions, toutes les maladies ; s'il n'y avait pas de nerfs, il n'y aurait pas de sympathie (voir BROUSSAIS), pas de réactions générales, pas de fièvre. Ce serait alors le cas de la pathologie végétale où des morceaux de l'individu sont malades sans que l'ensemble y participe. En effet, chez les animaux comme chez les végétaux, l'organisme total se compose d'organisme distincts (Van HELMONT, BORDEU), vivant chacun à leur manière ; mais chez les animaux le système nerveux et musculaire met tous ces organes en sympathie ou en rapport les uns avec les autres. Ce qui n'a pas lieu pour les végétaux où il n'y a pas de nerfs et pas de réactions. Pendant l'hiver, chez les animaux à sang froid, pas de réaction, parce que le système nerveux est engourdi, ce qui n'empêche pas le travail de cicatrisation de se faire. (Note de Claude Bernard.)

2 Il n'y a pas de fièvre sans nerfs ; donc, c'est un phénomène nerveux.

Claude Bernard

Études des gaz dans le milieu intérieur. Éléments sanguins, en un mot étude élémentaire analytique du mécanisme respiratoire. Puis, étude de l'influence du système nerveux et musculaire sur les mécanismes. Rapports de la peau avec la respiration pulmonaire et capillaire. Actions des vernis ; actions réflexes agissant sur la respiration.

4° Mécanismes physiologiques, pathologiques et thérapeutiques de l'appareil digestif. - D'une manière générale : étude élémentaire analytique du mécanisme digestion ; pas de nutrition directe, mais génération d'éléments nutritifs dans le blastème digestif. Liquides digestifs et aliments formant ce blastème. Influence du système nerveux et musculaire sur les mécanismes physiologiques, pathologiques et thérapeutiques ; analyser les maladies des organes digestifs, les dyspepsies [1].

5° Mécanismes physiologiques, pathologiques et thérapeutiques des appareils sécréteurs et excréteurs. - Étude des mécanismes en général. Études analytiques élémentaires des mécanismes ; éléments glandulaire, épithélial ; glandes ; influence du système nerveux sur les sécrétions et excrétions ; sécrétions internes, externes. Études analytiques des maladies qui se rapportent aux sécrétions et aux excrétions. Influence des nerfs indirectement : diabète artificiel.

6° Mécanismes physiologiques, pathologiques et thérapeutiques des appareils générateurs, connectifs, nutritifs, évolutifs. - Étude des mécanismes en général. La nutrition est une génération continuée. La génération est une nutrition dans le temps. Études analytiques élémentaires des mécanismes chez l'homme et dans les organismes élevés. Oeufs ; génération spontanée. Évolution des organes, des cellules. Influence du système nerveux nulle sur l'évolution proprement dite : influence indirecte seulement sur les mécanismes. Analyse des maladies qui se rapportent à ces

---

[1] Il y aura un plan commun pour chacun des paragraphes qui sera : 1° Études des mécanismes en général ; 2° étude analytique des éléments concourant aux mécanismes;3° influence du système nerveux et du milieu intérieur sur les mécanismes ; 4° analyse des principales maladies ou symptômes concernant les appareils.

systèmes. Formation des tissus hétérologues. Maladies virulentes, parasitaires, etc.

Sans aucun doute ce programme ne peut être qu'un conspectus anticipé du sujet qui sera susceptible d'être profondément modifié dans ses détails qui sont entièrement à développer. Seulement il faut tracer ce programme, comme des jalons plantés d'avance, pour indiquer qu'il s'agit d'encadrer ensemble les phénomènes physiologiques, pathologiques et thérapeutiques de l'organisme. Il y aurait donc à faire, au point de vue de la médecine expérimentale, une classification des maladies tout à fait différente de celle que font les nosographes, qui sont au point de vue de l'histoire naturelle. De même le chimiste, qui est un expérimental, classe tout autrement les mêmes corps que le minéralogiste, qui est un naturaliste. De même la physiologie expérimentale n'a pas à tenir compte de la classification des zoologistes. De même enfin la médecine expérimentale n'aura pas à tenir compte, au moins d'une manière absolue de la classification des nosologistes qui sont des naturalistes.

Il y aura donc lieu de réfléchir à la classification des maladies qu'il y a à faire au point de vue de la médecine expérimentale. Seulement, ce qu'il faut établir d'avance, parce que cela ressort du principe même de la médecine expérimentale, c'est que la même classification doit être physiologique (fonction), pathologique (maladies) et thérapeutique (actions des poisons et médicaments).

Nous n'en sommes certainement pas encore arrivés à établir une telle classification d'une manière définitive, parce que la physiologie présente encore trop de lacunes. Mais seulement, nous pouvons dire d'une manière générale qu'ici, en médecine expérimentale, nous n'avons à considérer les maladies que comme des mécanismes qu'il s'agit d'expliquer, de régler, et nous n'avons plus comme dans la médecine d'observation ou hippocratique, à regarder les maladies comme des entités, des êtres qui se développent, vivent et meurent comme des individualités qu'il s'agit de respecter ou tout au moins reconnaître comme des tendances spontanées de la nature. La médecine expérimentale, en tant que science expérimentale, est à un tout autre point de vue, comme du reste toutes les sciences expérimentales sont à un point de vue qui n'est pas celui des sciences naturelles. Il faudra longuement développer ces idées qui sont fondamentales en médecine expérimentale afin de préparer le moment où devra se faire la révolution scientifique, qui constituera la médecine expérimentale sur des bases définitives, comme il y a eu une révolution qui a constitué la chimie issue d'un long enfantement expérimental antérieur.

Mais, en attendant, les médecins seront obligés de louvoyer entre la médecine d'observation, avec la classification et les idées qu'elle entraîne et l'empirisme expérimental qu'ils pratiquent en thérapeutique. Il ne faut que montrer la voie par laquelle doit se faire plus vite et plus sûrement l'avènement de là médecine expérimentale. Car nous en sommes pour la médecine expérimentale au point où en étaient les alchimistes du moyen âge pour la chimie expérimentale. Cependant il y avait alors une métallurgie et des pratiques chimiques empiriques. De même les tentatives en tous sens des alchimistes n'ont point été stériles, quand le nombre des matériaux et leur classement expérimental a permis de les mettre en oeuvre pour construire l'édifice de la chimie scientifique. Il en sera de même des sciences physiologiques et de la médecine expérimentale. Nous ne sommes que les précurseurs d'une science médicale de l'avenir, mais que nous ne verrons pas.

*

* *

Exposé d'un essai de médecine expérimentale.

D'après ce qui a été dit précédemment, il ne s'agit que de poser ici des jalons. Car il est impossible aujourd'hui d'exposer la médecine expérimentale comme une science constituée.

Il faudra dans cet exposé ne pas séparer la médecine pratique de la médecine théorique, c'est-à-dire qu'il faudra entrer dans l'étiologie expérimentale des maladies et dans l'explication physiologique de leur traitement. C'est ainsi que se trouveront reliées, dans la médecine expérimentale, en une science unique, la physiologie, la pathologie et la thérapeutique.

On aurait pu commencer l'exposé de cet essai de médecine

expérimentale par plusieurs parties différentes, soit par le sang considéré comme milieu intérieur, soit par la nutrition et la génération et régénération qui constituent le sol essentiellement vital des phénomènes des corps vivants, qui est le seul générateur de force vive auquel il faut toujours arriver comme dernière cause saisissable de la vie, soit par le système nerveux.

En physiologie générale il aurait peut-être été préférable de commencer par cette dernière partie ; mais, en médecine, j'ai cru qu'il valait mieux commencer par le système nerveux à cause du rôle immense qu'il joue dans les mécanismes physiologiques, pathologiques et thérapeutiques auxquels le médecin doit tout d'abord s'adresser.

Du reste, cet exposé demande un travail considérable pour être mené à bonne fin, même avec les imperfections inévitables qui resteront toujours dans un sujet aussi difficile. Je l'entreprendrai sans avoir l'espoir de l'achever ; l'essentiel est que j'aie le temps de poser les idées principales et les premiers jalons ; l'évolution naturelle de la science d'ailleurs amènera fatalement cet avènement de la médecine expérimentale qui ne sera l'œuvre de personne, mais l'œuvre des générations.

Chapitre I
La médecine considérée
comme science expérimentale

1°

La médecine d'observation
seule existe comme science constituée.
La médecine expérimentale n'est pas encore fondée.

Il est bon à un certain moment de sa carrière scientifique de rassembler quelquefois ses réflexions et de faire un retour sur soi-même pour se demander où l'on est et où l'on va. Cela me semble particulièrement utile quand on étudie une science aussi complexe, aussi obscure, aussi mal définie que la médecine.

D'abord, la médecine est-elle une science ; n'est-elle pas une science ? Telle est la question qui se présente sans cesse et qui se résout toujours contradictoirement. Suivant les uns, la médecine est une science et même une science très ancienne, la plus ancienne de toutes même, puisque Hippocrate qui vivait environ 460 ans av. J.-C. est regardé comme son fondateur. Mais cela n'empêche pas qu'aujourd'hui, après vingt-trois siècles de pratique et d'enseignement, cette science médicale en soit toujours à se demander si elle existe.

Cabanis [1] dit que la médecine ne sera jamais que conjecturale et il lui accorde à peu près la certitude des sciences morales et politiques. Aujourd'hui encore, parmi les médecins contemporains qui sont au premier rang de ce que l'on appelle le monde médical, il en est qui pensent que la médecine est parfaite et qu'elle existe à l'état de *positivisme* ; *à* côté de ceux-ci, il en est qui nient la médecine comme science et qui croient qu'elle ne saurait être qu'un métier, un art, ou tout au plus une demi-science. Puis, ce qui est triste à dire et ce qui semblerait justifier l'opinion qui précède, c'est que nous pouvons voir tous les jours ce qu'on ne voit jamais dans une science faite, à savoir que des ignorants impudents ou des charlatans des plus grossiers peuvent réussir en médecine et l'emporter au moins pour un temps sur les hommes les plus instruits, qui ont passé toute leur vie à étudier la physiologie et la pathologie.

Tout d'abord, il est donc nécessaire sur cette question de la médecine scientifique, que je vous donne le résultat de mes réflexions, cela nous conduira naturellement dans le cœur de notre sujet d'enseignement.

Il y a précisément vingt ans que j'ai l'honneur de professer dans cette chaire du Collège de France, soit comme suppléant de Magendie, mon maître, soit comme professeur titulaire. Or, voici comment je m'exprimais, en 1847, en montant dans cette *chaire de médecine :*

« La médecine scientifique, que je suis chargé d'enseigner, n'existe pas. Nous ne pouvons qu'en préparer les matériaux pour les générations futures en fondant et en développant la physiologie expérimentale qui doit servir de base à la médecine expérimentale. »

1 Voir du degré de certitude dans Cabanis ou dans l'examen des doctrines de Brooussais à la fin du 2e volume. (Note de Claude Bernard.)

Par ces paroles, j'admettais que la médecine doit devenir une science, mais je déclarais en même temps qu'elle n'était pas encore à l'état de science constituée et que c'était seulement l'œuvre de l'avenir. Pourtant, en disant cela, j'étais loin de méconnaître le génie d'Hippocrate et plus éloigné encore de lui refuser le titre, qu'on lui accorde généralement, de fondateur, de père de la médecine. Les deux idées que je viens d'exprimer paraissent pourtant, au premier abord, impliquer contradiction ; aussi, pour que ma pensée se présente à l'esprit avec toute sa clarté, j'ai besoin d'anticiper un peu sur les développements ultérieurs en donnant de suite une courte explication qui évitera toute espèce de malentendu.

La médecine d'observation *contemple,* la médecine expérimentale *agit.* On peut comme le Grand Prêtre dire : « La foi qui n'agit point, est-ce une foi sincère ? La médecine inerte, est-ce la médecine ? »

Non, la vraie médecine est celle qui agit pour arrêter le mal. Hippocrate n'a jamais été médecin à ce point de vue ; quand il donne des remèdes, c'est pour favoriser la nature et non pas pour l'arrêter et faire cesser ou juguler le mal.

La médecine expérimentale n'est pas créée ; elle est à l'état d'empirisme. La médecine actuelle est une soudure de l'hippocratisme, et de l'empirisme ; les malades l'ont voulu ainsi. Or, ce que je veux, c'est fonder la médecine expérimentale en rendant scientifique la pratique qui n'est qu'empirique aujourd'hui. Pour cela, je prouve qu'on peut agir sur les corps vivants comme sur les corps bruts c'est la base.

C'est qu'en effet je distingue en médecine, comme dans toutes les autres connaissances humaines, deux états scientifiques

1° *La médecine d'observation;*

2° *La médecine expérimentale.*

Je développerai plus tard amplement mes idées à ce sujet et je montrerai facilement, j'espère, que les sciences d'observation qui sont les plus simples ne sauraient être que des sciences *contemplatives* [1] pouvant prévoir les phénomènes naturels, mais ne

1 Aussi la médecine hippocratique n'est-elle qu'une médecine contemplative qui se réduit au pronostic. Elle existe quoique HIPPOCRATE n'ait pas atteint son but en tous points. Mais la médecine hippocratique n'a pas été acceptée par les médecins praticiens parce que les malades veulent qu'ils agissent. Mais cette médecine active n'existe pas ; c'est la médecine expérimentale. (Donner quelques développements de

pouvant jamais les régler ni les modifier ; tandis qu'au contraire, les sciences expérimentales qui sont des sciences plus difficiles, mais plus avancées, sont des sciences conquérantes et *actives* qui agissent sur les phénomènes naturels, les règlent et les modifient dans l'intérêt de l'homme. Or, je dis que la médecine contemplative du cours des maladies, c'est-à-dire la médecine d'observation, bien qu'il reste encore à faire, existe ; c'est Hippocrate qui l'a fondée. Mais, d'un autre côté, je prétends que la médecine expérimentale, celle qui a pour objet d'agir sur l'organisme et de modifier ou guérir les maladies, n'existe pas ; son problème n'est pas posé ; elle attend encore son fondateur.

Ce n'est pas que j'admette pour cela que la médecine d'observation soit parfaite et achevée. En effet, Hippocrate a posé le problème de la prévision en médecine qui caractérise les sciences d'observation comme but principal, mais il n'a pas résolu complètement le problème, comme nous le verrons plus tard. D'ailleurs la médecine d'observation, même parfaite, ne peut conduire qu'à l'expectation, qui est insuffisante. (Voir Broussais, t. II, page 827.) D'un autre côté, je n'entends pas dire qu'il n'y ait rien absolument de commencé dans la voie de la médecine expérimentale [1]. J'admets au contraire que dans l'empirisme médical actuel il y a beaucoup d'observations et d'expérimentations empiriques qui ont été accumulées. Beaucoup d'hypothèses, de systèmes de doctrines ont été avancés à ce sujet, mais, à mesure que la science avance, les systèmes et les doctrines perdent du terrain ; c'est ce qui arrive aujourd'hui et c'est un progrès, quoi qu'il y en ait qui prétendent que c'est une décadence. Néanmoins, quoique je reconnaisse que la médecine, dans son évolution, marche par la nature même de son évolution vers la médecine expérimentale, cependant le problème, à ce point de vue spécial de la médecine expérimentale, n'a pas été défini et bien pesé. C'est une chose que je crois aujourd'hui importante à fixer afin de hâter l'avènement de cette science.

C'est donc pour ne pas avoir fait cette distinction de la médecine d'observation et de la médecine expérimentale qu'on a vu la

suite pour bien classer les deux médecines.)

1 La médecine expérimentale est celle qui procède d'après les principes de la méthode expérimentale. Une science aussi complexe ne peut pas de suite procéder ainsi. Il faut qu'elle se développe peu à peu en passant par des systèmes de l'empirisme. (Note de Claude Bernard.)

question de la médecine scientifique se résoudre toujours contradictoirement. En effet, ceux qui se placent au point de vue de la connaissance de l'histoire naturelle des maladies, du diagnostic et même du pronostic, soutiennent avec raison que la science médicale existe, tandis que ceux qui se placent au point de vue du traitement des maladies ou de la thérapeutique soutiennent avec raison également que la science médicale n'existe pas et qu'il n'y a que métier, routine et empirisme. D'où il résulte, ainsi que nous le verrons plus tard, que la médecine pratique actuelle est tombée elle-même dans un état de contradiction confuse en se constituant par un mélange hybride de science d'observation, d'empirisme expérimental ou de débris de systèmes surannés.

Maintenant, quand de mon côté, il y a vingt ans, je disais : « La médecine scientifique que j'ai à enseigner n'existe pas », je ne voulais bien entendu faire allusion qu'à la médecine expérimentale ; c'est pourquoi j'ajoutais qu'il fallait faire la physiologie expérimentale, bien convaincu que c'était la meilleure manière de servir la cause de la médecine scientifique. C'est ce que j'ai fait jusqu'ici et j'ai même eu le bonheur de rencontrer dans cette voie des filons inexplorés qui ont apporté à la science des faits imprévus et soulevé, je crois, des questions nouvelles et fécondes.

Mais depuis vingt ans, époque à laquelle je débutais ici dans mes cours, les sciences physiologiques expérimentales ont réalisé des progrès considérables. De tous côtés, on les voit s'introduire dans la médecine comme éléments nécessaires des explications pathologiques et thérapeutiques ; on forme des sociétés de thérapeutique. En France, cette influence, partie de France, y revient.

En Allemagne, cette tendance existe depuis longtemps et aujourd'hui elle se manifeste dans l'École de Médecine en France.

De toutes parts on constate maintenant une tendance bien marquée de l'esprit médical moderne vers une médecine scientifique fondée sur la physiologie.

Les médecins ne sauraient rester indifférents à cette direction scientifique moderne, qui n'est d'ailleurs que le résultat de l'évolution de la médecine et c'est, quant à moi, pour m'associer à ce progrès, que je crois utile d'inaugurer à dater d'aujourd'hui une nouvelle ère dans mon enseignement au Collège de France. Je dois donc vous indiquer en quoi, désormais, mon enseignement différera de celui que j'ai fait depuis vingt ans.

2°
Ère nouvelle de mon enseignement
au Collège de France

Depuis plusieurs années je voulais commencer une nouvelle ère. J'avais pris le titre de Médecine expérimentale. Mais le temps de réfléchir m'avait manqué. J'étais surmené par un enseignement double. La maladie m'a permis de réfléchir et je vais retracer ce que j'ai conçu et commencer réellement aujourd'hui mon ère nouvelle.

Jusqu'ici je me suis toujours abstenu dans mes cours de généralisations et de systématisations, parce que je pensais que l'état de la science physiologique ne le permettait pas. Je me suis borné à étudier des sujets variés de physiologie expérimentale en les considérant dans leurs rapports avec la médecine scientifique. Je transportais, pour ainsi dire, mon laboratoire sous vos yeux et je vous faisais toujours assister à mes recherches en quelque sorte improvisées sans jamais vous dissimuler en rien les imperfections, les erreurs et les difficultés qui les accompagnaient inévitablement. Je désirais en faisant ainsi, soulever dans la science des questions nouvelles plutôt que de chercher à leur donner une solution définitive qui, la plupart du temps, eut été prématurée. Mon but était surtout de vous initier et de vous exciter à l'investigation physiologique en vous faisant voir toute la richesse du sol scientifique et en vous montrant combien il restait encore de parties inexplorées [1].

Aujourd'hui, mon but sera tout différent. Je crois qu'il est devenu possible par les progrès de la science de considérer dans une vue d'ensemble les rapports de la physiologie avec la médecine. Je crois qu'il existe actuellement un assez grand nombre de faits qui

---

1 Cette première période de mon enseignement, qui n'a de valeur qu'en conservant sa date et en tenant compte du but que je me proposais, forme 7 volumes publiés de 1854 à 1859. (Note de Claaude Bernard.)

prouvent clairement que la physiologie est la base de la médecine, en ce sens qu'on peut faire rentrer un certain nombre de phénomènes pathologiques dans les phénomènes physiologiques et montrer que ce sont les mêmes lois qui régissent les uns et les autres. Il fallait sans doute se lancer d'abord dans la voie expérimentale ; on s'y est lancé et on s'y lance aujourd'hui de plus en plus. (C'est sous l'influence de Magendie que cela est arrivé.) Mais cela ne suffit pas ; il ne suffit pas de vouloir faire des expériences pour en faire ; il faut bien savoir ce que l'on veut faire et il faut éviter l'erreur au milieu de cette complexité d'études ; il faut donc fixer la méthode, et c'est mon lot ; il faut faire la physiologie et les médecins ne sont pas assez physiologistes ni expérimentateurs. Il faut savoir ce qu'on veut faire, voir le but et cela ne peut arriver tout d'un coup ; c'est long. En un mot, ceux qui se lancent dans la médecine expérimentale n'y entendent souvent rien.

Je voudrais donc essayer, en m'appuyant sur ces faits, de tracer un conspectus général de la médecine scientifique telle que je la conçois sous le nom de *médecine expérimentale*. En un mot, il y a vingt ans, j'ai dit : « La médecine scientifique que je dois enseigner n'existe pas ; je ne la vois pas. » Aujourd'hui, je puis dire : « La médecine scientifique expérimentale que je dois enseigner n'est sans doute pas encore définitivement constituée, mais je la pressens, je la vois poindre à l'horizon scientifique, j'en saisis déjà, je crois, quelques traits principaux et je puis dès lors poser un certain nombre de jalons qui nous aideront à délimiter et à caractériser cette science nouvelle [1]. Ce nouveau point de vue de mon enseignement, que je viens d'indiquer en deux mots, ne renferme rien moins qu'une science tout entière. Aussi n'épuiserai-je jamais mon sujet, quelque longue que puisse être ma carrière scientifique. Je n'aurai donc pas la prétention de donner jamais la médecine expérimentale toute faite ; son évolution est dans le temps et son développement appartient à l'avenir. Tout ce que je puis faire, c'est de hâter autant qu'il est en moi l'avènement de la médecine scientifique expérimentale engageant la jeunesse

---

1 Ce n'est pas si facile qu'on pourrait le croire de faire de la médecine expérimentale. Il ne suffit pas de faire des expériences sur des animaux, mais il faut encore savoir faire des expériences empiriques ou même de mauvaises expériences ; il faut donc bien comprendre le but que l'on doit poursuivre et les principes de la méthode expérimentale appliqués à la vie. (Note de Claude Bernard.)

médicale dans la voie scientifique nouvelle. En agissant ainsi je ne fais d'ailleurs que remplir mes devoirs de savant et de professeur de Médecine au Collège de France.

3°

Nature spéciale de l'enseignement de la médecine
au Collège de France

J'ai bien souvent rappelé dans cette chaire le but des cours scientifiques du Collège de France. Je vais y revenir en quelques mots [1] afin qu'il ne puisse exister aucune équivoque dans votre esprit relativement aux devoirs que nous impose le titre de professeur de médecine que nous avons ici relativement au but que nous nous proposons d'atteindre par notre enseignement.

Le Collège de France a été fondé en 1513 par François 1er, pour y créer un enseignement libre et progressif. Le cours de médecine fut institué en 1542.

(Lire *l'Histoire du Collège de France et la liste des professeurs de médecine*. Voyez *Mémoire historique et littéraire sur le Collège de France* Paris, 1758.)

Le cours de médecine du Collège de France ne saurait nullement représenter l'enseignement de la médecine dans son ensemble ni dans aucune de ses parties spéciales. C'est un cours libre qui doit simplement exprimer les progrès et les tendances de la médecine suivant les différentes époques. Aussi on ne pourrait établir aucun rapport de tradition dans l'enseignement des hommes célèbres divers qui se sont succédé dans la chaire de médecine du Collège de France [2]. Il suffit en effet de jeter un coup d'œil sur la liste de ces professeurs pour voir que le cours s'est modifié suivant les temps et selon les besoins du moment et les progrès de la science.

Chaque science est constituée par un ensemble de connaissances que ne saurait embrasser un seul homme. D'un autre côté, chaque science dans son évolution ne s'accroît et ne se perfectionne jamais dans toutes ses parties à la fois ; elle effectue, au contraire, à des

---

1 Apprenez à l'École de Médecine à porter secours à vos malades et venez ici chercher l'impulsion scientifique. (Note de Claude Bernard.)
2 Voyez *Mémoire historique et littéraire sur le Collège royal de France*. Paris, 1758.

moments différents, des progrès partiels sur certaines parties et ce sont tous ces progrès variés qui constituent ensuite la science totale. La médecine marche de même que toutes les autres sciences. À diverses époques, les études anatomiques et chirurgicales, la matière médicale, le diagnostic, etc. se sont plus spécialement développés. Le cours du Collège de France doit, pour être dans son rôle, représenter toutes les oscillations dans le progrès de la science médicale et c'est pourquoi, ainsi que je le disais tout à l'heure, les hommes qui se sont succédé dans la chaire de médecine du Collège de France ne se ressemblent pas par la partie de la science médicale qu'ils ont enseignée. On ne les trouve point liés dans leur enseignement par une tradition commune ; ils restent libres comme la marche de la science elle-même.

Le Collège de France, tel qu'il est aujourd'hui, est une institution admirable que les étrangers nous envient et qu'ils ont en partie imitée dans ce qu'on appelle des collèges ou des écoles de perfectionnement. Au Collège de France toutes les connaissances humaines se trouvent à peu près réunies ; toutes les Académies de l'Institut y sont plus ou moins représentées, de même que les diverses facultés. Mais cependant le Collège de France ne ressemble en rien par son organisation et son enseignement à une faculté quelconque.

En effet, dans une faculté, il s'agit finalement de donner à chaque élève qui s'inscrit et qui paye, un diplôme, c'est-à-dire le droit d'exercer une profession après un certain temps d'études.

Je n'ai point à examiner ici la question de l'enseignement de la médecine dans les facultés, ni à signaler en quoi il est vicieux ou défectueux ; cela m'entraînerait beaucoup trop loin. Je me bornerai à dire que l'enseignement de la médecine dans une faculté doit nécessairement émaner d'une corporation enseignante qui a pour mission et pour devoir d'enseigner la médecine dans son ensemble et d'après des programmes fixes et déterminés par la nature des examens. De plus dans les facultés chaque professeur doit avoir pour but d'exposer la partie de la science qu'il enseigne dans ce qu'elle a d'acquis et d'incontesté en évitant de jeter le trouble dans l'esprit des débutants par l'enseignement des difficultés et des controverses scientifiques.

Claude Bernard

Mais, pour le Collège de France, c'est non seulement différent, mais c'est précisément le contraire, Les professeurs du Collège de France ne sauraient être considérés comme les membres d'une corporation reliés par un enseignement commun ; chaque professeur reste libre, indépendant. L'enseignement est libre de programme, il n'y a pas d'élèves inscrits, pas d'examens à subir sur les matières enseignées, pas de diplômes à délivrer ; par conséquent un but à atteindre tout différent.

En résumé, le cours de médecine du Collège de France n'est point une doublure et il n'a pas pour mission d'enseigner des choses qui doivent s'apprendre à l'École de Médecine. C'est au contraire un cours d'une nature essentiellement différente. Ici, au lieu de considérer la médecine dans son présent et dans ce qu'elle a acquis, nous devons la voir dans son avenir, suivre sa marche progressive [1], discuter les méthodes et indiquer les voies nouvelles dans lesquelles s'engage la science. On est, à cette condition seule, dans son rôle de professeur de Médecine du Collège de France, quelle que soit d'ailleurs la partie de la science médicale sur laquelle on ait à professer. Laennec, un de mes prédécesseurs dans cette chaire, était dans son rôle de professeur de Médecine au Collège de France, quand il enseignait ici l'auscultation. Il était dans son rôle par ce qu'il exposait alors ses propres découvertes et développait une branche scientifique nouvelle à laquelle son nom est resté attaché comme à l'une des plus glorieuses conquêtes de la médecine française. Mais celui qui professerait maintenant l'auscultation au Collège de France ne serait plus dans son rôle,

1 Note. - Cette tendance scientifique progressive du Collège de France se manifeste d'ailleurs dans les créations de chaires qui s'y font successivement. C'est ainsi qu'en 1840 a été créée la chaire d'Embryogénie, et que tout récemment on vient de créer une chaire de chimie organique. En effet, les sciences ne peuvent avancer qu'en regardant en avant. Pour la philologie et les sciences historiques, c'est au contraire en regardant en arrière et en scrutant le passé qu'on éclaire le présent. (Note de Claude Bernard.)
Le premier titulaire de la chaire d'embryogénie fut J.-J.-V. Coste (1844-1873) à qui succédèrent Balbiani (1874-1899) ; Félix Hennegig (1900-1928) ; Emmanuel Fauré-Frémiet (1928). D'autres chaires ont été également créées pour répondre aux besoins scientifiques nouveaux et notamment les suivantes : Pathologie générale et comparée : Charrin (1903-1907); Histologie pathologique : Louis Nattan-Larrier (1932) ; Épidémiologie : H. Vincent (1925) ; Biologie générale E. GLEY (1908-1930) Jacques Duclaux (1931) ; Anatomie: A. Portal (1773-1832) Ranvier (1875-1911) Histologie comparée : Jean Nageotte (1912) ; Histophysiologie (Jolly, 1925).

parce que l'auscultation est entrée aujourd'hui dans l'enseignement élémentaire des facultés de Médecine.

Après tout cela, je concluerai donc que j'avais raison de dire, qu'en exposant ici les principes de la médecine expérimentale, je suis dans mon rôle de savant et de professeur de Médecine au Collège de France. Ainsi tomberont toutes les critiques et tous les reproches que des médecins m'ont souvent adressés en m'accusant de transformer un cours de médecine en un cours de physiologie. J'ai fait et je ferai encore de la physiologie, parce qu'elle est la base de la médecine scientifique expérimentale, ainsi que j'espère le démontrer amplement. D'ailleurs, ainsi que je l'ai déjà dit, en faisant tous mes efforts pour coopérer par mon enseignement et par mes propres travaux à la fondation de la médecine expérimentale, je suis fonction de mon temps et je ne fais qu'exprimer les tendances de la médecine scientifique moderne [1].

Chapitre II
La médecine expérimentale n'est pas un système particulier de médecine

Nous voulons cette année inaugurer une nouvelle ère dans notre enseignement en exposant dans leur ensemble *les principes de la médecine expérimentale* [2].

Nous avons :

---

1 *Fonction de mon temps.* - Les connaissances humaines sont tellement enchevêtrées et solidaires les unes des autres dans leur évolution, qu'il est impossible de croire qu'une influence individuelle puisse suffire à les faire avancer lorsque les éléments du progrès ne sont pas dans le sol scientifique lui-même. C'est pourquoi, tout en reconnaissant la supériorité des grands hommes, je pense que, dans l'influence particulière ou générale qu'ils ont sur les sciences, ils sont toujours et nécessairement plus ou moins fonction de leur temps.
Claude BERNARD : *Du progrès dans les sciences physiologiques.*
2 Comme la science exclut de son cadre ce qui regarde l'industrie, c'est-à-dire le prix de revient et le prix de rendement. Cependant la science pure doit considérer les applications. Ne pas confondre avec la profession : la médecine expérimentale ne s'occupe pas des règlements de police, médicaux, des lois, des honoraires. (Note de Claude Bernard.)

1° à définir et circonscrire la *médecine expérimentale* telle que nous la concevons et à déterminer d'une manière claire et précise le but qu'elle se propose d'atteindre en signalant et en combattant les obstacles qu'elle rencontre ;

2° à exposer les principes qui doivent lui servir de base;

3° à tracer un programme général d'étude de la médecine expérimentale.

Nous allons successivement examiner ces diverses questions.

1°
La médecine expérimentale n'est pas un système particulier de médecine.

Que devons-nous entendre par ces mots, *médecine expérimentale ?* Chaque fois qu'un médecin ajoute une épithète au mot médecine, cela signifie toujours qu'il s'agit d'une médecine qui considère les maladies et leur traitement d'une manière particulière à une école, à un homme ou à une doctrine, comme on dit encore.

Je n'entreprendrai certainement pas de vous énumérer tous les systèmes de médecine qui se sont succédé et qui ont disparu tour à tour [1]. Nous avons encore vu de nos jours la médecine antiphlogistique de Broussais, la médecine des contro-stimulants, ou rasorienne, sans compter la médecine homéopathique d'Hahnemann se disputer les faveurs du public.

Bien qu'aujourd'hui, il n'y ait pas de système exclusif régnant en médecine, la plupart des médecins cependant croient encore devoir se donner une autorité médicale soit en s'appuyant sur des vues théoriques à eux propres, soit en invoquant tel ou tel système.

D'après cela on sera donc porté à me demander de quel système fait partie la médecine expérimentale, si elle constitue un système nouveau de médecine que je propose, ou bien si elle rentre dans un système déjà connu ou dans une doctrine ancienne.

À cela je répondrai que la médecine expérimentale ne répond à aucune doctrine de médecine ancienne ou nouvelle, qu'elle n'est

---

1 Quant aux systèmes et doctrines nous avons eu la médecine *humorale,* la médecine... (Faire une simple énumération des divers systèmes et doctrines en médecine.)

point un système de médecine, mais qu'elle est au contraire la négation formelle de toute espèce de systèmes ou de doctrines. On peut voir par l'histoire que tous les systèmes et toutes les doctrines médicales ont eu leur temps et il ne saurait en être autrement pour les progrès de la science. Mais on ne pourra pas nous dire : la médecine expérimentale aura aussi son temps et elle passera. Non, il n'en sera pas ainsi, parce que la médecine est une science qui laisse toujours la porte ouverte aux acquisitions nouvelles, tandis que, le système étant clos, il faut qu'il craque, quand quelque chose de nouveau veut y entrer.

Ce que j'appelle *médecine expérimentale* n'est, en effet, rien autre chose que la médecine scientifique telle qu'elle résultera de l'application de la méthode expérimentale qui a servi à édifier toutes les autres sciences expérimentales. En un mot, c'est la médecine qui procède expérimentalement, c'est-à-dire qui est fondée sur l'expérimentation méthodique devenue son seul critérium ; c'est, par cela même, la médecine à son état scientifique le plus avancé.

2°
La médecine expérimentale est la négation des systèmes et doctrines médicales.

Je dis en outre que la médecine est la négation formelle de toutes les doctrines. En effet, tant qu'une science n'est pas constituée par l'observation ou par l'expérimentation, les opinions ne peuvent être fixées et des vues personnelles diverses, systématiques ou doctrinales, sont en présence et apparaissent et luttent pour se disputer l'autorité. C'est ce qui est arrivé en médecine plus que dans toute autre science. J'ai entendu des médecins se plaindre de ce que la foi médicale diminuait et de ce que les systèmes et les doctrines perdaient de leur crédit. Ils voyaient là un signe de décadence de la médecine [1]. J'y vois au contraire un progrès que j'attribue à l'acheminement très manifeste, ainsi que je vous l'ai déjà dit, de la médecine dans la voie expérimentale. En effet, quand la médecine sera constituée expérimentalement, c'est-à-dire que les théories

1 Voir mes premières leçons dans la Gazette médicale et dans la Revue des Cours *publics, pour* y prendre des arguments pour ce premier paragraphe: la médecine expérimentale n'est pas un système particulier de médecine.

Claude Bernard

n'exprimeront que des faits contrôlés et prouvés par l'expérience, la science deviendra en quelque sorte impersonnelle, de sorte que toutes les doctrines et les systèmes qui n'exprimeront que des vues personnelles disparaîtront nécessairement parce que, tout le monde sera amené par l'évidence des faits à être de la même opinion. Voyez si aujourd'hui, en chimie et en physique, on s'en rapporte à l'autorité des systèmes et des doctrines ; la *seule autorité que l'on invoque est toujours la démonstration expérimentale* [1]. La médecine expérimentale est celle qui procèdera ainsi et qui proclamera comme vrai, non pas ce qui appartient à tel ou tel système, à telle ou telle doctrine, non pas l'opinion de tel ou tel homme, mais ce qui est prouvé par une expérimentation méthodiquement instituée. C'est la médecine expérimentale ou scientifique telle qu'elle doit être comprise suivant moi, telle qu'elle tend à se constituer en prenant pour base la physiologie expérimentale. La médecine expérimentale aura donc le caractère commun à toutes les sciences expérimentales, et ainsi s'évanouiront les systèmes et les doctrines qui ont régné dans la médecine aux diverses époques de son état anté-scientifique [2].

Sans doute la médecine et la physiologie ne passeront pas tout d'un coup et sur tous les points à la fois à l'état expérimental. La transition se fera lentement et graduellement en procédant des problèmes les plus simples aux plus complexes. Aujourd'hui sans doute nous avons encore en physiologie, mais surtout en médecine, un grand nombre de questions obscures où la démonstration expérimentale n'est pas encore possible et pour lesquelles on est encore forcé de s'en référer à d'autres autorités, à d'autres arguments. Mais je veux seulement établir ici que le but que doit se proposer le physiologiste, médecin expérimentateur, est de substituer l'autorité impersonnelle de l'expérimentation méthodique à toute autre et déjà nous pouvons citer des exemples qui prouveront que ce résultat peut être atteint. Je me bornerai à citer deux exemples, l'un en physiologie, l'autre en médecine.

On a discuté longtemps sur la question de savoir si les artères se contractent ou non ; les uns soutenaient oui et les autres, non. Dans le siècle dernier et avant, Gorter, Glisson soutenaient que les

---

1 Donner des exemples : physiologique - vaccin ; pathologique - gale.
2 La médecine expérimentale est celle où tout le monde est d'accord.

artères se contractaient ; on objectait cela à Haller pour soutenir que d'autres tissus que les muscles étaient contractiles. Dans ce siècle, Bichat a soutenu la contractilité des artères ; d'autres ont soutenu leur inertie. Aujourd'hui que j'ai résolu la question expérimentalement, personne ne discute plus ce point de physiologie l'opinion de Gorter, de Haller, de Bichat ; tout cela s'est évanoui il n'y a plus qu'un fait impersonnel qu'on invoque, qui donne la démonstration à qui veut la voir.

En médecine, on a discuté sur la gale et sur sa nature, sur des métastases, etc., et sur son traitement. Aujourd'hui tout cela a disparu devant la démonstration expérimentale de *l'acarus*, de sa destruction méthodique. Tout le monde est donc de la même opinion sur une question expérimentalement démontrée.

Vous voyez donc que la culture expérimentale détruit les opinions et les systèmes et c'est ainsi que la médecine expérimentale est la *négation des systèmes et des doctrines.*

3°

La médecine scientifique ou expérimentale
n'est point une médecine purement théorique.
Elle ne doit pas au contraire être séparé
de la médecine pratique.

Toutes les fois qu'on parle de médecine scientifique on entend immédiatement cette objection faite par les praticiens. « À quoi bon ? La science ne sert en rien la pratique ; elle lui nuit même et les médecins les plus savants sont ordinairement les plus mauvais médecins au lit du malade. » Ce sont là des préjugés ou bien des arguments de paresseux ou d'ignorant qui n'ont absolument rien de fondé. Il peut se rencontrer sans doute des médecins qui n'ayant étudié que dans les livres et n'ayant jamais fréquenté ni les hôpitaux, ni les amphithéâtres, ni les laboratoires, peuvent en imposer pour des médecins très savants, quoiqu'ils n'aient aucune science pratique. Mais, pour moi, le médecin dont je parle ici pourrait être tout au plus ce qu'on appelle un érudit, mais ce ne serait point un savant, parce que jamais un savant dans les sciences expérimentales *ne peut se former en dehors de la science pratique ;*

c'est toujours par là même qu'il doit débuter pour posséder une science solide, pour avoir une idée exacte des choses qu'il doit expliquer expérimentalement. Maintenant comment supposer qu'un médecin qui joindra des connaissances scientifiques approfondies à une connaissance clinique suffisante soit plus mauvais médecin par cela seul qu'il possède plus de science qu'un autre. C'est simplement une absurdité. Il pourra peut être paraître tel aux yeux du vulgaire ou de son malade, parce que la science le rendra justement plus prudent et plus circonspect ; il s'abstiendra dans le doute, au lieu de se livrer d'une manière inconsidérée à l'empirisme et à cette médecine dangereuse de fantaisie qui dispense à foison les médicaments, fait étalage de ses soi-disant ressources ou richesses thérapeutiques.

Ainsi, le médecin vraiment savant pourra bien être jugé ainsi par les ignorants, mais cela n'empêche pas qu'il sera celui qui servira le mieux les intérêts de ses malades et ceux de la science.

Dans tous les cas, la médecine scientifique expérimentale, telle que je la comprends, est *inséparable de la médecine pratique,* parce qu'elle se fonde d'une part sur l'observation des malades, et que, d'autre part, elle a pour but le traitement des maladies par une thérapeutique expérimentale et rationnelle. La médecine scientifique expérimentale ne saurait être une science idéale et contemplative

c'est au contraire une médecine théorique, mais active par son caractère même de science expérimentale. La médecine expérimentale ne peut donc se passer de la pratique sur laquelle les théories devront s'établir, et, d'un autre côté, le praticien, qui veut sortir de la routine et de l'empirisme, ne peut se passer des théories scientifiques qui lui servent de flambeau directeur. Dans les développements ultérieurs qui suivront et dans l'exposé des principes de la médecine expérimentale, au lieu de séparer la théorie de la pratique, je chercherai au contraire à prouver qu'elles sont inséparables parce que la *médecine pratique* ne doit être que la *médecine scientifique appliquée* et la déduction directe de la théorie scientifique [1].

---

1 Voir ce que j'ai écrit sur l'union de la médecine pratique et de la médecine théorique ou scientifique. Cah. des notes détachées. Cah. n° 1. Note n° 50. (*Cahiers perdus.*) Lire ZIMMERMANN sur les devoirs du médecin.

4°

La médecine expérimentale ou scientifique
laisse de côté la médecine professionnelle.

Il faut bien se garder de confondre *la médecine pratique ou*
appliquée avec *la médecine professionnelle ou* pratiquante.
Car autant la médecine pratique doit rester indissolublement
unie à la médecine scientifique, autant il importe d'en séparer
avec soin ce qui a trait à la profession médicale, c'est-à-dire à la
médecine professionnelle. La médecine professionnelle considère
simplement les relations et les devoirs du médecin dans l'exercice
de la médecine en tant que profession ; or, ces relations et ces
devoirs rentrent toujours plus ou moins dans les principes et les
règles qui doivent s'appliquer à l'exercice de toutes les professions,
et cette médecine qui consiste à savoir bien régler et gouverner les
affaires du médecin, ou, comme l'on dit, à savoir faire son métier,
n'a, à proprement parler, rien de scientifique et doit être éliminée
de notre cadre d'enseignement.

Je me rappelle avoir entendu de Tocqueville ouvrir, en 1852, la
séance publique annuelle des sciences morales et politiques [1] par
un discours dans lequel il examina cette question : la *politique est-
elle une science, oui ou non ?*

L'illustre orateur conclut que la politique était une science qui
devait avoir ses bases théoriques et pratiques dans la morale et
dans la philosophie de l'histoire, mais il fit une distinction habile
et il sépara la *politique,* considérée comme science, d'une autre
politique professionnelle et qui ne doit pas être confondue avec
la science, qu'il appela le *gouvernement.* En effet celui qui doit
maintenir le gouvernement contre des passions, des attaques
souvent injustes, est forcé, dans beaucoup de cas, d'agir selon
des exigences qui n'ont rien à faire avec la science politique elle-
même et il est obligé de trancher dans son intérêt de conservation

---

Jean-George ZIMMERMANN naquit à Bruay, ville de la partie allemande du
canton de Berne, le 8 décembre 1728, d'une famille distinguée ; sa mère, née Pache,
était la fille d'un avocat parisien. Aussi parlait-il couramment les deux langues
française et allemande. Son principal ouvrage : *Traité de l'expérience en général et en
particulier dans l'art de guérir*, parut en 1763, fut traduit en français en 1774.
1 Séance du samedi 3 avril 1852, présidée par M. de TOCQUEVILLE.

Claude Bernard

des questions que la science politique ne permet pas de résoudre encore scientifiquement. Hé bien ! de même, si nous nous posons cette question la médecine est-elle une science, oui ou non ? nous répondrons : oui, la médecine est une science (et nous ajouterons que, malgré son état arriéré, nous pensons que la médecine est une science beaucoup plus avancée que la politique), mais nous devrons distinguer la médecine considérée comme science de l'art de gouverner sa clientèle pour en tirer profit, tout en exerçant honorablement sa profession. En effet, dans la plupart des questions professionnelles, la science ne joue qu'un rôle tout à fait secondaire ou même absolument nul et le médecin, comme le politique, pour sauvegarder ses intérêts professionnels, est souvent obligé de trancher des questions que la science n'est pas en état de résoudre. Le monde, ainsi que beaucoup de médecins eux-mêmes, juge souvent la médecine et les médecins par le côté professionnel. Ainsi, on est ordinairement porté à considérer comme le plus grand médecin celui qui possède une plus vaste clientèle et comme le plus grand chirurgien celui qui a su entasser le plus de millions. On conçoit qu'ici, dans notre enseignement, nous ne puissions pas nous placer à ce point de vue. Cependant nous reconnaissons qu'un médecin ne saurait se borner à prescrire sèchement à son malade ce que la science lui permet de faire. Il a en outre des devoirs d'humanité à remplir, mais qui alors ne sont plus du ressort de la science. Le vrai médecin doit, comme on l'a dit, *guérir* quand il peut, *soulager* quand il ne peut guérir et *consoler* quand il ne peut ni guérir ni soulager [1]. Un malade de distinction avait un médecin fort instruit et très honnête d'ailleurs qui avait déclaré crûment à son malade, à diverses reprises qu'il était atteint d'une maladie incurable et qu'il était inutile par conséquent de lui prescrire aucun traitement. « Comment, s'écria le malade, vous ne me guérissez pas, vous ne me soulagez pas, vous ne me consolez pas, niais vous n'êtes pas un médecin ! » C'est surtout par son côté professionnel que la médecine acquiert de l'influence dans le

---

1 La médecine est la plus noble des professions et le plus triste des métiers, a dit Sydenham. C'est qu'en effet, par son côté moral, la profession médicale a un très beau rôle à remplir, mais par son côté industriel elle est bien peu noble ; elle abuse de la crédulité humaine et le médecin qui agit ainsi ne fait pas acte d'honnête homme. Il faut pour cela qu'il arrive à croire les absurdités qu'il débite. (V. *Gazette médicale*, 1851, p. 448. *Revue des Cours publics*, 25 septembre 1866, p. 713.)

monde et *qu'elle se* trouve mêlée à la politique, à l'administration, à l'assistance publique, à la jurisprudence [1]. De sorte qu'ainsi qu'on le peut présumer les questions de médecine *professionnelle méritent* une très sérieuse attention. Nous pensons en effet que la profession médicale est une de celles qu'il importe le plus de défendre et de protéger dans l'intérêt de la morale et de la santé publique, contre les abus de l'ignorance et l'envahissement du charlatanisme. Le rôle de conservateur, de protecteur de la médecine professionnelle, incombe aux hommes d'État et aux légistes pour régler les droits des médecins de divers degrés [2], aux associations de secours, pour assurer aide et protection aux médecins malheureux [3], aux écoles de Médecine pour enseigner et conserver la moralité médicale en général [4].

Les principes de moralité que doit posséder un médecin pour l'exercice de sa profession sont des principes de morale générale et n'ont pas besoin d'être appris. Cependant, Hippocrate et d'autres médecins ont mis une grande importance à retracer les devoirs moraux du médecin. Dans certaines écoles, on rappelait aux docteurs qui sortaient de l'école pour aller exercer la médecine, les devoirs de moralité que cette profession leur impose. Voici, par exemple, le serment que le docteur de Montpellier prêtait encore en 1843 [5], quand il passait sa thèse :

1 Voir des notes que j'ai écrites autrefois à ce sujet.

2 Voyez discussion sur les Officiers de Santé (brochure du Dr Pinot).

3 Voyez les statuts de l'Association générale des Médecins de France et autres associations.

4 Voyez serment de Montpellier. Y en a-t-il eu dans d'autres écoles ?

5 Cet usage existe-t-il encore ? Oui. Le serment que je rapporte ici est copié dans la thèse de PERROT passée à Montpellier en 1843. Voici le texte complet du serment d'HIPPOCRATE :

« Je jure par Apollon médecin, par Hygie et Panacée, par tous les dieux et par toutes les déesses que je prends ici à témoin, que de toutes mes forces et en pleine conscience, je tiendrai entièrement mon serment et les engagements suivants : que je respecterai mon maître dans cet art, comme je respecte mes parents, que je partagerai avec lui mon avoir et lui donnerai tout ce dont il aura besoin, que je considérerai ses descendants comme mes frères par le sang et qu'à mon tour je leur enseignerai cet art sans rétribution ni condition aucune, que je donnerai libre accès aux connaissances et à l'enseignement de toute la discipline à mes fils en premier, puis aux fils de mon maître, puis à tous ceux qui, par écrit et par serment, suivant la loi médicale, se déclareront mes disciples, et à nul autre. En ce qui concerne la guérison des malades, je leur ordonnerai des diètes de mon mieux d'après mon opinion, et je me tiendrai loin de tout mal et de toute injustice.

Claude Bernard

Serment de l'école de Montpellier.

« En présence des maîtres de cette école, de mes chers condisciples et devant l'effigie d'Hippocrate, je promets et je jure, au nom de l'Être Suprême, d'être fidèle aux lois de l'honneur et de la probité dans l'exercice de la médecine. Je donnerai mes soins gratuits à l'indigent et n'exigerai jamais un salaire au-dessus de mon travail ; admis dans l'intérieur des maisons, mes yeux ne verront pas ce qui s'y passe ; ma langue taira les secrets qui me seront confiés ; et mon état ne servira pas à corrompre les mœurs ni à favoriser le crime. Respectueux et reconnaissant envers mes maîtres, je rendrai à leurs enfants l'instruction que j'ai reçue de leurs pères.

« Que les hommes m'accordent leur estime, si je suis fidèle à mes promesses. Que je sois couvert d'opprobre et méprisé de mes confrères si j'y manque. »

En résumé, dans tout ce qui précède, nous n'avons point voulu nier ou affaiblir l'importance du côté professionnel de la médecine. Nous avons seulement voulu établir que la médecine professionnelle doit être distinguée et séparée de la médecine scientifique, théorique et pratique, et que, sous ce rapport, elle ne doit pas rentrer dans le cadre de notre enseignement qui est purement scientifique.

Je ne me laisserai induire par la prière de qui que ce soit à administrer un poison ou à donner un conseil dans une circonstance semblable. Je ne mettrai à aucune femme d'appareil dans le vagin pour empêcher la conception ou le développement d'un enfant. Je considérerai comme sacrés ma vie et mon art. Je ne pratiquerai pas l'opération de la taille, et, quand j'entrerai dans une maison, je n'y entrerai que pour le bien des malades, je m'abstiendrai de toute action injuste et je ne me souillerai, par lasciveté, d'aucun contact soit avec des femmes, soit avec des hommes libres, soit avec des affranchis, soit avec des esclaves. Tout ce que j'aurai vu ou entendu au cours de la cure ou en dehors de la cure dans la vie courante, je le tairai, je le garderai toujours pour moi comme un secret, et il ne me sera pas permis de le dire. Si je tiens fidèlement, intégralement ce serment, que je puisse obtenir une vie heureuse et un avenir heureux dans l'exercice de mon art et qu'on me couvre toujours de louanges mais, si je dois manquer à mon serment, de jurer le faux, puissé-je avoir un sort contraire ! »

Le serment d'HIPPOCRATE est toujours en usage à la Faculté de Montpellier.

Chapitre III
Période évolutives de la médecine.
PÉRIODE ANTÉ-SCIENTIFIQUE

1°
La médecine expérimentale est le terme ultime
de la médecine scientifique. Périodes d'évolution.

La médecine expérimentale, avons-nous dit, n'est rien autre chose que l'état scientifique le plus avancé de la médecine. C'est la science médicale arrivée à son entier développement, parvenue pour ainsi dire à son état scientifique adulte, c'est-à-dire à l'état d'une science expérimentale dans laquelle la pratique repose sur des théories qui représentent exactement les expériences méthodiquement instituées.

Mais avant d'arriver à leur état adulte ou de complet développement, les sciences passent toutes par des périodes évolutives dans lesquelles elles restent plus ou moins longtemps suivant leur complexité.

La médecine, sous ce rapport, se développe avec une très grande lenteur. Mais, à part cela, les lois de son évolution sont exactement les mêmes que celles de toutes les autres sciences. L'état de médecine expérimentale suppose donc nécessairement une évolution antérieure. Quelles sont les phases par lesquelles la médecine doit passer avant de parvenir à l'état de médecine scientifique expérimentale ? C'est ce qu'il importe de bien établir, si nous voulons arriver à une définition simple et à une conception claire et précise de la médecine expérimentale.

Origine de la médecine, - Les origines de la médecine se perdent, comme on dit, dans la nuit des temps. La médecine a dû naître avec les maux qui affligent l'humanité et, sous ce rapport, la médecine, mêlée d'abord à la religion, a dû commencer avec l'humanité ; car, comme la religion, elle a ses racines dans la peur de la mort, dans l'instinct de sa propre conservation et aussi dans un sentiment de charité et de commisération que les hommes éprouvent les uns pour les autres. La médecine a été d'abord purement instinctive et de sentiment dans sa pratique, chimérique dans le but qu'elle poursuivait, et mystique dans ses théories. En effet, nous rencontrons successivement ces trois points de vue dans l'évolution de la médecine.

La médecine est mystique, c'est-à-dire que d'abord celui qui exerce la médecine n'agit pas d'après lui-même ; il agit d'après l'inspiration d'un être surnaturel qui lui a révélé ce qu'il doit faire. (Médecine révélée.) Ensuite la médecine est instinctive ; l'homme qui exerce la médecine n'a plus recours à l'inspiration d'un être surnaturel ; il agit d'après ce qu'il a vu et appris, mais il agit en quelque sorte aveuglément, au hasard, et comme instinctivement et sans comprendre ce qu'il fait et sans remonter à la loi naturelle des phénomènes (médecine empirique). Enfin, l'homme qui exerce la médecine veut remonter à la loi des phénomènes pour comprendre théoriquement c'est-à-dire rationnellement ce qu'il *voit* et ce qu'il *fait*. (Médecine scientifique, d'observation ou expérimentale.) Cela nous conduit à distinguer dans l'évolution de la médecine trois périodes ou phases distinctes : 1° une période primitive, anté-scientifique ou héroïque ; 2° une période intermédiaire empirique, ou empirisme ; 3° une période scientifique qui se traduit dans deux états, l'état de science d'observation et de science expérimentale.

2°
Période primitive anté-scientifique ou héroïque de la médecine. Médecine révélée chez les Indiens, les Égyptiens et les Grecs.

Cette première période comprend ce qu'on appelle *la médecine surnaturelle, ou médecine révélée, l'état théologique de la médecine.*

L'homme a dû fuir naturellement la douleur et être épouvanté par l'idée de la mort. C'est donc par ces deux sentiments irrésistibles que l'homme chercha dès l'origine à se soustraire non seulement à la douleur mais même à la mort dont l'inconnu terrible effrayait son imagination. C'est naturellement à l'être suprême qui dispense la vie que l'homme s'adressa pour lui demander les moyens d'échapper à la mort et de guérir ses maladies ou de soulager ses douleurs. Aussi voyons-nous la médecine apparaître d'abord comme une révélation et être alors tout à fait confondue avec la religion. On s'accorde avec raison à placer le berceau de la médecine scientifique chez les Grecs ; mais la médecine anté-scientifique ou primitive qui remonte ainsi que nous l'avons dit à l'origine même des maux qui affligent l'humanité existait bien avant Hippocrate, soit chez les Grecs, chez les Égyptiens et chez les anciens Judéens. Les documents les plus anciens que l'on possède à ce sujet sont relatifs à la médecine des anciens Judéens. En 1835, il a été publié à Calcutta par un Allemand, M. le Dr Francis Hessler, la traduction du texte manuscrit d'un livre intitulé : *Susrutas, ayurvedas* [1], ce qui signifie Science de la Médecine par Susruta. Ce livre, dont l'époque de la rédaction remonterait à au moins mille ans avant l'ère chrétienne suivant M. Hessler, est regardé par le même auteur comme un des ouvrages les plus anciens sur la médecine de l'Inde. M. le Dr Brian a rendu compte de la traduction de M. Hessler dans un mémoire qu'il a lu à l'Académie de Médecine dans la séance du 26 octobre 1858. Par ce qui est dit dans ce mémoire nous pouvons justifier ce que nous disions plus haut, à savoir que la médecine, à son origine, apparaît comme une révélation. En effet l'ouvrage dont il s'agit est un véda, c'est-à-dire un livre sacré, dont le contenu a été révélé à son auteur, qui s'appelle *Susruta,* par le bienheureux *Dhanvantari,* espèce d'Esculape indien qui lui-même avait recueilli la science de la bouche de Brahma. L'ouvrage commence par une invocation à Brahma, à Indra et aux deux Aswin, démiurges.

Puis il raconte : «Que plusieurs hommes, prenant en pitié les maux qui affligent l'humanité, vinrent trouver le bienheureux *Dhavantari* et le supplièrent de leur enseigner les moyens d'y remédier. Celui-ci daigna se rendre à leurs prières et en choisit un parmi eux pour lui dicter un abrégé de la science que *Brahma* lui-même avait révélée. Le disciple privilégié fut *Susruta,* qui rédigea l'*Ayurveda sous* la dictée de son maître ».

Ce livre contient d'ailleurs la description des maladies, la prescription des médicaments ; il indique les devoirs du médecin en même temps qu'il fait connaître divers moyens thérapeutiques ou médicaments tirés du règne animal, le tout associé à des moyens mystiques, à des enchantements et à des cérémonies religieuses.

Chez les Chinois, les Égyptiens et les Grecs nous trouvons d'abord

[1] *Ou : Suçrutas.*

Claude Bernard

aussi la médecine dans les mains des prêtres. Outre les pratiques religieuses qui s'associaient toujours à l'administration de moyens thérapeutiques, on recommandait encore particulièrement certains tombeaux ou temples, auxquels les malades allaient en pèlerinage et offraient des sacrifices pour être guéris. En Égypte, on désignait sous ce point de vue le temple de *Serapis* auquel, d'après *Strabon,* les malades allaient en pèlerinage en grand nombre. En Grèce, la médecine fut d'abord reléguée dans les temples, et cachée au publie ; elle n'était connue que des initiés. Esculape, fils du Soleil, était le dieu de la médecine, Le culte d'Esculape était très répandu et avait un grand nombre de temples. Les prêtres médecins qui desservaient les temples d'Esculape étaient désignés sous le nom d'*Asclepiades* et les temples, où l'on faisait la médecine, se nommaient *Asclepions.* Le plus ancien temple d'Esculape passe pour être celui de Titane, près de Sicyone ; les derniers et ceux qui précédèrent immédiatement Hippocrate furent ceux de Cyrène, de Rhodes, de Cnide et de Cos. Le malade qui venait chercher du soulagement dans les *Asclepions* était d'abord soumis à quelques préliminaires qui, sous un appareil religieux, l'obligeaient à des jeûnes prolongés, à des purifications, à des ablutions, à des onctions de toutes sortes. Ainsi préparé, il entrait dans le temple et y passait la nuit ; c'est ce qu'on appelait *l'incubation...* Pendant la nuit, le Dieu lui apparaissait et lui prescrivait les remèdes nécessaires. Le lendemain le malade racontait sa vision et était soumis en conséquence au traitement ordonné.

D'après les citations qui précèdent et que nous pourrions encore multiplier, on voit donc qu'à son origine la médecine fut théurgique, c'est-à-dire confondue avec la religion [1]. Ce n'est que peu à peu

---

1 Voici ce que dit DAREMBERG de la médecine laïque qu'il prétend avoir été antérieure à la médecine des prêtres : « La médecine grecque n'est sortie ni des temples, ni des gymnases, ni des écoles de philosophie, mais de l'officine des médecins. Dans HOMÈRE la médecine est tout humaine, et jusque sur l'Olympe, Paeon, le médecin des dieux, use des moyens qui sont familiers aux médecins de l'armée grecque.

... Je n'ai jamais pu comprendre l'étrange prétention des historiens qui veulent à toute force faire des médecins avec des prêtres, avec des gymnastes ou avec des philosophes, quand ces historiens avaient sous la main tant de preuves de l'existence indépendante de la science et de la pratique médicales ; surtout quand le raisonnement pouvait les convaincre que, pour faire de la médecine, il faut nécessairement des médecins. » (DAREMBERG, *Histoire des Sciences médicales,* t. I, pp. 80-83.)

qu'elle s'est dégagée de ses langes théologiques, et le premier qui opéra cette séparation, que le temps avait d'ailleurs préparée, fut Hippocrate. Ce grand médecin supprima le surnaturel de la médecine et la considéra comme une science d'observation. C'est pourquoi Hippocrate est, à juste titre, regardé comme le père de la Médecine scientifique. Dès ce temps, c'est-à-dire quatre cent soixante ans environ avant J.-C., la médecine a donc cherché à s'appuyer sur l'observation des phénomènes naturels des maladies pour connaître les lois qui en règlent, qui en font prévoir le cours et même l'issue. Mais, ainsi que nous l'avons déjà dit, et que nous le développerons plus loin, cela ne constitue qu'une médecine contemplative, dite d'observation. La médecine active qui traite les maladies, c'est-à-dire la médecine expérimentale, présente encore dans son état actuel la période empirique et même, en beaucoup de points, elle est encore, ainsi que nous le disions tout à l'heure, à la période anté-scientifique ou héroïque.

Hôpitaux chez les Indiens. - *Nous* avons dit que la médecine a sa source, non seulement dans l'instinct de l'homme pour sa propre conservation, mais aussi dans un sentiment naturel de pitié et de commisération qui le porte à secourir ses semblables. C'est d'après ce sentiment qu'ont été fondés les hôpitaux et que l'assistance publique se manifeste sous toutes ses formes. Nous voyons ce sentiment se manifester assez régulièrement dans la médecine des Hindous. Chez les anciens Indiens, nous trouvons ce sentiment de charité sous la forme d'une commisération générale qui les portait à secourir indistinctement les hommes et les animaux. Aussi avaient-ils institué des hôpitaux ou hospices de toutes espèces de bêtes. Voici ce qu'on trouve à ce sujet dans J. Forbes *(Oriental mémoirs,* London 1813, vol. I, p. 256, Karl Ritter, *Erdkunde von Asien,* VI, p. 629). A Broach, le Barygaza des anciens, ville sur le Nerboadda, dans le Couzerat, il y a des hôpitaux célèbres pour les hommes et aussi pour les animaux. Les Hindous y soignent des singes, des paons, et aussi, renfermés dans des boîtes, des poux et des puces. De tels hôpitaux se trouvent aussi à *Surate,* la capitale du Gouzerat ; Anquetil-Duperron (Discours préliminaire, p. CCCLXII ; *Zend Avesta,* t. I. (Paris 1771) parle de l'hôpital des animaux à Surate et *en donne le plan.* Les animaux, dans cet hôpital, sont servis par des Brahmanes logés dans l'enceinte et les Hindous considèrent comme un triomphe de leur religion les soins dont ils entourent les animaux malades dans cet établissement. On voit ainsi que la commisération des Hindous pour les animaux dépassait de beaucoup celle des membres de notre société protectrice des animaux. Car, non seulement les Hindous ne faisaient pas souffrir les animaux, mais il était ordonné de ne jamais donner de soins médicaux ni aux scélérats, ni aux chasseurs. La charité (maîtrî), le sentiment qui fait qu'on est bienveillant pour tous les êtres en général et toujours disposé à les secourir est un trait caractéristique de la morale du bouddhisme. (V. C. Schobel, *Le Bouddha et le bouddhisme.*) Le *Ahinsâ*, la conservation des êtres vivants, est la loi principale du bouddhisme. Toutefois, cette commisération générale des bouddhistes qui est fondée sur leur croyance à la métempsychose doit être, comme nous le verrons plus loin, bien distinguée de la véritable charité chrétienne qui unit encore aujourd'hui la médecine à la religion et à l'état social.

Chez les Grecs nous ne retrouvons pas, sans doute à cause du caractère particulier de ce peuple, la médecine mise au service d'un sentiment analogue à cette commisération générale des Hindous, ni à la charité que nous voyons plus tard très développée chez les Occidentaux ou chrétiens.

Il n'y a pas d'hôpitaux chez les Grecs ; demander aux hellénistes il n'est pas, en effet, chez eux fait mention d'hôpitaux ni d'hospices.

But chimérique de la médecine indienne. - Le but que poursuivit la médecine à son origine dut naturellement être d'abord assez mal défini ; mais il fut même parfois tout à fait chimérique. C'est un fait général que toutes les sciences commencent généralement par poursuivre un but chimérique. La chimie a recherché la pierre philosophale, la transmutation des métaux. Dans son ignorance l'homme crut d'abord échapper à la mort au moyen de la médecine.

Nous trouvons chez les Orientaux la prétention d'obtenir l'immortalité sur la terre à l'aide de la médecine. En effet il est question d'une *boisson de l'immortalité* qui était à l'usage de la secte du *Tao* et qui a joué en Chine un grand rôle surtout sous la dynastie des *Tang* . Il est raconté dans des récits légendaires que la vingt-deuxième année des années *Tching-Kouan*, qui correspond à 648 ans après J.-C., on envoya dans l'Inde comme ambassadeur, *Youan-Tse,* officier de la droite préposé à la garde de l'empereur, qui rencontra dans l'Inde un docteur nommé *Na-Lo-Cultuso-Po-Mei,* qui lui dit être âgé de deux cents ans et posséder la *recette de l'immortalité ; non moriendi doctrinam.* L'empereur (de la dynastie des *Thang),* ayant appris cette nouvelle, dépêcha aussitôt un envoyé. Cet envoyé parcourut le monde à cheval pour recueillir les médicaments surnaturels. Mais la recette de l'immortalité ne put être trouvée et reconnue par l'envoyé, parce que les feuilles de l'arbre *tsou-laï-lo,* qui sont comme du vernis noir, étaient emportées au loin par des oiseaux aussitôt qu'on les avait fait tomber par des flèches, et qu'on ne pouvait approcher de l'arbre à cause d'énormes serpents qui le gardaient. L'homme ne put pas, sans doute, rester longtemps dans son illusion de devenir immortel sur la terre à l'aide de la médecine. Cependant cette idée a tourmenté particulièrement un bon nombre d'empereurs de la Chine. On lit dans le Père Gaubil, *Abrégé de l'histoire chinoise,* dans les mémoires concernant les Chinois, t. XVI , p. 226 : « L'empereur infatué de la doctrine de la Secte du Tao avait pris le breuvage de l'immortalité ; il était devenu inquiet et inconstant dans la manière de gouverner. L'empereur *O-Ge,* l'an 857, malgré les exemples funestes de ses prédécesseurs, était fort attaché à la Secte du Tao et pensait à se procurer l'immortalité dont cette secte se vantait. *(Ibid.,* p. 238.)

3°

La période anté-scientifique ou héroïque
de la médecine dure encore de nos jours
pour la médecine expérimentale.

Quelles sont les limites que nous pouvons assigner à ce que nous appelons la période anté-scientifique ou héroïque de la médecine ? D'après ce que nous avons dit, on pourrait considérer que les temps héroïques ou anté-scientifiques de la médecine s'étendent depuis le berceau de l'humanité souffrante jusqu'à Hippocrate, c'est-à-dire jusqu'à l'époque où la médecine scientifique apparut. Cela est vrai pour l'état anté-scientifique de la médecine considérée comme science d'observation. C'est en effet Hippocrate qui sépare la science de la religion et la constitue comme une science d'observation, pouvoir prévoir le cours et l'issue naturels des maladies. Mais pour la médecine expérimentale, c'est-à-dire celle qui a pour objet d'agir sur l'organisme pour guérir les maladies, elle n'est point encore constituée. La plus grande partie est plongée dans l'empirisme, mais dans certains points elle est encore en plein dans l'état anté-scientifique.

Du reste, dans l'évolution scientifique, on remarque, comme dans l'évolution de toutes les connaissances humaines, une lutte entre le sentiment et la raison qui ne doit jamais disparaître complètement. Cette lutte cesse sur certains points si la science se trouve plus avancée, mais elle subsiste à côté dans les points encore restés obscurs. Jamais en effet une science expérimentale ne se forme tout d'une pièce, elle se constitue par un laborieux enfantement et par un progrès très lent qui éclaire de proche en proche les diverses parties du territoire scientifique. Or, la médecine expérimentale se trouve aujourd'hui dans cet état que le traitement de certaines maladies, dans des cas très rares, se constitue à l'état scientifique, que dans la plupart des maladies ce traitement est à l'état d'empirisme et que pour un grand nombre ce traitement est encore complètement obscur et dans l'état héroïque. Dans cet état de choses la médecine expérimentale est toujours obligée d'agir et il n'est pas étonnant que nous trouvions encore de nos jours les pratiques de l'état anté-scientifique de la médecine.

Chez les peuplades sauvages de l'Amérique, la médecine est exercée par un homme de la tribu qui est à la fois le devin et le préparateur des poisons pour armer les flèches de chasse et de guerre. Parmi nous, nous voyons dans nos campagnes des sorciers qui guérissent les maladies à l'aide de paroles transmises de famille en famille par des hommes qui ne font que l'office de réceptacles d'un moyen mystérieux ou surnaturel de guérison. Nous avons encore, surtout pour ce qui concerne les maladies incurables, des pèlerinages et des ex-voto de la médecine religieuse, comme il y en avait avant Hippocrate. Dans les villes, on voit des somnambules, des tables tournantes et des charlatans de toute espèce qui font de la médecine des cas obscurs avec succès. Sans doute nous ne cherchons plus la boisson de l'immortalité, mais nous avons encore les élixirs de longue vie.

Tout ce qui précède prouve qu'on ne saurait établir dans l'histoire des connaissances humaines des périodes tranchées d'une manière absolue. Quoique la science avance toujours il faut bien savoir qu'elle ne marche jamais tout d'une pièce. À mesure que l'esprit de l'homme avance, il change de formules ; les formules rationnelles se substituent aux formules de sentiment, les formules scientifiques succèdent aux formules théologiques. Mais il faut toujours à l'homme une formule abstraite. Le but de la science est de rechercher, jusqu'à ce qu'elle la trouve, la formule théorique qui réponde exactement aux faits de la nature.

Chapitre IV
Deuxième période évolutive
de la médecine scientifique
EMPIRISME SCIENTIFIQUE

1°
Deuxième période évolutive
de la médecine scientifique.
Empirisme. Sa définition.

Définition de l'empirisme. Le mot « empirisme » vient du grec *(en grec dans le texte)* [1].

En effet l'empirisme n'est rien autre chose qu'une sorte d'expérience inconsciente et comme instinctive acquise par l'habitude et par

---

1 L'empirisme admet que l'expérience est tout ; il met l'expérience au-dessus de l'esprit ; il ne met rien au-dessus. Il admet que l'expérience doit parler toute seule et qu'il suffit pour cela de coordonner les faits ou même que les faits se coordonnent tous seuls.

MAGENDIE était empirique sous ce rapport. (Voir article de CARO, sur moi. *Revue* de novembre 1866 ; comment il définit l'empirisme). CARO, en disant que l'empirisme met l'expérience au-dessus de tout, prend le mot *expérience dans* le sens que les savants donnent au mot fait.

Moi, j'admets qu'il y a au-dessus, ou du moins à côté de l'expérience, l'idée et le raisonnement expérimental qui dirigent l'expérience et découvrent les lois.

La remarque ci-dessus se rapporte à l'empirisme scientifique.

(Voir aussi : JANET, Revue des Deux *Mondes,* au début de l'article sur mon livre.)

la pratique même des choses. La science, comme tout ce qui est humain, a dû passer successivement par deux états différents ; elle a été d'abord instinctive et spontanée, puis réfléchie et raisonnée. Il en a été ainsi de la médecine ; la science médicale instinctive est *l'empirisme ; la* science médicale réfléchie et raisonnée est la *médecine scientifique* proprement dite. Le mot expérience pris dans le sens des empiriques signifierait donc l'instruction acquise, mais on a aussi employé ce mot pour désigner le fait qui donne l'instruction.

J'ai dit dans mon *Introduction à la Médecine expérimentale,* page 21: « Dans la langue française, le mot expérience a deux significations distinctes ; expérience, au singulier, signifie d'une manière générale et abstraite, l'instruction acquise par l'usage de la vie. Quand on applique à un médecin le mot expérience pris au singulier, il exprime l'instruction qu'il a acquise par l'exercice de la médecine. Il en est de même des autres professions, et c'est dans ce sens qu'on dit qu'un homme a acquis de l'expérience, qu'il a de *l'expérience.* Ensuite, par extension, on a donné dans un sens concret le nom *d'expérience* aux faits qui nous fournissent cette instruction expérimentale des choses. » (Introduction, *p.* 21.) En allemand il y a deux mots pour exprimer les deux idées : *ersuch,* signifie l'expérience que l'on fait, l'expérimentation ; *erfahrung,* l'expérience que l'on acquiert.

En résumé, les *empiriques* sont ceux qui se dirigent d'après une expérience instinctive acquise au moyen de faits non raisonnés et observés en quelque sorte d'une manière inconsciente. Les *expérimentateurs ou* savants sont ceux qui se dirigent, au contraire, d'après une expérience rationnelle acquise au moyen de faits contrôlés par la méthode expérimentale.

On a distingué plusieurs sortes d'empirisme : l'empirisme grossier et l'empirisme rationnel. Nous n'admettons pas cette qualification d'empirisme rationnel, car nous verrons plus loin que l'empirisme est l'opposé du rationalisme. On a encore distingué le bon et le mauvais empirisme, on a admis un empirisme qui induit. Nous n'admettons pas non plus cette distinction, car, par cela même qu'on induit, on cesse d'être empirique. D'ailleurs l'empirisme n'est ni bon ni mauvais en soi d'une manière absolue. Il est mauvais, c'est-à-dire nuisible à la science quand, étant mal compris, il est considéré comme une négation de la science, mais, au contraire, l'empirisme bien compris et employé à propos et comme moyen transitoire d'étude, est très utile à la science et constitue même une de ses périodes évolutives indispensables. Nous devons donc surtout nous attacher à donner les caractères précis de l'empirisme utile à la science afin d'éviter et de combattre celui qui lui est nuisible. Cela nous conduit tout naturellement à reconnaître deux sortes ou plutôt deux degrés d'empirisme : 1° l'empirisme non scientifique ; 2° l'empirisme scientifique. L'empirisme non scientifique est celui qui est fondé sur un sentiment vague qui résulte d'une observation inconsciente et mal définie. Ce premier degré de l'empirisme se confond avec la première période héroïque de la médecine. L'empirisme scientifique est celui qui est fondé sur un sentiment clair qui résulte d'une observation exacte et précise. Ce second degré de l'empirisme sert de passage ou d'introduction à la période scientifique de la médecine.

2°
L'empirisme non scientifique engendre la médecine de fantaisie et favorise l'ignorance et le charlatanisme.

L'expérience acquise par l'empirisme pur est d'abord ainsi que nous l'avons dit, une espèce de routine, une sorte d'expérience de sentiment dont on ne se rend aucunement compte. L'empirique se caractérise donc par cela qu'il possède une expérience dont il ne se rend pas compte, ni pour chercher à la comprendre lui-même, ni pour essayer de la transmettre aux autres. Le savant se caractérise au contraire en ce qu'il possède une expérience raisonnée qu'il a contrôlée, qui est devenue en quelque sorte impersonnelle en ce qu'il peut la transmettre aux autres par le raisonnement. Si on excluait le raisonnement de la science, elle resterait donc une affaire de sentiment, une routine, un instinct qui manque de critérium et de flambeau directeur. Or, l'empirique pur croit que son sentiment lui suffit et qu'il n'a à rendre compte à personne, pas même à lui ; il n'admet pas la raison comme critérium absolu et nécessaire.

Au fond, l'empirique n'est qu'un ignorant ; il ne possède qu'une expérience incomplète et vague qui reste instinctive, ce qui fait qu'elle revêt à ses yeux un caractère tout personnel et propre à l'individu lui-même. Dès lors, on comprend que l'empirisme arrive à tout rapporter à lui-même et à croire que l'expérience inconsciente en vertu de laquelle il agit est innée chez lui. Il pourra admettre par suite, qu'il possède un tact médical particulier, un coup *d'œil médical* spécial [1] que ne possèdent pas les autres médecins, il pourra croire à son inspiration et il se regarde comme capable de tout en vertu d'une sorte de science infuse. C'est pourquoi, quand on demande à un médecin empirique la raison de ce qu'il fait, ou bien il garde un silence superbe ou bien il répond ordinairement qu'il ne le sait pas, qu'il agit par habitude, par une intuition qui lui est propre, dont il ne se rend pas compte et dont il n'a pas par conséquent à rendre compte aux autres. On comprend comment, une fois lancé sur cette pente, l'empirique devient *fantaisiste* et *charlatan,* même de bonne foi. Ne croyant qu'à lui-même et non à la science, l'empirique peut se vanter de tout ce qu'il voudra et affirmer qu'il guérit tous les maux. Il trouvera toujours assez de gens qui le croiront pour l'encourager dans son charlatanisme ; car l'humanité est ainsi faite qu'elle a besoin d'être trompée, qu'on aime mieux le merveilleux que le réel et qu'on préfère croire à la science infuse plutôt que croire à la science acquise. De même qu'aussi on est souvent plus porté à tirer vanité des facultés qu'on a apportées en naissant que de celles qu'on a acquises par le travail.

En résumé, l'empirisme pur ainsi que nous l'avons dit plus haut doit être considéré comme synonyme d'ignorance.

Mais, si le médecin empirique possède le sens ou l'esprit scientifique, il aura conscience de son ignorance, il ne considèrera plus l'empirisme que comme un état transitoire de la science qu'il faut se hâter de traverser ; mais, si le médecin empirique n'a pas

1 V. *Introduction à la Médecine expérimentale*, pp. 335-336.

« ... Je considère donc que le véritable médecin expérimentateur ne doit pas être plus embarrassé au lit d'un malade qu'un médecin empirique. Il fera usage de tous les moyens thérapeutiques que l'empirisme conseille ; seulement, au lieu de les employer d'après une autorité quelconque et avec une confiance qui tient de la superstition, il les administrera avec le doute philosophique qui convient au véritable expérimentateur « il en contrôlera les effets par des expériences sur les animaux et par des observations comparatives sur l'homme, de manière à déterminer rigoureusement la part d'influence de la nature et du médicament dans la guérison de la maladie. »

Chapitre IV

le sens scientifique qui lui donne conscience de son ignorance, il croira que l'empirisme est l'état définitif de la médecine, il tombera nécessairement dans *l'empirisme* non *scientifique* et deviendra charlatan.

Le médecin qui n'a pas conscience de son ignorance sera nécessairement orgueilleux et infatué de son faux savoir ; il sera audacieux dans sa pratique et traitera ses malades suivant son inspiration personnelle, c'est-à-dire suivant toutes les fantaisies qui lui passeront par la tête. C'est pourquoi le jugement populaire ne se trompe pas quand il désigne par le nom d'empirique un ignorant audacieux et grossier.

3°
Fausse idée de ceux qui croient que la médecine
ne doit jamais sortit de l'empirisme [1]
parce qu'elle est un art [2]et non une science [3].

L'opinion professée par certains médecins que la médecine ne doit jamais sortir de l'empirisme est non seulement une opinion anti-scientifique mais elle est de plus très dangereuse pour la jeunesse, parce qu'ainsi que nous l'avons dit précédemment, elle favorise la paresse et le charlatanisme. Or, parmi les empiriques qui nient la science médicale et qui prêchent l'empirisme comme état définitif de la médecine, il en est qui s'appuient sur un argument qu'il importe d'examiner ici. Cet argument consiste à dire que la médecine n'est pas une science, mais un art ou tout au plus une demi-science. D'abord j'avoue ne pas comprendre ce que c'est qu'une demi-science, et quant à la question de la médecine artistique, elle est une pure illusion fondée sur une idée fausse. En effet, tous les artistes ont eu une oeuvre d'art qui sert de critérium pour juger leur mérite [4] ; le statuaire a une statue, le peintre, un

---

1 Trousseau.

2 Les arts ne peuvent pas être considérés comme empiriques. L'art n'est pas un empirisme, ce qui devrait être si, par réciproque, l'empirisme était un art. (Note de Claude Bernard.)

3 *V. Introduction à la Médecine expérimentale*, pp. *356-357*.

4 En médecine artistique, comment distinguer la médecine de *bonnes femmes, de* la médecine d'un médecin très savant ; c'est impossible. Vous, les médecins, vous

tableau ; l'acteur lui-même, qui ne laisse pas après lui d'œuvre d'art, a au moins pendant sa vie les effets qu'il produit sur le publie par les rôles qu'il joue et par les personnages qu'il représente, mais où sera l'œuvre d'art du médecin soit disant artiste ? Ce sera sans doute le malade qu'il guérit. Mais jamais, je pense, le médecin n'imaginera avoir guéri un malade tout seul ; la nature sera au moins de la partie [1] et maintenant qu'est-ce qui pourra, faire la part de la nature et la part du médecin dans la guérison de la maladie ? Gall a écrit un gros livre assez peu connu sur cette question : Quelle *est la part de la nature et de l'art dans la guérison des maladies ?* Il a reconnu que dans la plupart des cas la question était difficile à trancher, et que la plus grande part de la guérison devrait, toujours même, être attribuée à la nature.

Le médecin ne sera donc jamais admis à dire : c'est moi qui ai guéri ce malade ou cette maladie, comme le statuaire peut dire : cette statue est mon œuvre ; comme le musicien peut dire : cet opéra est mon oeuvre ; comme le poète peut dire : ce poème est de mon invention. On pourra toujours objecter au médecin que son malade aurait guéri sans lui par la seule intervention de la nature, tandis qu'on ne pourra jamais objecter à un statuaire que la statue se serait faite sans lui, au peintre que son tableau se serait composé par les efforts seuls de la nature et sans son intervention. On voit donc par le plus simple examen qu'il n'y a aucune similitude entre un médecin et un véritable artiste. Il est toujours facile de juger le mérite d'un artiste quelconque par ses oeuvres ; il est impossible de juger le mérite d'un médecin par le nombre de ses clients ou par le nombre des malades qu'il dit avoir guéri. Zimmermann [2]

entendez cette concurrence s'établir dans le monde. On nous dit : « Le médecin l'avait abandonné, une bonne femme l'a guéri. » Vit-on jamais rien de pareil dans les arts ? Dirait-on pas : Ce statuaire n'a pu exécuter cette nature, une bonne femme l'a exécutée » ; évidemment non, parce que l'œuvre d'art existe tandis qu'en médecine elle n'existe pas. Le chirurgien est un artiste réel car il y a son opération (qu'il faut distinguer de la guérison du malade) qui est une œuvre d'art. Mais on ne dit pas : « Ce chirurgien n'a pu faire cette opération et une bonne femme l'a faite. » La médecine artistique est tout simplement une absurdité.

1 À moins qu'il ne soit moins modeste qu'elle. PARÉ disait : « Je le pansay, Dieu le guarit. »

2 Traité de l'expérience. Zimmermann traite plutôt de l'expérience *empirique que* de l'expérience scientifique.

« J'ai mis, écrit Zimmermann, l'art militaire, la politique et la médecine dans la même classe, parce qu'elles dépendent des mêmes facultés de l'âme, et du même compare le médecin à un général d'armée qui se trouve en face de l'ennemi auquel il livre bataille ; ici l'ennemi est la maladie. Cette comparaison est également fausse. En effet, un général d'armée a une armée qu'il fait marcher comme il veut. Quand il lui commande d'aller en avant ou en arrière elle va en avant ou en arrière suivant sa volonté. Or, je ne vois pas à quoi le médecin empirique peut commander dans une maladie ; il emploie des médicaments dont l'action lui est inconnue et il tâtonne sans pouvoir distinguer le plus souvent si les effets qu'il produit sont le fait de la marche de la maladie ou de son intervention.

En résumé, il faut laisser là toutes ces prétentions du médecin à être un artiste. Ce sont des idées fausses qui ne sont bonnes qu'à favoriser, ainsi que nous l'avons dit, la paresse, l'ignorance et le charlatanisme. La médecine est une science et non pas un art. Le médecin ne doit aspirer qu'à devenir un savant ; et c'est seulement dans son ignorance et en attendant qu'il peut se résigner à être empirique d'une manière transitoire.

4°

L'empirisme instinctif doit nécessairement
exister au début de toute science.

La médecine plus qu'aucune autre science a dû agir dès son origine d'une manière pratique. Elle a dû agir alors au hasard et par un pur instinct qui était le résultat d'une sorte d'observation vague et confuse qui appartiendrait également, jusqu'à un certain point, aux animaux. En effet, on cite des faits pour prouver que certains animaux ont une sorte de médecine d'instinct. Les chiens et les chats se purgent avec le chiendent mouillé par la. rosée ; les geais, les merles et les perdrix avec les feuilles de laurier. Les daims et les cerfs ont recours, dit-on, au dictame, quand ils sont blessés. D'autres animaux se lèchent leurs plaies. Il est certaines peuplades d'hommes sauvages qui en sont encore à cette médecine primitive d'instinct et qui emploient des plantes dont le hasard leur a fait <u>sans doute connaître la vertu. Certaines peuplades sauvages de</u> genre de génie. Un grand médecin est, dans le sens le plus précis, un esprit aussi élevé qu'un grand général. Voilà aussi pourquoi il est aussi rare de trouver un aussi grand homme dans l'art de guérir, que dans celui de livrer une bataille. » (t. II, p. 106.)

Claude Bernard

l'Amérique, de l'Afrique et de l'Asie possèdent des poisons violents qui leur servent de médicaments. On se demande comment ces individus sont arrivés à la connaissance de ces poisons. C'est par une sorte d'observation vague dans laquelle ils sont restés. Le curare et les pseudo-curares nous fournissent des exemples. Ces substances, prises par les Européens et soumises à une expérimentation régulière, deviendront des médicaments conçus scientifiquement ; telle est la noix vomique. Le curare, par exemple, empiriquement connu par les sauvages, est un poison des plus utiles pour la science [1]. Quelque part M. Trousseau dit que le médecin est empirique parce que les remèdes sont trouvés par hasard et non par le raisonnement ; il cite la découverte du quina. Mais c'est toujours par hasard que tout commence. La science ne vient qu'après et elle raisonne sur ce que le hasard a montré. Le premier qui a vu la lune, c'est par hasard ; le premier malade qu'on voit, c'est par hasard. Le tout consiste à ne pas rester dans ces rencontres du hasard ; il faut raisonner car, ainsi que nous l'avons dit, toute notion est d'abord instinctive, puis raisonnée. Notre médecine a dû nécessairement commencer par l'observation de hasard ; ensuite elle s'est élevée au rang de science d'observation raisonnée et elle a pu donner l'histoire des maladies. Mais, pour ce qui concerne la guérison des maladies à l'aide de modificateurs organiques, ce qui doit être le domaine de la médecine expérimentale, elle est non seulement encore empirique, mais dans certains cas elle agit par un véritable instinct et absolument comme dans la médecine primitive.

4° bis.
Le sentiment scientifique doit faire traverser l'empirisme et empêcher d'y croupir.

Si l'on admet que la médecine est condamnée à rester toujours dans cet état d'empirisme, c'est la négation même de la science. Il est de grands médecins de notre époque qui pensent et professent cette opinion [2]. Ils considèrent que la médecine doit rester toujours dans l'empirisme et ils n'admettent pas qu'elle devienne jamais une

1 Faire l'expérience et montrer la distance qu'il y a entre l'emploi empirique du sauvage et l'explication du physiologiste.
2 TROUSSEAU (*Empirisme*).

science. Nous n'avons pas besoin de dire que nous repoussons de telles idées d'une manière absolue ; notre enseignement ici n'a pas d'autre but que de protester contre elles et de chercher à prouver qu'il y a une médecine scientifique. Mais cela ne nous empêche pas de reconnaître que l'empirisme en médecine doit précéder l'état scientifique, ainsi que cela s'est vu dans toutes les sciences. Nous reconnaissons même qu'en médecine expérimentale l'empirisme doit durer plus longtemps et l'état scientifique arriver plus tardivement, à cause de la complexité des phénomènes de la physiologie et de la pathologie. Seulement, cette croyance ferme à une médecine scientifique nous fait considérer l'empirisme comme un état transitoire de la médecine et nous excite à chercher par l'étude et le travail à en sortir le plus tôt possible au lieu de l'entretenir et d'y croupir perpétuellement.

5°

L'empirisme inconscient ou non scientifique
doit passer à l'état d'empirisme
conscient ou scientifique.

L'empirique non scientifique, avons-nous dit, est un ignorant qui n'a pas conscience de son ignorance et qui s'y complaît par cette sorte d'amour du vague et du merveilleux auxquels sont enclins naturellement les esprits. L'empirique non scientifique semble dire : « Je pratique une médecine vague et mystérieuse à laquelle je ne comprends rien et j'en suis bien aise, car, si je comprenais, où serait le vague et le mystère ? » L'empirique scientifique est un ignorant qui a conscience de son ignorance et qui cherche à en sortir. Pour celui, en effet, qui a le sens scientifique et qui veut comprendre, l'empirisme devient un état insupportable de l'esprit, puisque la raison est obligée en quelque sorte d'abdiquer et de renoncer à rien comprendre. Mais on ne peut pas passer brusquement de cet empirisme instinctif inconscient dans le domaine de la science. Il faut d'abord passer de l'empirisme non scientifique à l'empirisme scientifique. Ce progrès consiste à transformer l'expérience empirique instinctive et confuse, qui est fondée sur une observation vague et inconsciente de faits le plus souvent incertains, obscurs ou mal définis, en une expérience empirique distincte qui soit fondée sur une observation rigoureuse et consciente de faits bruts, mais précis et bien déterminés.

En un mot, le sens scientifique doit nous donner l'horreur des faits vagues et indéterminés. Le premier pas dans le progrès consistera donc d'abord à bien préciser et à bien établir les *faits bruts ou empiriques* avant de chercher à les comprendre et à en donner une explication quelconque.

Ce rôle essentiel de la science, ainsi que nous le verrons plus tard, est d'expliquer les phénomènes. Donc, par cela seul que nous constatons des faits pour eux-mêmes sans vouloir les comprendre ou les interpréter, nous ne sommes pas encore dans la science, nous faisons des *observations empiriques* et nous restons encore dans l'empirisme. Mais alors, au lieu de croupir dans cet empirisme non scientifique qui est un obstacle à l'évolution de la science, nous sommes au contraire dans un empirisme scientifique défini qui devient un des éléments indispensables à l'évolution régulière de la science.

Chapitre V
Empirisme scientifique

1°
Caractères de l'empirisme scientifique :
il est l'opposé du rationalisme.

L'empirisme scientifique n'est plus, comme l'empirisme non scientifique, une expérience acquise par l'observation inconsciente ou involontaire de faits vagues et confus ; mais bien une expérience acquise par l'observation consciente et volontaire de faits précis et déterminés. Seulement on doit renoncer provisoirement à toute espèce d'explication de ces faits d'observation. De sorte qu'en réalité l'empirisme scientifique consiste dans la constatation précise des faits que le hasard ou les circonstances fortuites nous présentent, et il faut que cette constatation soit pure et simple, sans mélange d'aucune interprétation ni hypothèse. Les sens seuls doivent agir, et la raison ou le raisonnement se taire. C'est en cela que l'on pourrait dire que *l'empirisme scientifique est l'opposé du rationalisme* et qu'il diffère essentiellement de la science. La science, en effet, ainsi que nous le verrons, est fondée sur le rationalisme des faits, c'est-à-dire sur une explication théorique qui relie rationnellement les phénomènes à leurs causes. L'empirisme scientifique, tel que nous venons de le considérer, n'est certainement pas toute la science ; mais il en constitue en réalité le seuil ; il lui sert d'introduction et doit nécessairement la précéder immédiatement. C'est pourquoi nous l'avons appelé *empirisme scientifique*. En un mot, l'empirisme scientifique prépare la science en récoltant sans idée préconçue les faits bruts qui lui servent de matériaux.

2°

L'empirisme scientifique constate les faits bruts :
la science les met en œuvre
et les interprète rationnellement [1].

L'empirisme scientifique n'est à vrai dire que l'observation précise, mais *brute* et sans mélange d'aucune interprétation ni d'aucun raisonnement. La science n'est à proprement parler que l'observation raisonnée, c'est-à-dire l'application du raisonnement à l'interprétation des faits et dans le but de rechercher les lois qui les régissent. Mais on conçoit qu'il soit nécessaire de bien constater les faits avant de les expliquer, car si on se hâte d'expliquer les faits constatés d'une manière insuffisante, on tombe nécessairement dans des interprétations erronées.

Il ne faut donc jamais oublier qu'il y a deux circonstances bien importantes à considérer dans la récolte d'un fait scientifique : 1° la *constatation* du fait brut ; 2° *l'explication* du fait interprété, qui dès lors devient un fait scientifique. Cela nous conduit tout naturellement à distinguer des *observations* empiriques et des *observations scientifiques* ; des *expériences empiriques* et des *expériences scientifiques*.

---

1 Développer l'art de faire les observations empiriques et rationnelles. MAGENDIE Empirique. Ch. BELL: Systématique.

Les *observations empiriques* sont celles qui sont faites par hasard ou autrement, mais elles ont pour caractère d'être prises ou constatées en l'absence de toute idée préconçue et dans le but unique de constater le fait, comme fait l'observation empirique, qui doit être une sorte de photographie de la nature.

2° bis.
Observations et expériences empiriques ou objectives : observations et expériences scientifiques ou subjectives.

La photographie dont on a introduit aujourd'hui l'usage dans les sciences physiques et naturelles est le meilleur observateur empirique que l'on puisse trouver. De même les moyens graphiques que l'on emploie aujourd'hui en physiologie et en médecine et qui donnent des représentations objectives des choses sont toujours bien préférables aux interprétations subjectives de l'observateur [1]. Il n'est pas à craindre dans ce cas que les idées préconçues de l'observateur lui fassent voir les choses autrement que la réalité et l'induisent à son insu dans des causes d'erreurs d'observation. *L'observation scientifique* est celle qui est toujours volontairement choisie en vue d'une idée préconçue qu'il s'agit de vérifier ou de contrôler.

Les *expériences empiriques* que j'ai appelées *expériences pour voir* [2] sont celles qui sont instituées en l'absence de toute idée préconçue et dans le but de provoquer l'apparition de plusieurs faits bruts quand on n'en possède pas dans un ordre de phénomènes donnés.

L'expérience empirique ne diffère donc réellement de l'observation empirique qu'en ce que dans l'expérience empirique le fait brut qu'on constate a été provoqué par l'expérimentateur, tandis que, dans l'observation empirique, le fait brut qu'on constate s'est offert naturellement à l'observateur. *L'expérience scientifique* est celle qui

---

1 Choisir pour démontrer dans le cours un instrument graphique. Voir l'instrument de MAREY qui constate tout empiriquement. Il faudra que les expériences viennent au milieu de la leçon ; pour soutenir l'attention, intervertir dans la leçon orale une question et développer le paragraphe 3 : La *Science ne s'édifie solidement,* etc. avant le paragraphe 2 bis.
2 *Voyez Introduction à l'étude de la Médecine expérimentale.* Voyez les développements que j'ai donnés à ce sujet, *p. 1. De l'Observation et de l'Expérience.*

est constamment instituée dans le but de vérifier ou de contrôler une idée préconçue. Ici encore l'observation scientifique et l'expérience scientifique revêtent donc le même rôle et atteignent donc le même but, avec cette seule différence que, dans l'expérience scientifique, le fait qui sert de contrôle à l'idée préconçue a été provoqué et manifesté par l'expérimentateur, tandis que dans l'observation scientifique le fait qui sert de contrôle à l'idée préconçue a été simplement choisi par l'observateur qui l'a trouvé tout préparé dans la nature.

De tout ce qui précède, il résulte donc que l'empirique scientifique prépare la science en rassemblant de bons matériaux, c'est-à-dire en récoltant des faits bruts irréprochables et bien constatés, soit au moyen de l'observation, soit au moyen de l'expérimentation. Le savant proprement dit ne Considère plus les faits bruts, mais il veut en trouver l'explication et la loi. Il émet toujours relativement à leur cause *une idée préconçue ou* une hypothèse la plus probable, puis il cherche à vérifier et à contrôler la valeur de son idée préconçue au moyen d'autres faits empruntés soit à l'observation, soit à l'expérimentation. La constatation du fait brut doit nécessairement précéder son interprétation, car c'est la vue du fait brut qui doit donner naissance à l'idée préconçue ou à l'hypothèse que l'on peut faire relativement à sa cause. Donc l'empirisme scientifique, qui constate les phénomènes bruts, doit nécessairement précéder la science qui les explique.

La séparation tranchée que nous avons essayé d'établir entre la constatation empirique d'un fait qui doit d'abord être bien posée et son interprétation scientifique qui ne doit arriver qu'après, n'est pas une distinction scolastique arbitraire, mais c'est un précepte de la méthode expérimentale de la plus grande importance. On conçoit, en effet, qu'il faille toujours commencer par constater bien complètement un phénomène, comme phénomène brut, avant d'en chercher l'explication. Si l'on n'est pas bien imbu de cette nécessité et si l'on mêle les explications aux faits en même temps qu'on les constate et avant de les avoir bien établis dans leur ensemble et dans leur réalisme, il arrive le plus souvent qu'on voit incomplètement les faits et qu'on y mêle des idées préconçues qui font prendre des hypothèses pour la réalité. Or, cette tendance de l'esprit aux hypothèses sur les interprétations des faits avant de les avoir bien constatés empiriquement est si naturelle que ce n'est que par une éducation expérimentale des plus solides et des mieux conduites qu'on peut arriver à en sentir les inconvénients et à s'en corriger. L'esprit expérimental n'est pas inné ou naturel à l'homme.

Bien que l'on puisse et que l'on doive isoler idéalement, ainsi que nous venons de le faire, les observations et les expériences empiriques des observations et des expériences scientifiques ou rationnelles, il faut cependant ajouter que dans la pratique scientifique, il faut le plus souvent faire des observations et des expériences qui sont à la fois ou tour à tour empiriques et rationnelles.

Celui qui ne ferait que des observations ou des expériences empiriques, bien que cela ait été recommandé et en supposant même qu'il les fît bien complètes, entasserait des faits dont il serait souvent difficile à d'autres de tirer parti et dans tous les cas il n'édifierait jamais la science. Celui qui ne ferait que des observations et des expériences rationnelles ne verrait les faits qu'incomplètement et seulement sous le côté qu'il aurait en vue d'après son idée préconçue.

Le savant doit donc toujours faire marcher l'observation des faits et leur interprétation côte à côte, mais se succédant sans confusion dans l'évolution du raisonnement scientifique.

3°
La science ne s'édifie solidement que par l'association
bien équilibrée de l'empirisme et du rationalisme.

Il est extrêmement difficile de rester dans l'empirisme pur, c'est-à-dire de faire des observations ou expériences brutes sans y mêler aucune hypothèse ni idée préconçue sur les faits. Les empiriques eux-mêmes, dans leur silence superbe, ou ceux qui se flattent d'être tels, ne sont jamais dans l'empirisme pur. Un médecin qui donne empiriquement des remèdes y mêle toujours des théories ou des explications, tandis que s'il était un empirique pur, il ne devrait porter son attention et son esprit que sur la constatation des faits sans chercher en rien ni à les comprendre ni à en tirer aucune conséquence. On a admis un empirisme qui induit ou qui raisonne [1], mais cela est contradictoire ; un véritable empirique dans le sens scientifique ne doit pas raisonner ; il doit se borner avant tout à bien constater l'existence des faits ; autrement, s'il raisonne et explique, il tombe le plus souvent dans le cas de celui qui cherchait l'explication de la dent d'or, il explique des choses qui n'existent pas et dont il aurait fallu avant tout constater la réalité. La tendance spontanée de l'homme le porte donc toujours à anticiper et à expliquer avant de bien connaître et avant d'avoir bien vu. C'est de là, ainsi que je le montrerai plus loin, que procède la plus grande partie des écarts et des erreurs scientifiques. C'est là l'origine commune des systèmes ou des doctrines médicales qui donnent toujours une prépondérance aux explications, aux vues de l'esprit, aux dépens de la réalité des faits.

En effet, à toutes les époques, il y a eu de grands médecins qui ont été frappés des funestes conséquences pour la science de cette précipitation de l'esprit à expliquer et à systématiser avant d'avoir complètement observé. Aussi a-t-on fait souvent et avec raison le procès au rationalisme, c'est-à-dire aux tendances systématiques, et recommandé de faire des observations brutes ou empiriques, c'est-à-dire sans *idées préconçues.* De grands expérimentateurs ont fait la même recommandation. Ainsi Magendie avait une horreur particulière de l'esprit d'hypothèses et de systèmes et il a recommandé toute sa vie d'expérimenter sans idée préconçue, c'est-à-dire de faire des *expériences empiriques.*

Mais, d'un autre côté, on a aussi fait le procès à l'empirisme, c'est-à-dire aux observateurs et aux expérimentateurs empiriques, en disant qu'ils ne construisaient pas la science ; qu'ils étaient des maçons et non des architectes. Il y a du vrai dans les deux opinions qui précèdent. En effet, il faut nécessairement à la science des matériaux purs et complets, c'est-à-dire des faits préparés avec un esprit dégagé de toute idée préconçue ; mais, d'une autre part, la science n'est pas possible si l'on en exclut complètement l'hypothèse ou l'idée préconçue. Toutes les collections de faits bruts, quelque nombreuses et quelque bien recueillies qu'elles soient, ne représenteront jamais que des matériaux inanimés qu'il s'agira de vivifier par une idée et d'ordonner pour les faire servir à l'édification de la science. L'empirisme et le rationalisme sont

---

1 Voir TROUSSEAU : Empirisme.

donc aussi indispensables à la science l'un que l'autre ; seulement ils peuvent se contrarier et nuire aux progrès scientifiques s'ils ne sont pas bien mis chacun à leur place. En un mot, il ne s'agira pas pour nous d'exclure l'empirisme au profit du rationalisme, ni le rationalisme au profit de l'empirisme, mais de tracer aussi exactement que possible le rôle qui appartient à chacun d'eux. Ce rôle peut être défini en disant : 1° que *l'empirisme* récolte les faits et que le rationalisme les met en œuvre ; 2° que l'empirisme n'exclut pas le rationalisme, mais qu'il doit le retenir et le modérer.

En effet, la tendance irrésistible de l'esprit humain à expliquer tout ce qu'il voit est l'origine même de la science ; mais d'un autre côté, ainsi que nous l'avons déjà dit, la précipitation que l'esprit met dans les explications est la source des plus grandes illusions et des plus grandes erreurs scientifiques. Or, le frein qui modère l'essor de l'hypothèse et de l'idée préconçue, c'est *l'empirisme* qui ramène toujours l'esprit à l'observation du fait brut et qui recommande de bien constater un fait et de bien étudier toutes les circonstances de la production d'un phénomène avant de chercher à en donner l'explication.

Il n'est pas aussi facile qu'on le suppose de bien constater un fait, et cependant c'est cette première base qui est indispensable si l'on veut édifier solidement la science.

En résumé, la science ne peut être fondée ni par l'empirisme seul, ni par le rationalisme seul. Elle ne peut se constituer que par leur association. Le rôle de l'empirisme est des plus importants puisqu'il est la sauvegarde (te toutes les bonnes observations, quelles que soient les circonstances dans lesquelles elles se présentent, qu'elles aient été données par le hasard ou bien qu'elles aient été provoquées par une idée préconçue [1].

Chapitre VI
De la statistique en général

---

1 Pour plus de développement voir mon Introduction dès qu'un expérimentateur provoque l'apparition d'un fait en vue d'une idée préconçue, il doit avant tout l'observer empiriquement.

1°
La statistique n'est que l'expression
de l'empirisme scientifique généralisé.
Elle diffère de la science comme
l'empirisme diffère du rationalisme.

L'empirisme scientifique considère les faits soit isolément, soit réunis en plus ou moins grand nombre, et de même que l'empirisme peut ne s'appliquer qu'à la constatation d'un seul fait, de même il peut aussi constater un ensemble de faits. Dans ce dernier cas, cette observation empirique appliquée à un grand nombre de faits se nomme la *statistique.*

La statistique, comme l'empirisme, dont elle n'est que l'expression généralisée exclut le rationalisme et répudie toute idée préconçue et toute interprétation des faits. Elle, donne simplement *l'état des choses (Status rerum)*

La statistique d'un pays, c'est l'état des choses dans les conditions d'ensemble telles qu'elles existent dans ce pays. La statistique d'une maladie, c'est la constatation, sans idée préconçue, de l'état des choses relativement à une maladie dans l'ensemble des conditions où elle existe.

La statistique est l'expression la plus élevée de l'empirisme scientifique ; elle se rapproche de la science, mais elle n'est pas encore la science proprement dite comme certaines personnes paraissent le penser. En effet, la statistique, ainsi que nous l'avons déjà dit, ne donne, comme l'empirisme, que *l'état des choses, status rerum,* tandis que la science ou le rationalisme donne la raison *des choses, ratiocinatio rerum,* c'est-à-dire l'explication des faits avec le rapport rationnel qui les relie à leur cause prochaine. La statistique n'est en définitive qu'un dénombrement qui fournit l'expression empirique des faits et jamais elle ne pourra enfanter une science définitive et précise, ni une science d'observation qui consiste à prévoir juste dans un cas donné, ni une science expérimentale qui consiste à prévoir et à agir juste dans un cas donné.

Nous verrons plus loin que les prétendues sciences qu'on a voulu fonder sur la statistique ne peuvent être que des sciences dites conjecturales, c'est-à-dire des sciences qui ne sauraient être qu'une forme de l'empirisme.

2°
La statistique n'est qu'un état transitoire
qui disparaît dans les sciences faites.

Par ce qui précède je ne nie pas la nécessité de la statistique en général, ni son importance en médecine. En particulier, je reconnais au contraire que la statistique bien faite fournit des données indispensables à l'édification de la science. Mais je veux établir en même temps qu'une science qui s'arrêterait à la statistique ne serait pas arrivée à l'état scientifique et qu'une médecine qui n'irait pas plus loin que la statistique et qui serait basée seulement sur elle ne pourrait jamais devenir une médecine scientifique. L'état statistique, comme l'empirisme dont il fait partie, ne représente donc qu'une période transitoire de l'évolution scientifique ; il faut le traverser car la science se trouve au delà. Aussi voyons-nous la statistique disparaître de la science dès qu'elle est constituée dans son ensemble ou dans une de ses parties.

En effet, la statistique est surtout en faveur dans les sciences obscures et arriérées telles que les sciences médicales, les sciences morales et politiques. ,

La statistique doit disparaître de toutes les sciences faites. Ne pouvant s'adapter qu'aux faits empiriques, elle cesse d'être applicable dès qu'un fait est devenu scientifique, c'est-à-dire déterminé dans sa cause prochaine [1].

---

1 ... Je ne repousse pas l'emploi de la statistique en médecine, mais je blâme qu'on ne cherche pas à aller au-delà et qu'on croie que la statistique doive servir de base à la science médicale; c'est cette idée fausse qui porte certains médecins à penser que la médecine ne peut être que conjecturale, et ils en concluent que le médecin est un artiste qui doit suppléer à l'indéterminisme des cas particuliers par son génie, par son tact médical. Ce sont là des idées antiscientifiques contre lesquelles il faut s'élever de toutes ses forces, parce que ce sont elles qui contribuent à faire croupir la médecine dans l'état où elle est depuis si longtemps.

...L'état scientifique sera plus long à se constituer et plus difficile à obtenir en médecine, à cause de la complexité des phénomènes ; mais le but du médecin est de ramener dans sa science comme dans toutes les autres l'indéterminé au déterminé. La statistique ne s'applique donc qu'à des cas dans lesquels il y a encore indétermination dans la cause du phénomène observé. Dans ces conditions, la

3°
Conditions d'une bonne statistique.
Des faits réunis en statistiques : de leur similitude,
de leur simplicité, de leur authenticité et de leur nombre.

La statistique a été l'objet d'un très grand nombre d'études ; il y a des statistiques de professions. Or, il faut reconnaître que si la statistique peut être très utile à la science quand elle est bien faite et employée dans une sage mesure, elle peut aussi lui être nuisible quand les conséquences en sont mal fondées ou exagérées. Il faut donc d'abord rappeler quels sont les caractères d'une bonne statistique.

On dit quelquefois qu'il ne faut faire entrer dans une statistique que des faits aussi identiques ou semblables que possible. Cette formule est inexacte. En effet, si les faits étaient exactement semblables, ils ne pourraient être comparés. Car, suivant l'expression de Schelling, tout se confond dans l'identité et l'identité absolue n'est autre chose que le néant. La seule condition pour que les faits puissent entrer dans une statistique, c'est qu'ils soient comparables, c'est-à-dire qu'ils soient identiques en tout point, excepté dans une ou plusieurs circonstances définies que l'on compare afin de connaître leurs rapports relatifs d'absence ou de fréquence.

Si, par exemple, on fait dans un même pays une statistique sur les naissances des garçons et des filles, il faut nécessairement que le sexe différencie les individus. Quand, au contraire, on fait une statistique sur la naissance des garçons dans deux pays différents, ici les sexes sont les mêmes, mais les pays diffèrent. Quand on fait une statistique sur une opération chirurgicale, l'opération est la même, mais il y a des malades qui meurent et d'autres qui guérissent ;

statistique ne peut servir, suivant moi, qu'à diriger l'observateur vers la recherche de cette cause indéterminée, mais elle ne peut jamais conduire à aucune loi réelle. J'insiste sur ce point, parce que beaucoup de médecins ont grande confiance dans la statistique, et ils croient que, lorsqu'elle est établie sur des faits bien observés qu'ils considèrent comme comparable entre eux, elle peut conduire à la connaissance de la loi des phénomènes. J'ai dit plus haut que jamais les faits ne sont identiques ; dès lors la statistique n'est qu'un dénombrement empirique d'observations.

En un mot, en se fondant sur la statistique, la médecine ne pourrait être jamais qu'une science conjecturale ; c'est seulement en se fondant sur le déterminisme expérimental qu'elle deviendra une science vraie, c'est-à-dire une science certaine.

Claude Bernard

autrement s'ils guérissaient ou mouraient nécessairement tous, il n'y aurait plus de statistique à faire.

Quand les faits sont simples et bien comparables, la statistique est bonne et exacte. Ainsi, quand il s'agit de savoir combien il naît de filles et de garçons dans un pays, rien n'est si simple parce qu'on reconnaît le sexe facilement. Mais cependant, pour que la statistique soit juste, il faut encore supposer que les registres de l'état civil ont été très bien tenus et qu'il n'y a pas eu d'omission ou d'erreur.

Il faut donc que les faits soient bien observés et authentiques. Il faut de plus qu'ils soient assez nombreux afin d'éviter les coïncidences et de donner bien exactement *l'état de choses* dans un ensemble de circonstances données [1].

Je suppose donc que toutes les conditions soient réunies pour obtenir une statistique dont les résultats seront aussi légitimes que possible, et je désire montrer que dans ce cas la statistique ne peut jamais donner que des notions empiriques sur les choses et qu'elle ne peut jamais nous conduire à prévoir exactement un phénomène et encore moins à le maîtriser.

4°

La statistique ne peut jamais donner
que des résultats empiriques elle est incapable
de donner des résultats scientifiques.

En effet, reprenons le cas le plus simple que nous avons déjà cité, celui qui apprend qu'en France il naît soixante garçons et

1 Parler ici de la *méthode numérique.*
Relire pour cela le mémoire d'AMADOR dont le titre suit : *Mémoire sur le calcul des probabilités appliqué à la médecine.* Lu à l'Académie royale de Médecine. Séance du 25 avril 1837, chez J.-B. BAILLIÈRE. Voyez pour la discussion de la question : Bulletin *de l'Académie de Médecine*, 1837, p. 482 et suivantes.
Ce mémoire d'AMADOR se rapporte aussi à la statistique d'une manière générale, mais c'est une pure critique qui ne met rien à la place si ce n'est une méthode inductive qui *suppose* des exceptions que le génie seul de l'artiste médecin peut discerner ; la critique est bonne, mais la conclusion est fausse, en ce sens que ce qu'il met à la place est l'indéterminisme qui n'est pas scientifique. C'est l'art médical et non la science médicale qu'il entend ; développer tous les arguments et critiquer les tendances médicales. (Note de Claude BERNARD.)

quarante filles pour cent naissances ; hé bien, qu'est-ce que cela vous apprend? C'est que dans l'ensemble des conditions générales de la France, *l'état des choses est tel* qu'il naît soixante garçons pour cent. Mais ce résultat est tout à fait empirique parce qu'il ne vous dit rien de la condition ou de la cause précise qui fait les garçons ou les filles. Ce résultat ne nous fait rien prévoir non plus pour les cas particuliers, car si, muni de cette connaissance, vous êtes consulté par une femme enceinte qui vous demande si elle fera un garçon ou une fille, vous ne pouvez pas le lui dire, vous pouvez lui dire qu'elle a soixante chances sur quarante. Or, je le répète, la statistique n'est donc pas une science ; car le caractère d'une science est de donner des lois qui permettent de prévoir d'une manière précise les phénomènes (science d'observation) et de les modifier quand ils sont à notre portée (science d'expérimentation).

En résumé, la statistique ne peut donner que ce que donne l'empirisme, c'est-à-dire, une approximation, un rapport empirique, mais elle ne peut rien dire de précis sur les faits en particulier, ni pour les prédire, ni pour les reproduire à volonté.

5°
Des lois statistiques ou empiriques ;
en quoi elles diffèrent des lois scientifiques.

Cependant les statisticiens donnent aux résultats qu'ils obtiennent le nom de loi. Mais il est indispensable alors de bien spécifier que ce sont des lois *empiriques* qui ne ressemblent en rien aux lois *scientifiques ou* rationnelles.

Les lois statistiques ou empiriques peuvent bien nous apprendre que dans un ensemble considérable de conditions multiples et très nombreuses au milieu desquelles se produisent certains phénomènes de la nature, il se produit une sorte de compensation générale qui fait osciller les phénomènes dans certaines limites.

La connaissance de cette loi est même très utile au savant parce qu'elle dirige son investigation pour aller à la recherche du déterminisme des faits particuliers. C'est pourquoi il faut, dans l'évolution de la science, que l'état d'empirisme précède l'état scientifique. Telles qu'elles sont, les lois statistiques peuvent d'ailleurs suffire pour diriger des opérations sociales.

Elles apprennent en effet quelle est la fréquence de certains résultats dans un équilibre général de circonstances très complexes où il s'établit des compensations. Mais de semblables indications ne sont jamais qu'approximatives et conjecturales, elles n'ont rien de précis pour un cas, pour un individu donnés. La loi scientifique, au contraire, donne la raison nécessaire d'un phénomène dans une circonstance précise et déterminée qui peut s'appliquer à un cas, à un individu donnés.

En un mot, les lois empiriques ne sont pas des lois scientifiques, parce qu'elles comportent des exceptions qui oscillent dans des limites que les statistiques nous enseignent. Mais ces exceptions ne sont point du tout nécessaires dans les limites où la statistique les donne ; car elles peuvent varier suivant le nombre de cas qu'on fait entrer dans la statistique. Les lois scientifiques sont seules de véritables lois parce qu'elles ne comportent pas d'exception. C'est toujours ou jamais qu'un phénomène doit se montrer dans une circonstance déterminée et non pas quatre-vingt-dix ou quatre-vingt-quinze fois sur cent.

On peut dire que les lois statistiques ou empiriques sont relatives et non nécessaires ; tandis que les lois scientifiques sont absolues et nécessaires.

En effet, les lois statistiques ne donnent que la relation des phénomènes dans un état de choses complexe et indéterminé ; les lois scientifiques donnent la condition des phénomènes dans une circonstance simple et déterminée.

<h2 style="text-align:center">6°</h2>

Des lois empiriques ou statistiques considérées
comme lois immuables de la nature.

On a encore appelé les lois statistiques ou empiriques les lois naturelles, parce que dans la nature tout est relatif et que rien n'est absolu.

Les lois scientifiques donnent donc les phénomènes dans un état de choses absolu et non naturel, c'est-à-dire qui n'est pas dans la nature telle qu'elle s'offre à nous, tandis que les lois empiriques ou statistiques nous donnent les phénomènes dans un état de choses relatif et naturel, c'est-à-dire tel qu'il se présente dans la nature réelle qui est sous nos yeux. Or, il y a une idée fausse qu'on a souvent exprimée à ce sujet en disant qu'il n'est pas donné à l'homme de modifier les lois de la nature et que par conséquent les lois empiriques ou statistiques sont seules l'expression de la vérité et que la science ne peut rien au-delà, car les lois de la nature sont immuables.

Ce principe, qui peut servir de base aux sciences dites conjecturales, est un principe faux au point de vue scientifique proprement dit. Il est faux au point de vue des sciences d'observation. Car la loi scientifique permet, dans une science d'observation, quand on est arrivé au déterminisme de la condition des phénomènes, de prévoir les phénomènes d'une manière précise et non pas seulement d'une manière approximative. Ce principe est faux au point de vue des sciences d'expérimentation, parce que ces sciences sont précisément fondées sur un principe contraire, à savoir que l'homme peut modifier les lois de la nature dans les limites de sa puissance. Les limites de la puissance de l'homme sont si faibles qu'il n'en résulte pas en général de troubles dans l'équilibre cosmique général. Mais cependant on ne saurait tracer sous ce rapport même aucune limite absolue à la puissance que l'homme pourra acquérir sur la nature.

Toutefois, il ne faut pas s'abuser sur la contradiction apparente des deux principes cités plus haut. L'homme ne change pas les lois de la nature dans les sciences expérimentales ; il ne fait que leur obéir ; mais il change l'état naturel des choses dans lequel ces lois se compensent avec des circonstances multiples et apparaissent alors avec des perturbations et comme des résultantes que l'on peut appeler lois naturelles. Je développerai plus loin ce sujet à propos des principes des sciences expérimentales et à d'autres occasions.

Chapitre VII
Statistique en médecine

Claude Bernard

1°
Difficultés spéciales de la statistique en médecine.

Pour que la statistique soit bien faite, il faut, avons-nous dit, qu'elle soit établie avec des *faits nombreux, comparables et bien observés*. En médecine, les statistiques portent sur des faits si complexes qu'elles sont presque toujours attaquables, même quand on les établit avec soin et avec des faits dont on est sûr. Cela arrive à plus forte raison quand on emploie des faits puisés à toutes les sources et des observations qui sont prises très souvent avec une grande légèreté.

Souvent les médecins font la statistique avec cette grande légèreté ; ils emploient des faits si peu nombreux que la statistique est insignifiante.

Dans un cours où l'on avait donné à traiter de la statistique médicale, j'ai entendu un candidat citer trois cas de colique de plomb dont deux cas avaient été traités par la saignée et un cas par les purgatifs, puis conclure de là que la statistique apprenait que pour la colique de plomb, les deux tiers des cas guérissaient par la saignée et un tiers par les purgatifs.

Les médecins font souvent entrer dans les statistiques des cas si complexes que les statistiques sont illusoires ; ainsi, pour savoir si les hôpitaux étaient nuisibles à la longévité, on a fait une statistique sur la vie moyenne des sœurs d'hôpital (Husson).

Outre la complexité des phénomènes morbides, il y a encore la difficulté du diagnostic qui fait que l'on introduit souvent dans les statistiques médicales des faits qui ne sont nullement semblables ni comparables.

Pour que l'empirisme soit scientifique et pour que la statistique soit légitime, il faut au moins qu'un bon diagnostic [1] soit établi et je n'admettrai jamais, comme le font certains médecins, qu'un

---

1 *L'empirisme doit être basé sur le diagnostic* ; autrement ce n'est pas l'empirisme scientifique. Ainsi on peut employer le quina sans savoir comment il guérit la fièvre, le mercure sans comprendre comment il guérit la syphilis. Mais il faudra au moins savoir diagnostiquer une fièvre ou une syphilis. Sans cela, c'est de l'empirisme fondé sur l'ignorance ; c'est de la fantaisie, du charlatanisme et tout ce qu'on voudra. Il y en a qui fondent leur diagnostic sur les médicaments et tout ce qui guérit par le mercure est syphilitique ; c'est un empirisme d'un autre genre.

traitement empirique fondé sur un diagnostic obscur puisse rien enfanter de clair. C'est alors de la fantaisie et voilà tout. Mais j'admets qu'on puisse triompher de toutes les difficultés que présente la statistique médicale ; il s'agit de savoir quels sont les avantages que la médecine peut en retirer.

2°

La statistique peut être utile au médecin,
mais elle ne saurait servir de base
à la médecine expérimentale.

La statistique médicale bien faite est certainement utile au médecin. Elle lui permet de fonder son pronostic sur les diverses maladies. Mais elle ne va pas au delà d'une approximation empirique, elle ne peut jamais suffire au médecin pour constituer la médecine expérimentale qui est la médecine scientifique vers laquelle il doit aspirer. En effet, la statistique peut bien apprendre si telle maladie est plus grave qu'une autre ; vous pourrez bien dire à votre malade que sur cent maladies de la nature de celle qu'il a, il en guérit quatre-vingts, que sur cent traitements ou opérations semblables à celui qu'on lui a fait subir il y a soixante guérisons, mais cela le touchera fort peu; ce qu'il voudra, c'est savoir s'il sera du nombre de ceux qui guérissent. Or, la statistique, c'est-à-dire l'empirisme, ne pourra jamais apprendre que cela, parce qu'elle ne donne que des approximations qui ne sauraient rien apprendre aux médecins pour prévoir sûrement ce qui arrivera dans les cas particuliers. Cependant, avant tout, le médecin est médecin d'un malade en particulier, et ce malade veut savoir si lui en particulier guérira, et s'il ne doit pas guérir, il veut qu'on le traite de façon à ce qu'il guérisse ; peu lui importe d'ailleurs qu'un autre meure à sa place pour que la loi de statistique reste constante [1].

Je reconnais donc que la statistique fournit à la médecine des premières données indispensables ; mais il s'agit de bien savoir qu'une science qui s'arrêterait à la statistique n'est pas une science

1 Beaucoup soutiennent qu'on ne change pas par la médecine la loi des naissances et la loi de la mortalité d'un peuple. Mais on peut changer celle des individus, et il est certain qu'on guérit des individus qui seraient morts ; la compensation se trouve peut-être dans ceux qui sont tués par le médecin (note de Claude Bernard).

Claude Bernard

et que la médecine qui s'appuierait uniquement sur la statistique comme base ne serait pas une médecine scientifique. En effet, le caractère d'une science est d'arriver à connaître les conditions ou la cause prochaine d'un phénomène et c'est cette connaissance qui nous conduit à prévoir sûrement dans tous les cas le phénomène ou même à le maîtriser à notre gré. Or, la statistique ne nous dit absolument rien sur la cause prochaine des phénomènes; elle ne nous fait absolument rien prévoir d'une manière certaine.

Il ne faut donc pas en médecine s'arrêter à la statistique, comme le croient certains médecins ; il faut arriver par l'application de la méthode expérimentale à trouver la loi scientifique des phénomènes et alors on pourra prétendre à régler les phénomènes des corps vivants comme on règle ceux des corps bruts. Alors la vraie médecine scientifique sera constituée ; c'est le but que nous poursuivons, mais pour l'atteindre il ne faut pas rester dans la science médicale conjecturale qui enfante la statistique, il faut traverser encore ce nouvel état de l'empirisme.

En un mot, la statistique n'est pas la limite de la médecine ni sa base définitive, comme le croient des médecins.

3°
Erreur de ceux qui croient que la médecine doit être basée sur la statistique parce qu'elle ne peut jamais être qu'une science conjecturale.

Il y a beaucoup de médecins qui pensent que nos idées sur la médecine expérimentale ne sont que des utopies ; ils n'admettent pas que la médecine puisse devenir une science précise et ils ne croient pas à la possibilité de régler jamais les phénomènes des corps vivants d'une manière précise. Ils admettent qu'il n'y a pas de *règles ou de lois sans exception* et ils croient que la statistique représente ces lois dans toute leur vérité pratique, c'est-à-dire avec les exceptions qu'elles comportent. Ils croient que les exceptions *sont nécessaires* pour représenter la vérité des choses. J'ai souvent discuté avec des médecins sur des inoculations et je disais : « L'inoculation réussit *toujours ou jamais* dans des conditions données, *déterminées* ». *Ils* me répondaient : « Vous direz tout ce que vous voudrez, mais la vérité est que cela ne réussit pas toujours, qu'il n'y a qu'un certain nombre de cas. » Ces médecins n'admettent pas qu'il y ait un déterminisme absolu des phénomènes dans les êtres vivants et ils pensent que la loi contient des exceptions. Or, j'ai prouvé que ces exceptions n'existent pas, à moins que ce ne soient des perturbations qui rentrent dans la loi absolue. J'ai cherché dans mon *Introduction,* à détruire ces idées fausses des médecins qui aboutissent toutes à cette conclusion : que *la médecine ne sera jamais qu'une science conjecturale* et qu'à cause de cela elle ne peut être fondée que sur la statistique. Ces opinions tiennent encore à l'empirisme. Elles tiennent sans doute à un empirisme scientifique et elles sont, sous ce rapport, moins funestes à la science que les opinions qui dérivent de l'empirisme non scientifique. Mais cependant elles constituent encore un véritable obstacle à l'évolution de la médecine expérimentale. Car, croupir dans l'empirisme scientifique ou dans l'empirisme non scientifique, c'est toujours s'arrêter en route et ne pas comprendre le but réel que le médecin doit chercher à atteindre. Les médecins empiriques fondent d'ailleurs leurs raisons sur un certain nombre d'arguments qu'il importe d'examiner.

4°

Argument tiré de l'immuabilité des lois de la nature.

Je dois examiner ici un argument qu'emploient souvent les médecins empiriques pour défendre l'empirisme et pour s'autoriser à le regarder comme un état définitif de la médecine. Ils pensent que les lois statistiques ou empiriques sont des lois de la nature réelle et ils partent de, ce principe qu'on ne peut pas troubler ou changer les lois de la nature. Ils ne veulent pas entendre dire qu'en médecine il doit y avoir un déterminisme spécial qui, étant connu, permettra de diriger le phénomène d'une manière certaine. Ils pensent que la loi empirique ou statistique qui exprime l'état des choses dans les conditions où on les observe est la loi absolue et immuable. Un exemple va expliquer ma pensée : on a constaté qu'il naît chez l'homme et chez les animaux une certaine proportion de mâles et de femelles, et on a pu considérer en effet ces nombres comme représentant une résultante ou une loi de la nature dans les conditions générales et complexes des observations ; mais cela ne prouve nullement que la science ne puisse faire naître à volonté des animaux de sexe déterminé en se plaçant dans des conditions semblables et exactement déterminées et cependant on a récemment parlé d'expériences de ce genre faites sur des animaux domestiques dans un but d'intérêt agricole ; et j'ai entendu faire cette objection : « Cela ne se peut pas, car l'homme n'aura jamais le pouvoir de changer les lois de la nature, c'est-à-dire modifier la moyenne des mâles et des femelles. »

Cette objection n'est pas admissible suivant moi ; car si l'on parvient à produire des mâles et des femelles à volonté, ce sera bien toujours en suivant les lois de la nature, mais seulement en opérant toujours dans les conditions déterminées où se produit tel ou tel sexe. Je ne sais pas que l'on soit arrivé aujourd'hui à résoudre la question de la production des sexés chez les animaux supérieurs comme elle l'est déjà pour certains animaux inférieurs ; mais je crois la chose parfaitement possible et je pense même que cela ne changerait pas sensiblement la moyenne générale des mâles et des femelles sur la terre. En effet, la puissance de l'homme pour modifier les phénomènes de la nature ne se manifeste guère qu'immédiatement autour de lui et ces modifications sont en général si faibles par rapport à l'ensemble de l'univers que cela reste imperceptible. Cependant l'homme pourrait parfaitement agir sur la nature s'il pouvait agir assez largement ou s'il n'embrassait qu'un problème limité. Ainsi les loups ont disparu de l'Angleterre ; des animaux nouveaux importés par l'homme peuplent la nouvelle Hollande, etc. L'homme fait du feu pour se chauffer et pour cela il ne change pas le climat du lieu qu'il habite. L'homme réduit de l'eau en vapeur pour armer des machines puissantes, et pour cela il ne change pas la proportion de vapeur d'eau dans l'atmosphère ; il emprunte de l'électricité aux corps pour correspondre avec ses semblables d'un bout du monde à l'autre, sans que pour cela il change l'état électrique de la terre.

Je ne crois pas que la médecine puisse rien changer aux lois de la mortalité de l'homme sur la terre ni même chez un peuple. Mais cela n'empêche pas que je crois à l'utilité de la médecine pour guérir des individus qui, sans son intervention, seraient morts. Mais quand même la médecine serait arrivée à la perfection expérimentale, je ne crois pas que cela dût rien changer aux lois générales de la nature.

De ce qui précède il résulte donc que les sciences expérimentales et la médecine sont des sciences à l'aide desquelles l'homme peut agir sur la nature, mais sans en troubler les lois (ce qui est d'ailleurs, comme on dirait, providentiel, car il en serait comme dans la fable *Jupiter et le métayer*. Je ne crois donc pas que jamais la météorologie puisse arriver à changer ou régler les climats ; elle peut, comme l'astronomie, devenir seulement une science d'observation.

On voit ainsi que la statistique ne saurait avoir aucune utilité pratique dans les sciences expérimentales qui veulent un but déterminé, fixe, individuel, tandis que la statistique ne donne que les lois naturelles, quand elle est bien faite et avec des nombres suffisants. Elle fournit des renseignements au pronostic d'une maladie pour savoir si elle est plus ou moins grave. Mais elle ne dit rien pour les cas individuels. Elle donne la loi générale, mais non la loi du *déterminisme* en particulier. Elle est vraie en général et *fausse en particulier.*

Mais ce ne sont pas moins déjà de grandes conquêtes dont l'humanité profite aujourd'hui et on ne saurait assigner de limites à la puissance que l'homme pourra acquérir sur la terre. Seulement je veux montrer qu'il n'acquiert cette puissance que par la connaissance de la loi scientifique des phénomènes ; la connaissance de la loi empirique ne pouvant lui permettre que de constater l'état des choses, mais non de régler les phénomènes de la nature. Il y aurait là une sorte d'opposition entre la loi empirique qui se rapporte à l'ensemble des choses ou des individus et la loi scientifique qui se rapporte à une chose ou à un individu précis ; c'est cette dernière, on le comprend, qui intéresse surtout le savant et le médecin [1].

---

1 La méthode numérique, la statistique ne conduit qu'à des conjectures, à des probabilités, et ne dit rien, n'apprend rien pour les individus. Or, la médecine doit agir sur les individus. Elle n'est pas destinée à agir sur des collectivités, des peuples. La statistique ne s'adresse qu'à des faits de collectivité. (Claude Bernard, *Pensées*, notes détachées, p. 76.)

Claude Bernard

5°
Argument tiré de l'insuffisance
de la science médicale
actuelle pour la pratique.

Beaucoup de médecins défendent et soutiennent l'empirisme parce qu'ils croient que la médecine ne pourra jamais aller au delà et ils ajoutent que dans ce moment la science est insuffisante. « Il nous suffit, disent-ils, de savoir que tel ou tel traitement réussit un certain nombre de fois ; nous n'avons pas besoin d'en savoir la raison et d'ailleurs, ajoutent-ils, nous en saurions la raison que nous ne changerions pas et notre manière d'agir et l'état des choses. »

Toutes ces objections ne sont pas nouvelles ; on les trouve dans Celse tout au long [1]. On distinguait donc déjà du temps de Celse deux médecines : une *empirique* et une *rationaliste*. *Il* pouvait être bon, du temps de Celse, de soutenir l'empirisme, parce qu'on n'avait pas assez de faits et qu'il faut que le rationalisme ne vienne qu'après l'empirisme. Mais, aujourd'hui, soutenir l'empirisme, c'est être rétrograde. On voit donc qu'il peut être bon de soutenir l'empirisme contre le rationalisme dans des questions qui débutent, tandis que c'est être rétrograde de le soutenir plus tard. En un mot, tout cela est relatif à l'état d'avancement des sciences et des questions. Mais ce qu'il faut savoir et ne jamais oublier, c'est que le rationalisme fait la science et que la science expérimentale est la plus parfaite.

« Nous n'empêcherions pas qu'un certain nombre de malades guérissent et qu'un certain nombre meurent. »

1 Des médecins de nos jours soutiennent qu'il n'y a pas une seule cause dont la connaissance importe à la pratique, et qu'il suffit de saisir ce que les malades ont de commun, c'est-à-dire les communautés des maladies... Pour eux, la médecine réside dans l'observation de ces préceptes, car elle n'est, d'après leur définition, qu'une certaine manière de procéder que les Grecs nomment *méthode et* dont le but est d'observer les rapports des maladies entre elles. Ces méthodistes ne veulent être confondus ni avec les dogmatiques, ni avec les empiriques ; ils se distinguent des premiers en ce qu'ils n'admettent pas que les conjectures sur les causes occultes puissent servir de base à la médecine, et se séparent des seconds parce qu'ils estiment que l'art ne doit pas être réduit à la seule expérimentation.
... Je pense que la médecine doit être rationnelle, en ne puisant ses indications que dans les causes évidentes ; la recherche des causes occultes pouvant exercer l'esprit du médecin, mais devant être bannie de la pratique de l'art.
(CELSE, l'*Introduction ou* le *Médecin.*)

Beaucoup de médecins, qui soutiennent ainsi l'empirisme comme suffisant au médecin, peuvent être de bonne foi et je serai de leur avis s'ils veulent admettre qu'il faut garder l'empirisme comme état provisoire. Seulement je ne serai plus d'accord avec eux, quand ils admettent qu'il ne faut pas aller plus loin et que la science, ne pouvant expliquer tous les cas, doit être repoussée comme inutile.

Je dis, au contraire : de ce qu'un seul cas de médecine peut-être expliqué scientifiquement, cela prouve que la médecine scientifique existe. Servez-vous donc de l'empirisme en attendant que la science se fasse, mais ayez toujours les regards tournés vers l'état scientifique de la médecine et tâchez de sortir de l'empirisme le plus tôt possible et ne venez pas dire : j'attendrai que la science soit faite pour renoncer à l'empirisme. Il faut faire comme le serpent qui fait peau neuve en même temps qu'il quitte l'ancienne ; il faut dépouiller l'empirisme à mesure qu'on avance dans la science.

Les médecins empiriques considèrent donc comme une utopie la prétention de régler par la science les phénomènes vitaux, comme on le fait pour les phénomènes minéraux. J'ai déjà traité ces questions dans mon *Introduction à l'étude de la médecine expérimentale* ; j'y reviendrai encore un peu plus loin. J'ajouterai seulement quelques mots ; je dirai que si l'empirisme peut suffire faute de mieux, il ne peut jamais équivaloir à la science et qu'il y a une grande différence entre connaître une question empiriquement et la connaître scientifiquement. Ainsi que je l'ai déjà dit, quand on agit en médecine en vertu d'une loi empirique, on ne sait pas sur quoi on agit et on ne peut obtenir qu'une probabilité sur le cas particulier.

Si, au contraire, on s'appuie sur une loi scientifique, on peut affirmer le résultat d'un cas particulier. Maintenant je rappellerai deux cas que je choisirai des plus favorables aux empiriques ; ils seront faciles à saisir et à comprendre pour tous. La gale est une maladie qui aujourd'hui est connue et traitée *scientifiquement,* tandis que la fièvre est une maladie connue et traitée *empirique-ment.* Or, voici la différence qui en résulte : quand un médecin traite un fiévreux par le quinquina, il ne peut que lui dire : « Vous avez de grandes chances de guérir, vous avez quatre-vingt-dix chances sur cent, par exemple », mais il ne peut pas lui dire s'il sera dans les quatre-vingt-dix, parce qu'il agit empiriquement, sans savoir ce qu'il fait et que la statistique ne lui a pas appris autre chose [1]. Si le même médecin, au contraire, a un galeux à traiter, il lui prescrira un traitement sulfureux déterminé, et il lui dira - « Si vous faites cela exactement vous guérirez sûrement, je vous le certifie », il n'y a pas et ne peut pas y avoir d'exception. Le médecin a cette sûreté dans le second cas parce qu'il agit scientifiquement, c'est-à-dire en sachant ce qu'il fait ; il sait que la gale est produite par *l'acarus scabiei* [2], que c'est la cause de la maladie de peau et qu'il faut détruire cet acarus. Maintenant, il sait que le soufre le détruit sûrement quand on a le soin non seulement de frotter les malades, mais de soumettre les habits eux-mêmes aux fumigations, parce qu'on sait que l'acarus qui s'y réfugie viendrait ensuite redonner la gale au malade dont la peau aurait pû être nettoyée cependant.

En un mot, dans le premier cas, le médecin ne sait pas ce qu'il fait quand il donne le quinquina et il ne sait à quoi attribuer l'insuccès quand il se présente ; il est obligé de l'accepter comme une loi empirique. Dans le cas de la gale, le médecin sait ce qu'il fait, il n'admet pas l'exception et, si l'insuccès arrivait, il saurait à quoi cela tient, il certifierait que toutes les précautions n'ont pas été convenablement prises et que le traitement n'a pas été fait comme il faut.

Le traitement de la gale est un exemple très instructif et très clair parce qu'il n'est pas contestable. En effet, il y a quelques années encore, avant qu'on eut connu l'histoire de *l'acarus scabiei*, le traitement de la gale était tout à fait empirique. On purgeait le malade pour dépurer le sang. On lui frottait la peau avec diverses pommades et on guérissait les malades en un certain nombre. Alors on pouvait dire à un malade qu'on traitait : « Purgez-vous, frottez-vous, vous avez de grandes chances de guérir en trois semaines ou un mois. » Alors on pouvait faire des statistiques, avoir des lois empiriques et on voit clairement que ces lois ne nous donnaient que l'état des choses et qu'elles ne faisaient qu'exprimer l'état de

---

1 Cet exemple, choisi par Claude Bernard, n'a plus de valeur aujourd'hui, depuis la découverte de l'hématozoaire du paludisme, mais il n'en vient pas moins à l'appui de son second raisonnement.

2 Je n'admets pas que le problème soit complètement résolu, car il faudrait encore savoir pourquoi le parasite arrive et quelle cause déterminée lui donne naissance chez certains individus et pas chez d'autres. Voyez cahier n° 1 des notes détachées n° 124. (Note de Claude Bernard.) Le cahier n° 1 est perdu.

notre ignorance sur la cause du mal et sur l'action du remède.

Alors un empirique pouvait dire : cela me suffit, je sais que la pommade soufrée et les purgatifs guérissent soixante fois sur cent, par exemple ; je n'ai pas besoin d'en savoir la raison. Si on l'avait écouté, on n'aurait pas fait les longues et pénibles recherches microscopiques qui ont fait connaître les mœurs de l'acarus et le moyen de le détruire et la science en serait restée à l'empirisme où elle était. Hé ! bien, le médecin empirique qui dirait aujourd'hui : « Cela m'est égal de savoir comment le quinquina guérit la fièvre, et c'est inutile d'en chercher la cause », ce médecin serait coupable, parce qu'il arrêterait la science et des recherches qui conduiraient à la solution scientifique de la question.

Je sais bien que les empiriques trouveront toujours des arguments et qu'ils diront que ce qui a été trouvé pour la gale ne peut pas l'être pour la fièvre ou pour d'autres maladies. C'est là où je me permets de ne pas admettre l'argument. En effet, l'état scientifique de la médecine commencera dans les maladies dont la cause est la plus facile à déterminer et sous ce rapport les maladies parasitaires sont de ce nombre, mais il y a des maladies parasitaires internes et je soutiens qu'on peut porter des modificateurs avec certitude dans le sang, comme on en applique sur la peau. C'est plus difficile, plus complexe, mais voilà tout.

En résumé, il y a aujourd'hui dans la médecine active deux méthodes - la méthode *empirique ou* statistique et la méthode *rationnelle ou* scientifique. Si l'on avait à choisir entre les deux méthodes, l'empirique offrirait plus de simplicité que la seconde ; car il est plus facile de compter statistiquement des cas pour et contre que de faire un long raisonnement expérimental. Mais on n'a pas le choix entre les deux méthodes, car la première n'est pas scientifique, quoiqu'elle soit nécessaire à l'évolution scientifique.

Pour parvenir à la science, il faut nécessairement traverser l'empirisme et ne pas y croupir, sous prétexte qu'on a des lois empiriques qui suffisent.

L'empirisme, quand on y reste, arrête la science et abrutit l'esprit. Nous avons vu, en effet, que le premier principe de l'empirisme, c'est de supprimer l'intervention de l'idée.

Le quinquina guérit la fièvre sans que nous ayons aucun besoin de savoir ce que c'est que la fièvre. Si la thérapeutique avait beaucoup de remèdes de ce genre, dit Henlé [1], il faudrait repousser l'idée et la pensée de la recherche comme un défaut pour un simple médecin qui n'aurait qu'à constater sans se rendre compte de rien.

En effet parfois le médecin n'a pas besoin de comprendre.

La médecine empirique admet nécessairement la tradition en médecine ou la médecine traditionnelle, parce qu'en effet dès qu'on ne cherche pas à comprendre ce qu'on fait, la tradition suffit ; il n'y a pas besoin de théories pour relier les faits, il faut les apprendre et les perpétuer par la tradition. Mais la tradition a toujours été l'opposé de la science en médecine comme ailleurs.

D'ailleurs qu'est-ce que c'est que la médecine traditionnelle ?

L'empirisme donne le culte exclusif du fait, ce qui est aussi mauvais pour la science que le culte exclusif des théories. Aussitôt que dans une question, après avoir tâtonné et s'être guidé d'abord par l'empirisme, on est arrivé à quelque résultat qui peut fournir une lueur capable de permettre de passer à l'état scientifique, il faut s'empresser de le faire et s'empresser de quitter l'empirisme obscur et malsain pour le rationalisme, c'est-à-dire la science.

Chapitre VIII
Troisième période évolutive de la médecine :
PÉRIODE SCIENTIFIQUE

1°
Caractères généraux de la science.

La science n'est rien autre chose que le rationalisme ou le *raisonnement* appliqué à l'interprétation de nos *sentiments* sur les phénomènes de la nature. Les sentiments ou les idées que nous avons des phénomènes nous sont donnés par l'observation ou l'apparence de ces phénomènes eux-mêmes. Mais, ainsi que nous l'avons répété souvent, le savant ne se borne pas à observer, il veut

1 *Handbuch der rationellen Pathologie*, 1846. B. 1, 5, 3.

expliquer ; il ne doit pas rester dans l'observation pure et simple du fait qui constitue l'empirisme scientifique ; il doit en partir pour arriver au but final qui seul peut satisfaire notre esprit, c'est-à-dire à l'explication scientifique et rationnelle des phénomènes que nous observons. Alors seulement nous avons la raison des choses et cette connaissance seule peut nous conduire à *prévoir* sûrement un phénomène et à *agir* sur lui, ce qui est le but des sciences : prévoir *et agir en conséquence.*

Si nous appliquons cette définition de la science en général à la médecine en particulier nous disons : La science médicale est celle dans laquelle nous expliquons rationnellement et expérimentalement les maladies de manière à prévoir leur marche ou à les modifier.

2°

Transition de l'empirisme à la science : ses écueils.

L'empirisme a ses avantages et ses inconvénients ; ses avantages sont de donner l'état des choses et de donner les matières premières de la science; ce sont les pierres brutes d'un édifice. Les inconvénients de l'empirisme sont l'arrêt de la science et qu'on devient chinois.

Mais ici se présente la question de savoir comment d'un résultat empirique, c'est-à-dire d'un fait brut, on peut aller au delà de ce fait et passer à la recherche d'un résultat scientifique. J'ai longuement expliqué cela dans mon *Introduction* et je n'y reviendrai pas parce que ce sont des considérations philosophiques. Je veux seulement résumer ici ma pensée et s'il m'était permis d'exprimer mon idée à l'aide d'une figure de rhétorique, je dirais : l'empirisme est un donjon étroit et abject d'où l'esprit emprisonné ne peut s'échapper que sur les ailes d'une hypothèse. En effet, le premier mouvement de l'esprit scientifique est une hypothèse ou une idée *a priori* à l'aide de laquelle l'esprit s'élance au delà du fait brut pour arriver dans le champ du rationalisme qui est le véritable terrain scientifique. Mais c'est là un passage périlleux et il y a là une foule d'écueils qu'il s'agit d'éviter ; il y a crainte de tomber faussement dans les systèmes et doctrines. Il faut seulement savoir bien conduire son hypothèse, car on ne peut pas s'en passer. Sans hypothèse, c'est-à-dire sans une anticipation de l'esprit sur les faits, il n'y a pas de science, et le jour de la dernière hypothèse serait le dernier jour de la science ; on resterait à jamais emprisonné dans l'empirisme. On ne peut donc pas condamner l'hypothèse, on ne peut que blâmer ceux qui la dirigent mal ou qui en abusent.

Pour nous conduire à la vérité, l'hypothèse comme un coursier fougueux doit être modérée et conduite habilement ; autrement, si elle est déréglée ou mal gouvernée, elle nous mène dans les précipices de l'erreur.

La fécondité de l'hypothèse ou de l'idée *a priori* est donnée par l'esprit même qui la crée ; elle est donc spontanée et ne peut pas être donnée, mais la direction de l'hypothèse, au contraire, peut être enseignée, si elle est soumise à des règles fixes qu'il faut nécessairement suivre si l'on veut arriver à bon port. Une bonne méthode, c'est un bon chemin dans lequel on marche sans craindre les bourbiers et les précipices. Bacon a fait allusion au secours de la méthode quand il a dit : « Le boiteux dans la bonne voie arrive mieux qu'un habile coureur dans la mauvaise. » Ce qui veut dire qu'un homme, même avec une hypothèse médiocre, en tirera bon profit, si elle est bien conduite, tandis que l'hypothèse la plus féconde peut ne conduire qu'à l'erreur, si elle est mal dirigée.

Je n'ai pas à revenir ici sur les principes de la méthode expérimentale qui servent à diriger l'idée scientifique ou l'hypothèse. Je les ai longuement développés dans mon *Introduction* et je ne veux maintenant qu'en donner les applications. Je dirai seulement en terminant : l'emploi judicieux de la méthode consiste à donner au fait et à l'idée leur juste valeur respective. Si on donne trop d'importance à un fait, on reste dans l'empirisme ; si l'on accorde trop de confiance à l'idée, on tombe dans les systématiques ou dans les doctrinaires. Nous aurons plus loin l'occasion de revenir sur ces deux écueils.

Le rationalisme, comme l'empirisme, offre des avantages et des inconvénients. Les avantages de l'idée ou du rationalisme, c'est de faire avancer la science en la poussant en avant ; ses inconvénients, c'est de produire les systématiques et les doctrinaires, qui ne sont que des rationalistes qui ne suivent pas assez sévèrement la méthode expérimentale.

Ce que nous voulons, c'est un rationalisme soumis à l'expérience qui lui servira toujours de critérium et de flambeau.

2° bis
La méthode expérimentale.
Son rôle pour faire évite les écueils
du rationalisme et de l'empirisme.

La méthode expérimentale n'est rien autre chose qu'un ensemble de règles sanctionnées par l'expérience et qui ont pour but de prémunir contre les erreurs qui peuvent résulter du maniement des *faits* et des *hypothèses* dans l'édification de la science.

Dans mon *Introduction à l'étude de la médecine expérimentale,* j'ai développé les principes de la méthode expérimentale.

Le savant complet est celui qui embrasse à la fois la théorie et la pratique expérimentale. 1° Il constate un fait ; 2° à propos de ce fait, une idée naît dans son esprit ; 3° en vue de cette idée, il raisonne, institue une expérience, en imagine et en réalise les conditions matérielles ; 4° de cette expérience résultent de nouveaux phénomènes qu'il faut observer, et ainsi de suite. L'esprit du savant se trouve en quelque sorte toujours placé entre deux observations : l'une qui sert de point de départ au raisonnement, et l'autre qui lui sert de conclusion. *(Introduction, p.* 41.)

La méthode est applicable à l'édification des sciences d'observation et d'expérimentation.

Il faut procéder toujours par le doute philosophique, avec précaution, avec défiance. Il faut lancer son hypothèse en avant comme un colimaçon lance ses cornes pour sonder et palper l'espace. Dès qu'il sent quelque obstacle, il les retire pour les étendre de nouveau à cÔté, et cette figure représente l'état de tâtonnement dans lequel se trouve l'expérimentateur.

3°
Inconvénient de la prépondérance du rationalisme.
Système. Doctrines.

Nous avons déjà indiqué quels sont les inconvénients de l'empirisme exagéré. Nous n'y reviendrons pas. Nous voulons seulement établir ici que le rationalisme exagéré a également des inconvénients ou des écueils qu'il s'agit d'éviter.

Les écueils du rationalisme exagéré sont de tomber dans les *systèmes,* les *doctrines.*

La *théorie* représente l'état de la science, c'est-à-dire des notions idéales et expérimentales dans lesquelles il y a une équilibration juste de l'empirisme et du rationalisme. Cependant on donne au mot théorie quelquefois l'acception d'hypothèse, c'est-à-dire qu'on prend ce mot en mauvaise part ; ainsi, on dit : c'est un homme *théorique,* ce qui veut dire que c'est un homme qui donne trop d'importance à la théorie ou qui *fixe la théorie ; alors* c'est un doctrinaire.

Le *systématisme* est aussi funeste à l'avancement de la science que *l'empirisme,* quoique par un procédé différent.

Quand on croit qu'on ne peut rien savoir au delà du fait, comme *l'empirique,* on reste volontairement dans une voie étroite qui ne permet pas d'arriver à la science, c'est-à-dire à la loi des phénomènes.

Quand on croit qu'on sait tout, comme le *systématique,* et qu'il n'y a qu'à détruire toutes les conséquences de soi-disant principes qu'on regarde comme absolus, on arrête également la science, on fausse les faits. Cela donne en outre une confiance funeste au progrès scientifique. On croit tout savoir et on ne cherche plus à apprendre par l'observation des faits ; on ne veut que déduire ce qui est très facile et très commode. Quand, au contraire, on est sur le terrain expérimental et qu'on est convaincu qu'on possède des théories qui ne sont que l'expression de nos connaissances mais qui ne sont point absolues, on est dans le vrai, c'est-à-dire qu'on s'appuie sur ces théories pour avancer dans la culture de la science, mais non pour l'arrêter. On déduit des faits nouveaux de ces théories, mais en ayant soin toujours de les vérifier par l'expérience. On corrige donc, on accroît la théorie par l'expérience et c'est le vrai progrès des sciences expérimentales et par conséquent aussi de la médecine expérimentale.

3° bis
Naissances des systèmes
et des doctrines en médecine.

C'est l'hypothèse qui sert de base aux systèmes et aux doctrines. En effet, un système repose toujours sur un certain nombre de faits d'observation ; sur ces faits il établit une hypothèse dont il déduit logiquement tout un système. Pour la doctrine, elle repose aussi sur une théorie ; c'est au fond presque la même chose que le système.

Pour que le rationalisme et l'empirisme soient bien équilibrés dans la marche de la science, il faut que *l'observation ou l'expérimentation* se donnent toujours le bras et viennent constamment contrôler, vérifier et démontrer ce que le rationalisme avance. Mais il est plus facile de raisonner que d'observer et d'expérimenter, de sorte que presque toujours le rationalisme généralisateur devance l'observation et l'expérimentation et même ne l'attend plus et finit par s'en passer complètement pour aller de l'avant et systématiser une hypothèse ou une théorie. Il est facile de montrer que c'est par cette anticipation trop précipitée du rationalisme que sont nés les systèmes et les doctrines en médecine. Les esprits justes et tenaces l'ont parfaitement compris ; c'est pourquoi on les entend crier aux systématiques trop pressés : « Revenez donc à *l'observation,* revenez-donc à *l'expérimentation,* les théories sont mauvaises, les raisonnements mènent à l'erreur (ce sont les empiriques - Magendie). Alors on abandonne le rationalisme, on revient aux faits puis, quand on en a recueilli un certain nombre, on repart de plus belle dans le rationalisme et c'est par ces oscillations successives que la science expérimentale finit par arriver.

On voit par ce qui précède que l'état de système et de doctrine scientifique est un état qui doit nécessairement précéder la constitution définitive de la science expérimentale. En effet, ce qui a manqué aux systèmes et aux doctrines, ce n'est pas le raisonnement rigoureux et logique ; mais bien la démonstration par l'observation et par l'expérimentation. Au fond, dans tout système et doctrine, il y a de l'observation et de l'expérimentation, mais l'observation, l'expérimentation sont insuffisantes et il y a excès de rationalisme qui généralise une hypothèse ou une théorie.

C'est ce que nous voulons établir par des exemples ; car les systèmes et doctrines médicales se retrouveront tous plus tard réunis dans la médecine expérimentale non pas à titre d'éclectisme, mais dans ce qu'ils ont de vrai partiellement.

4°

L'évolution des sciences en général représente
la marche naturelle de l'esprit humain.

L'esprit de l'humanité prise en masse marché comme l'esprit d'un seul homme ; il en est de même quand l'esprit des hommes s'applique au développement des sciences ; il marche comme l'esprit d'un savant qui s'attache à la solution d'une question spéciale et isolée.

Malgré le désordre apparent et la variété infinie des circonstances qui Se présentent dans l'histoire des sciences, nous pouvons à l'analyse débrouiller ce chaos et toujours le ramener aux lois physiologiques du raisonnement, ce qui prouve que l'histoire des sciences ne se sépare pas de l'histoire de l'esprit humain.

1° La première chose que fait un homme c'est de *voir* en gros ce qui est autour de lui. Par là il se fait une idée confuse, acquiert une sorte de connaissance instinctive des choses ;

2° Ensuite l'homme *observe* de plus près ce qu'il n'avait fait que voir en général, *empirisme ;*

3° Alors, l'homme émet une idée, une hypothèse sur ce qu'il a. vu ;

4° L'homme vérifie son hypothèse par l'observation ou par l'expérience ;

5° Il en résulte la théorie de la science.

Or, l'esprit peut s'arrêter plus ou moins longtemps à ces diverses étapes. La naissance des systèmes vient de ce que l'on s'arrête à l'hypothèse. Mais l'évolution de la science n'en va pas moins et, à leur temps, les systèmes s'évanouiront et la démonstration expérimentale arrivera.

Nous allons voir en effet dans l'exposé suivant que, les systèmes ne sont que des vues hypothétiques auxquelles il ne manque que la démonstration. En effet, l'hypothèse précède la démonstration et, dans les sciences, les systèmes précèdent aussi la démonstration que la science ne peut consolider que plus tard.

Chapitre IX
Des sciences d'observation
et des sciences d'expérimentation
en général

1°
Caractère distinctif des sciences d'observation
et des sciences d'expérimentation.

Ainsi que nous l'avons vu précédemment, une notion devient scientifique par cela seul qu'elle devient *rationnelle*. Le mot de *médecine rationnelle* serait donc synonyme de médecine scientifique, mais il n'est pas pour cela synonyme de *médecine expérimentale*. En effet, il y a deux espèces de sciences qui toutes deux sont rationnelles, mais qui cependant n'atteignent pas le même but ni la même puissance.

Les unes peuvent seulement *prévoir* les phénomènes ; les autres peuvent non seulement prévoir les phénomènes mais encore *agir* sur eux, les modifier et les régler. C'est sur ce degré de puissance différent qu'est fondée la distinction des sciences d'observation et des sciences d'expérimentation ou expérimentales. Ce sera d'après les mêmes principes que nous distinguerons la médecine d'observation de la médecine expérimentale. Mais, avant, il est très important pour nous de bien caractériser d'une manière générale les sciences d'observation et les sciences expérimentales, parce que dans beaucoup de cas les deux points de vue de l'observation et de l'expérimentation paraissent se confondre et parce qu'il nous semble qu'on n'a pas suffisamment insisté sur cette distinction qui nous est indispensable pour arriver à une définition claire de ce que nous entendons par la médecine expérimentale qui doit être l'objet spécial de notre étude.

Les sciences d'observation sont les *sciences naturelles*. Elles classent les corps suivant leurs degrés de ressemblance et d'affinité apparentes et elles s'arrêtent à l'interprétation et à la contemplation des phénomènes dans les conditions où la nature nous les présente. Le naturaliste diffère de l'expérimentateur, quoiqu'ils étudient les mêmes corps. Il n'y a, en effet, aucune ressemblance entre Linné étudiant les minéraux, les végétaux et les animaux et Spallanzani et Lavoisier étudiant les mêmes corps. Le point de vue de Linné naturaliste est absolument différent du point de vue de Spallanzani et de Lavoisier expérimentateurs.

Le naturaliste ne veut point maîtriser les phénomènes ; il veut seulement connaître les lois que la nature a imposées à chaque être naturel afin d'en déduire l'harmonie générale de la nature.

Les sciences expérimentales vont plus loin et ont un point de vue tout à fait différent. Elles sont à un point de vue artificiel ou non naturel, s'il est permis de parler ainsi, en ce qu'elles veulent provoquer des phénomènes non naturels dans l'ordre des choses telles que nous les observons. C'est ainsi que le chimiste fait des corps qui n'existent pas dans la nature.

L'expérimentateur veut troubler la nature, il veut maîtriser les phénomènes et les reproduire non seulement dans les conditions où la nature nous les présente mais dans des conditions où elle ne les a pas réalisés.

Les sciences expérimentales sont essentiellement *analytiques,* tandis que les sciences d'observation sont particulièrement *synthétiques ; les* unes veulent réunir ce qu'elles observent, les autres séparent et scrutent pour arriver aux éléments des phénomènes qu'elles étudient. Cependant, si l'on voulait arriver au fond des choses, on verrait peut être qu'il n'y a qu'une différence relative et non absolue. En effet, la science d'observation est plus superficielle que la science expérimentale. Un individu est pour le zoologiste un élément qu'il faut ramener à une espèce ; pour le physiologiste, l'individu est un petit inonde, c'est-à-dire quelque chose de bien complexe qu'il faut analyser. C'est pourquoi le zoologiste est synthétique et le physiologiste analytique. Il en est de même du géologue et du chimiste. Le géologue voit les corps minéraux bien plus superficiellement que le chimiste. Il distingue des schistes, des granits, des calcaires qui sont pour lui des éléments qu'il classe et groupe. Le chimiste au contraire voit là quelque chose de très complexe et très divers qu'il analyse et réduit à des corps simples identiques ; ainsi l'aragonite, le marbre, la craie, qui sont autant d'espèces pour le géologue, sont pour lui identiques comme corps chimiques. Mais une fois la chimie arrivée aux éléments elle devient synthétique, c'est-à-dire qu'elle classe. De même l'anatomie générale, arrivée aux éléments, les classe et cherche à faire la synthèse de l'animal, comme le chimiste cherche à faire la synthèse du minéral. Mais il y a dans les animaux quelque chose qui s'opposera toujours à cette synthèse effective. On voit le développement : se fait-il par synthèse ou par désagrégation. (Reprendre mes idées à ce sujet.) Il y a décomposition, puis les substances à l'état naissant donnent lieu à la synthèse organique. C'est l'œuf, ou ce qui se passe dans le jaune ou dans les blastèmes des corps nutritifs.

Les sciences expérimentales sont plus avancées et plus puissantes que les sciences d'observation. Mais dans l'ordre d'évolution scientifique, elles ne peuvent venir qu'après elles.

Il y a des sciences qui par leur nature sont destinées à rester toujours des sciences d'observation. Telle est l'astronomie, par exemple : l'homme prévoit les phénomènes astronomiques, mais jamais il ne pourra les régler ou les modifier ; ils sont trop loin. C'est sans doute une impossibilité providentielle car l'homme aurait alors le pouvoir de bouleverser les lois de l'univers [1]. Cela ne peut guère avoir lieu pour les sciences terrestres qui. elles, peuvent toutes devenir des sciences expérimentales ; en effet, ainsi que nous l'avons vu, l'action de l'homme sur la nature, quoique très réelle, ne s'étend qu'immédiatement aux phénomènes qui sont très près de lui,

L'essence et le but des *sciences d'observation* résident dans la connaissance de la loi de relation ou de classification des

1 Auguste Comte dit pourtant dans ses élucubrations que l'homme pourrait redresser l'écliptique. Voir où Auguste Comte dit cela ; introduire le fable de Jupiter et le Métayer.
Mais le pouvoir de l'homme est très limité. Voir à ce sujet la première lettre de Bertrand sur les révolutions du globe.

phénomènes de la nature.

La *géologie* a pour but de connaître la loi de rapport des couches terrestres.

Les sciences d'observation ou naturelles sont nosologiques ; les sciences d'expérimentation ne sont pas nosologiques.

L'essence et le but des *sciences expérimentales* résident dans la connaissance de la loi de *formation ou de génération* et d'entretien ou de nutrition (qui n'est que la force formatrice ou génératrice continuée) des corps ou des phénomènes.

La *chimie* a pour objet de connaître la loi de *formation* et d'entretien et de mort des corps.

La *physique* a pour objet de connaître la loi de formation et d'entretien et de mort des phénomènes.

La *physiologie* expérimentale a pour objet de connaître la loi de génération, de nutrition et de mort des corps vivants.

La *pathologie* expérimentale a pour objet de connaître la loi de génération de croissance et de cessation des maladies.

Il y a des sciences *expérimentales* dans les sciences des corps vivants comme dans celles des corps bruts ; la vie ne saurait apporter aucun obstacle à la puissance de l'expérimentation, si ce n'est ceux qui résultent de la délicatesse et de la complexité même des phénomènes [1].

2°

L'expérimentation peut agir sur les corps vivants
comme sur les corps bruts.

J'admets parfaitement que lorsque la physiologie sera assez avancée, le physiologiste pourra faire des animaux ou des végétaux nouveaux comme le chimiste produit des corps qui sont en puissance, mais qui n'existent pas dans l'état naturel des choses.

1 Si le physicien et le physiologiste se distinguent en ce que l'un s'occupe des phénomènes qui se passent dans la matière brute, et l'autre des phénomènes qui s'accomplissent dans la matière vivante, ils ne diffèrent cependant pas quant au but qu'ils veulent atteindre. En effet, *l'un et l'autre se proposent pour but commun de remonter à la cause prochaine des phénomènes qu'ils étudient.* (Claude Bernard, *Introduction*, p. 103.)

Toutefois la puissance de la physiologie ne devra pas être employée, comme la chimie par exemple, à détruire les corps qui existent pour en faire de nouveaux. Le physiologiste devra conserver les corps qui existent dans la nature (comme par exemple le géologue, chimiquement, empêche certaines roches de s'altérer). Le physiologiste ne doit jamais perdre de vue qu'il a affaire à des organismes qu'il faut avant tout qu'il respecte. Mais il doit comprendre que la science lui permet de modifier ces organismes pour son profit et les guérir s'ils sont malades. On fait déjà des modifications, soit végétales, soit animales, au point de vue de la zootechnie ou du jardinage, mais c'est empiriquement qu'on les a faites jusqu'à présent comme on faisait autrefois de la métallurgie ou de l'optique empiriques avant d'avoir la science. Mais la physiologie devra agir scientifiquement pour opérer toutes ces modifications et se rendre compte de ce qu'elle fait *parce qu'elle connaîtra les lois intimes de la formation des corps organiques comme le chimiste connaît les lois intimes et la formation des corps minéraux.* C'est donc dans la connaissance de la loi de la formation des corps organisés qu'agit toute la science biologique expérimentale.

J'ai besoin d'expliquer mon idée de crainte qu'elle ne soit mal interprétée. Je reconnais, en effet, que nous ne saurions donner la vie à une matière qui en est dépourvue, mais j'admets qu'il n'est pas impossible que nous puissions avec des artifices convenables, modifier les conditions dans lesquelles la vie se manifeste d'une manière si profonde qu'il en résulte des êtres nouveaux.

On crée des corps nouveaux en chimie en les transformant les uns dans les autres. De même, en physiologie, on peut transformer des êtres les uns dans les autres et c'est en ce sens qu'on pourrait soutenir la génération spontanée. Je suis convaincu qu'on fait naître des infusoires animaux et végétaux spéciaux en changeant le milieu. De même on pourrait faire naître les éléments histologiques nouveaux par une modification de milieu intérieur, car les éléments histologiques, au moins pour quelques-uns, seraient de véritables infusoires.

Je n'admets pas sans doute qu'on pourrait faire un animal supérieur. Ces êtres étaient sans doute dans les lois immuables de la création, mais ils n'avaient pas trouvé les conditions de leur manifestation ;

si c'était ici le lieu d'étendre ces vues davantage, je montrerais que nous ne pouvons pas non plus donner à la matière minérale des forces qu'elle n'a pas et c'est sous ce rapport que le matérialisme est absurde parce qu'il suppose que les forces émanent de la matière elle-même. Les forces minérales ou vitales sont des *causes* premières que nous pouvons saisir ; les matières diverses ne sont que la *condition* de leurs manifestations. C'est seulement dans ce sens, c'est-à-dire en modifiant les conditions naturelles, que nous pouvons intervenir pour modifier les phénomènes de la nature.

3°

Les sciences expérimentales sont conquérantes
L'antiquité ne les connaissait pas.

En résumé les sciences d'observation et les sciences expérimentales n'ont donc pas le même caractère ni la même puissance. Les sciences d'observation s'absorbent dans la contemplation des phénomènes et la nature ; elles sont *passives,* en ce sens qu'elles observent sans chercher à modifier les lois de la nature. Les sciences expérimentales au contraire sont plus audacieuses ; l'expérimentateur veut surprendre le secret des lois du créateur pour devenir, comme on l'a dit, le contremaître de la création ; il veut créer des phénomènes nouveaux et soumettre les éléments à sa volonté. La puissance des sciences expérimentales éclate d'ailleurs de toutes parts autour de nous. Jamais une science d'observation simple n'aurait créé une machine à vapeur, un télégraphe électrique ni les mille et mille corps enfantés par la chimie.

L'antiquité semble ne pas avoir eu l'idée des sciences expérimentales [1] ou au moins ne pas avoir cru à leur possibilité. En effet, elle nous montre dans la fable de Prométhée la punition de celui qui avait voulu dérober le feu du ciel et participer à la puissance du créateur. Les anciens ne connaissaient que les sciences d'observation, les sciences passives, qui permettent de prévoir les phénomènes de la nature pour les éviter ou les rechercher, mais ne donnent pas la puissance de les maîtriser. La philosophie ou

---

1 Quoique cependant l'idée expérimentale ait bien existé, mais elle n'était pas développée, parce que les sciences d'observation devaient se faire les premières.

la sagesse antique a aussi ce caractère passif ; elle a le *fatum* qui toujours est supérieur à l'humanité et pèse sur elle sans qu'elle puisse l'éviter. M. St. Marc Girardin a fait ressortir cette opinion dans un fragment d'ouvrage, qu'il a lu récemment dans une séance publique de l'Académie française [1]. Il a montré dans cette lecture que la sagesse antique consistait à profiter des observations des événements pour apprendre à éviter le mal et à rechercher le bien ; tandis que la philosophie moderne veut, au contraire, régler la morale en empêchant le mal et en provoquant le bien.

Les sciences expérimentales sont d'origine toute moderne [2] et on ne saurait prévoir jusqu'où elles iront. Mais ce qu'on peut déjà voir, c'est que, grâce au développement de ces sciences, les sociétés modernes sont armées d'une puissance incalculable et placées dans des conditions de civilisation toutes nouvelles. C'est pourquoi, dans ces circonstances, on ne saurait juger du sort des sociétés modernes par celui qu'ont subi les sociétés anciennes et, sous ce rapport, l'histoire ne paraît pas susceptible de constituer jamais une science certaine. Il y aurait un beau livre à écrire sur la science antique et la science moderne et sur l'influence des sciences expérimentales sur les sociétés [3]. Mais en poursuivant les sciences expérimentales je me laisse entraîner hors de mon sujet. Après cette longue digression revenons à notre sujet.

4°
Il y a des sciences d'observation et des sciences d'expérimentation dans les corps vivants

1 De l'apologue et *de* la *parabole dans l'antiquité.* Séance publique de l'Académie française du jeudi 5 août 1865.
2 Il vaudrait mieux dire : les sciences expérimentales sont de naissance toute moderne, car les anciens Grecs ont eu évidemment l'idée des expériences, mais ils n'ont pas eu le temps de développer assez la science pour y arriver. (Barthélémy SAINT-HILAIRE exagère en trouvant la méthode expérimentale dans ARISTOTE), mais déjà, au dire de *CELSE, on* avait l'idée d'ouvrir des cadavres morts ou vifs. Si le moyen âge n'était venu, on aurait évidemment étudié l'anatomie et la physiologie ensuite et ce que nous faisans aujourd'hui serait lait depuis huit siècles. Donc, si les sciences expérimentales ne sont nées que chez les modernes, c'est une chose accidentelle produite par les événements, mais non parce que les anciens en étaient incapables. Ce qui n'empêche pas que les modernes sont bien plus forts que les anciens et que leur civilisation est toute différente.
3 Écrire cela dans mon livre sur la médecine scientifique et la médecine pratique.

Claude Bernard

comme dans les corps bruts. Leur classification.

Aujourd'hui, les sciences expérimentales sont plus avancées et mieux constituées dans les sciences des corps bruts que dans celles qui sont relatives aux êtres vivants, mais cela tient simplement au degré de complexité des phénomènes, car les sciences expérimentales peuvent devenir, par suite de leurs progrès, aussi puissantes dans les sciences biologiques que dans les sciences des corps bruts.

Voici comment je diviserai les sciences naturelles et les sciences d'expérimentation :

1° *Dans les sciences des corps bruts, nous avons :*

A Sciences naturelles [1]. - *La Géologie ou* science qui cherche les lois de la formation de la terre, puis la cristallographie et la paléontologie.

La cristallographie forme le passage aux sciences physico-chimiques et la paléontologie, le passage aux sciences biologiques.

B Sciences expérimentales. - *La* physique et la chimie qui s'occupent des propriétés et des lois de formation des corps minéraux.

2° *Dans les sciences des corps vivants nous avons :*

A Sciences naturelles. - *La zoologie* qui a pour objet d'étudier l'organisation des animaux et de connaître les lois qui régissent les êtres animaux dans leurs conditions naturelles. La *botanique* qui poursuit le même but dans les êtres végétaux.

B Sciences expérimentales. - La physiologie animale ou végétale qui a un tout autre but que la zoologie et la botanique. En effet, la physiologie est tout à fait, pour les êtres vivants, l'analogue de ce que sont la physique et la chimie pour les corps bruts. C'est pourquoi les expressions de *physique animale* et de *physique végétale* que l'on a employées souvent pour désigner la physiologie végétale ou animale sont excellentes et me paraissent devoir être conservées. En effet, la physiologie n'est rien autre chose que la physique et la chimie des corps vivants ; elle cherche à connaître les propriétés de la matière vivante, à modifier les phénomènes de la vie et à connaître les lois de formation des êtres vivants,

1 On pourrait y placer l'astronomie qui est une vraie science naturelle ; mais ici nous ne considérons que les sciences terrestres.

absolument comme le font la chimie et la physique pour les corps bruts.

5°

La physiologie expérimentale
est une science autonome.
Elle est la physique et la chimie vivantes.
Elle doit conquérir la nature vivante.

Beaucoup de naturalistes s'écrieront qu'en réduisant les phénomènes de la vie à des actes chimiques et physiques, on leur enlève leurs caractères. Cela serait vrai si le physiologiste concevait la physico-chimie animale et végétale comme les physiciens et les chimistes comprennent la physico-chimie organique. Les chimistes et les physiciens ont, en effet, souvent faussé la physiologie et la médecine. Je m'expliquerai plus tard amplement sur la manière dont il faut concevoir la physico-chimie animale pour conserver aux phénomènes vitaux leurs vrais caractères. Je dirai seulement ici, que le physiologiste doit faire une physico-chimie *organisée* [1] et non organique, c'est-à-dire qu'il doit considérer que toutes les fonctions chimiques de l'organisme sont toujours liées à des phénomènes de développement qui leur conservent le caractère de vitalité que le chimiste ne considère pas. (Mes idées sur la fonction glycogénique et sur le sang [2].

D'après ce que nous avons dit précédemment, nous n'avons pas considéré la physiologie comme une science naturelle. Ce point est très important à bien établir, parce que sans cela il existera toujours une foule de malentendus entre les naturalistes et les physiologistes proprement dits.

En effet, il y a des zoologistes, ainsi que nous l'avons dit, dans le

---

1 C'est pourquoi il me faut deux préparateurs : un physicien chimiste et un histologiste ; l'un pour donner la nature du problème, le physiologiste-histologiste ; l'autre pour donner le procédé d'investigation, le physicien chimiste. (Note de Claude Bernard.)
Rappelons que ce dernier préparateur devait être d'ARSONVAL.
2 Mettre ces idées en évidence ; les placer convenablement. Les phénomènes de développement et de nutrition doivent [primer ?] les phénomènes physico-chimiques.

premier chapitre, qui nient la physiologie comme science distincte et ils disent que c'est une partie de la zoologie.

C'est ainsi. qu'on a compris la définition de Haller : *Anatomia animata*. On considérait que la physiologie n'était que les déductions anatomiques et on laissait de côté toute la partie chimique des phénomènes. Ce n'est que depuis peu de temps que cette science tend à se constituer comme une science autonome expérimentale ; avant, la physiologie n'était pas née. En effet, le mot *physiologie* ne se trouve pas inscrit sur les sections de l'Académie des Sciences, parce qu'à l'époque où Laplace a donné les noms pour la reconstitution de l'Académie des Sciences, la physiologie était considérée comme une science naturelle, confondue avec la zoologie. Aujourd'hui, on ne devrait pas oublier la physiologie comme science distincte et je tiens à bien démontrer l'autonomie de cette science comme science expérimentale distincte des sciences naturelles.

J'ai une opinion essentiellement différente ; je pense que la physiologie expérimentale ne fait pas plus partie de la zoologie que la physique et la chimie ne font partie de la géologie ; ce sont des sciences distinctes par le but qu'elles se proposent, soit dans les corps bruts, soit dans les corps vivants.

La physique et la chimie des êtres vivants sont beaucoup moins avancées que la physique et la chimie des corps bruts et cela est facile à comprendre, à cause de la complexité des différents phénomènes dans les deux cas.

La physiologie n'a pas encore aujourd'hui trouvé des lois générales ; elle a des théories bien fausses sans doute. La période où elle en est correspond, à peu près, à ce qu'était l'alchimie vis-à-vis de la chimie proprement dite.

Mais la physiologie n'est en est pas moins une science distincte qui s'isolera de plus en plus de la zoologie à mesure qu'elle fera plus de progrès. Aujourd'hui, je tiens à bien établir cette séparation et l'espérance que j'ai que la physiologie, c'est-à-dire la physique et la chimie animales, peuvent devenir aussi puissantes pour modifier et gouverner les phénomènes des êtres vivants que le sont la physique et la chimie minérale pour modifier et gouverner les phénomènes minéraux.

La chimie animale est, ai-je dit, une chimie organisée qui se lie avec les phénomènes évolutifs ; mais aussi les phénomènes chimico-physiques sont chimico-physiques en ce sens qu'ils sont déterminés, mais ils sont d'une nature spéciale. Ainsi la contraction musculaire est déterminée, mais spéciale ; l'œuf a une propriété chimico-physique déterminée, mais spéciale.

La recherche sur l'équivalent mécanique de la chaleur dans la contraction musculaire, comme les travaux de Dubois, ne sont pas de vrais travaux physiologiques.

La physiologie expérimentale est seule capable, par conséquent, de servir de fondement.

6°

Objection à l'autonomie scientifique
de la physiologie expérimentale.

Hé ! bien, j'ai dû me demander si, relativement à ce premier point - l'autonomie scientifique de la physiologie, - j'ai conservé les mêmes idées qu'au début de ma carrière, aujourd'hui que l'âge et le travail auraient pu m'enlever les illusions que la jeunesse et l'inexpérience permettent. Il pourra paraître singulier que je me sois posé cette question, mais j'ai mes raisons pour cela et l'on va bientôt les comprendre.

En effet, j'ai souvent entendu dire que la physiologie n'était pas une science par elle-même et ce qui prouve qu'on a pensé ainsi, c'est que son nom n'est pas inscrit dans les sections de l'Académie des Sciences. Haller a dit que la physiologie n'était que l'anatomie animée et il y a eu des hommes et il y en a encore aujourd'hui qui disent que la physiologie n'est comme l'anatomie qu'une partie de la zoologie, mais qu'elle n'est pas une science par elle-même. Mais de plus, il est arrivé aussi que des physiologistes éminents, parvenus à un certain moment de leur carrière scientifique, ont fait un retour sur eux-mêmes, ont été pris de doute et ont donné une autre direction à leurs travaux en disant que la physiologie n'était point une science qui eût, par elle-même, une existence propre.

C'est évidemment, à ceux qui soutiennent que la médecine doit devenir une science qu'il appartient de le prouver.

Pour notre part, nos études n'ont jamais eu d'autre but. Nous avons toujours soutenu que la médecine West une science réelle qu'à la condition d'être fondée sur la physiologie et, avant tout, nous avons d'abord dû nous efforcer d'établir que la physiologie était une science positive. Relativement à ce dernier point, j'aurais besoin de faire une sorte de profession de foi, afin que l'on puisse voir que les idées qui nous dirigent ne sont point, de notre part, le fait d'une sorte d'habitude de l'esprit, qui résulte de la manière dont nous avons été élevé scientifiquement, mais, bien le fruit de mures réflexions, qui ont établi nos convictions d'une manière inébranlable.

Tiedemann, qui s'est occupé avec Gmelin de la digestion, n'a pas persisté dans cette voie. Johannes Müller lui-même, le célèbre physiologiste de Berlin, avait abandonné la physiologie expérimentale vers la fin de sa vie et ne s'occupait plus que de l'anatomie comparée des animaux inférieurs. Eschricht, professeur dé physiologie à Copenhague, avait d'assez bonne heure déserté la physiologie pour ne plus s'occuper que de l'anatomie des baleines. Eschricht est mort il y a quelques années ; je l'ai vu plusieurs fois dans ses voyages à Paris et je me rappelle lui avoir demandé moi-même les raisons de son revirement scientifique ou plutôt de son abandon de la physiologie. « Que voulez-vous, me répondait-il, la physiologie n'est pas une science exactement définie ; elle s'appuie, pour expliquer les phénomènes vitaux, tantôt sur la physique, tantôt sur la chimie, tantôt sur des hypothèses telles que celles de la force vitale. On y nie le lendemain ce qu'on avait affirmé la veille. En un mot, c'est un terrain mouvant, sur lequel plusieurs sciences se disputent et sur lequel on ne sait jamais si l'on tient la vérité ou l'erreur. L'anatomie au moins est une science précise ; les faits anatomiques, ajoutait-il, sont des faits qu'on interprète par des lois fixes et on ne craint pas de voir renverser ce qu'on a bien vu ; c'est pourquoi j'ai eu l'ambition de devenir un cétologue distingué. » La mort a surpris Eschricht pendant la publication d'un grand ouvrage sur les baleines. C'est encore Eschricht qui m'a appris que Tiedernann et Müller avaient été amenés, par le même sentiment que lui, à abandonner la physiologie pour l'anatomie.

On comprend maintenant pourquoi je disais en commençant qu'il pouvait arriver un moment, dans la carrière d'un physiologiste, où il se demandait où il allait. Depuis plusieurs années, j'ai dû faire ce retour sur moi-même et je dois en rendre compte. En effet, s'il m'était arrivé de reconnaître que la physiologie n'était pas une science et que j'étais dans une vole fausse, en voulant qu'elle serve de fondement à la médecine, mon premier devoir serait d'en avertir le lecteur afin de le faire au moins profiter de mon expérience, de ne pas le laisser égarer plus longtemps à la poursuite d'un but chimérique ou impossible à atteindre.

Mais, je dois me hâter de le dire, l'étude et la réflexion n'ont fait qu'affirmer mes convictions au lieu de les ébranler, et ce sont précisément ces convictions que je désire faire partager, en en développant les motifs dans la suite de cet ouvrage. Si maintenant je ne suis point tombé dans le scepticisme qui s'était emparé des physiologistes très éminents que je citais tout à l'heure, cela tient à plusieurs raisons. D'abord, je soutiens que la physiologie est une science autonome, mais je pense que la physiologie, étant une science expérimentale, doit être considérée à un point de vue différent de celui des sciences naturelles, parce que son but est essentiellement différent, ainsi que je le développerai dans un chapitre prochain. Or, les hommes éminents, que j'ai cités plus haut, étaient des naturalistes et ils ont voulu faire rentrer la physiologie dans les sciences naturelles et je comprends facilement leur doute et leurs incertitudes. Je comprends de la même manière les négations des zoologistes et de certains médecins, parce qu'ils sont à un tout autre point de vue que celui qui, suivant moi, caractérise la physiologie ; plus tard, je développerai tous ces arguments avec soin. D'un autre côté c'est que les conditions scientifiques, dans lesquelles se trouve la physiologie, sont toutes différentes, bien qu'il s'agisse d'une époque très peu éloignée de nous.

Depuis seulement quelques années, la physiologie a fait de toutes parts des progrès si grands et conquis des vérités si importantes qu'aujourd'hui, pour tous ceux qui se tiennent au courant de l'évolution scientifique, il n'est plus permis de douter que la physiologie se constitue en ce moment-comme une science biologique fondamentale autonome, dont il faudra déterminer la place et vers laquelle doivent converger toutes les autres. En effet, tout doit aboutir à la physiologie, puisqu'elle s'occupe du phénomène vital. Même, à quoi serviraient l'anatomie, les classifications zoologiques, si ce n'était pour arriver ensuite à comprendre les êtres vivants ? Et, pour le point de vue spécial qui doit nous occuper ici, à quoi servirait de bien connaître le mécanisme des phénomènes vitaux à l'état normal, si cela ne nous apprenait, en même temps, à comprendre leur état anormal ou pathologique ?

7°
Conclusion :
La physiologie expérimentale
est une science autonome qui doit servir de base
à la médecine expérimentale.

En un mot, la physiologie et la médecine expérimentales ne se confondent point avec la zoologie et la médecine d'observation.

Ainsi, l'objet essentiel de notre enseignement restera toujours le même. Nous chercherons toujours à prouver cette proposition fondamentale que la médecine scientifique est inséparable de la physiologie et que, par conséquent, la physiologie est la base nécessaire de la médecine scientifique.

C'est là le point de vue unique qui dominera tous les développements que j'aurai à faire donner et d'où découleront tous les principes de la médecine expérimentale. Cela n'empêche pas qu'on ait pu faire et qu'on puisse faire encore de la médecine sans savoir un mot de physiologie, qu'on puisse décrire des maladies, les classer, traiter les malades, en soutenant comme le font encore la plupart des médecins, que la médecine est une science distincte de la physiologie. C'est ainsi que les choses ont dû se développer ; l'histoire naturelle médicale a dû précéder la médecine expérimentale ou physiologique. L'empirisme a dû précéder le rationalisme. Mais cela n'empêche pas non plus que, quand la médecine scientifique se constituera, elle ne pourra se constituer qu'en ayant la physiologie pour base. En un mot, il n'y a pas deux sciences de la vie ; il n'y en a qu'une qui comprend la connaissance de l'état normal et de l'état anormal.

Notre thème ne changera donc pas, mais seulement je voudrais, à dater de cette année, entreprendre un exposé méthodique et critique de ce que j'entends par médecine expérimentale. Au lieu

Chapitre IX

de choisir des sujets divers obscurs ou encore inexplorés comme prétextes de mes démonstrations, ainsi que je l'ai fait jusqu'ici, je voudrais prendre un plan régulier qui formera un programme que j'exposerai plus loin [1].

D'après ce que nous avons dit précédemment, la *médecine expérimentale* n'est rien autre chose que l'expression scientifique la plus parfaite vers laquelle la médecine doit tendre comme science. En effet, dans toutes les sciences, je considère que les sciences expérimentales sont plus parfaites, c'est-à-dire plus puissantes que les sciences d'observation et que par conséquent elles doivent tendre autant que possible à cette perfection.

Pour la médecine en particulier, je prouverai que la médecine active, c'est-à-dire la *thérapeutique,* ne peut pas être la conséquence de la médecine d'observation, mais seulement de la médecine expérimentale.

Il résulte de là une discordance ou contradiction dans la médecine contemporaine, qui est scientifique à titre de science naturelle et empirique comme traitement.

Mais on ne saurait arriver d'emblée aux sciences expérimentales il faut, avant, passer nécessairement par diverses phases, qui caractérisent l'évolution de toutes les sciences.

La médecine ne diffère pas sous ce rapport ; seulement elle parcourt les périodes plus lentement à cause de la complexité de ces phénomènes.

La physiologie et la médecine expérimentales seront l'état adulte des sciences biologiques. Tel est l'idéal que nous poursuivons avec confiance.

Chapitre X
De la médecine d'observation
et de la médecine expérimentale

---

1 Mettre plus loin un programme de la médecine expérimentale où je place la critique.

Claude Bernard

1°
La médecine d'observation
est fondée depuis Hippocrate.
La médecine expérimentale est encore à constituer.

Si, d'après les idées que nous avons développées jusqu'ici sur la constitution des sciences d'observation et d'expérimentation, nous examinons où en est la médecine, nous trouvons, ainsi que je l'ai dit dans le premier chapitre que la médecine d'observation est fondée depuis Hippocrate, mais que la médecine expérimentale est encore à constituer. Ce n'est pas à dire pour cela, qu'il n'y ait plus rien à faire dans la médecine d'observation. Car, jamais une science n'est finie ; elle se perfectionne toujours [1]. Mais, seulement, cette science possède son point de vue bien défini, c'est-à-dire des bases acquises sur lesquelles viennent s'appuyer toutes les nouvelles conquêtes qu'elle fait. La médecine expérimentale en est encore à chercher ses fondements et à se demander en quoi elle consiste. Il nous importe donc, avant tout, de caractériser, d'après les principes communs à toutes les sciences, la médecine d'observation, telle qu'elle devra être.

2°
La médecine d'observation est une science naturelle,
contemplative, qui ne peut aboutir qu'à l'expectation
en thérapeutique [2].

La médecine d'observation, qui est représentée par la médecine antique, est une science *naturelle,* tandis que la médecine expérimentale, telle que je la conçois, n'est point une science naturelle, mais une science expérimentale, avec les mêmes

1 On peut même dire que Si Hippocrate a posÉ le problème de la médecine d'observation, il ne l'a pas résolu. Voir mon analyse d'Hippocrate dans Broussais. Il n'est pas si facile en effet d'arriver à la prévision de la marche des maladies par l'observation naturelle, parce que les maladies et leur marche peuvent varier selon les temps. Sydenham, Baillon, etc., qui sont les continuateurs d'Hippocrate dans la voie médicale d'observation, l'ont établi dans leur constitution médicale.
2 Mais l'expectation est insuffisante. Voyez Broussais . Examen des doctrines médicales, t. II, p. 827.

caractères qui appartiennent à toutes les sciences expérimentales. On concevra, d'après tout ce qui a été dit plus haut, que la médecine d'observation devait précéder la médecine expérimentale, comme la zoologie devait précéder la physiologie. Il s'agirait donc de montrer maintenant que la médecine d'observation est au même point de vue que les sciences naturelles [1]. Cela est tellement évident qu'il suffit de le mentionner sans y insister. En effet, dans Hippocrate, le fondateur de la médecine antique [2], on voit des descriptions de maladies, une étude de leur marche et de leur terminaison *naturelle,* heureuse ou funeste. Puis, on déduit de là la prognose des maladies, qui n'est que la connaissance de la loi évolutive de la maladie. C'est là le trait scientifique caractéristique de la médecine hippocratique.

Quant à la thérapeutique, elle est nulle chez Hippocrate, ou plutôt c'est une expectation qui laisse agir la nature, parce que l'observation avait montré que les maladies guérissaient par les seuls efforts de la nature. C'est donc là une médecine essentiellement scientifique, en tant que médecine d'observation, mais c'est une médecine passive qui laisse agir la nature en la secondant tout au plus : *quo vergit natura eo ducendum.*

Il nous sera facile de motiver les opinions qui précèdent sur la médecine hippocratique par des citations empruntées aux écrits hippocratiques.

Médecine hippocratique

a) *La médecine hippocratique a existé en l'absence de l'anatomie et de la physiologie.* (Littré, t. 1, p. 441.)

De, même que la zoologie a pu exister aussi. En effet, les sciences

1 Hippocrate ne cherche point à guérir. Voir mes analyses d'Hippocrate. Broussais, qui avait le sens scientifique, a dit : « L'observation, qui ne cherche point à guérir, est une observation de naturaliste. »

2 La médecine d'observation voit et observe et explique les maladies, mais elle ne touche pas à la maladie. Hippocrate ne veut jamais arrêter, juguler une maladie. Quand il sort de l'expectation pure pour donner des remèdes, c'est toujours dans le but de favoriser les tendances de la nature, c'est-à-dire de faire parcourir à la maladie ses périodes. L'expérimentateur, au contraire, veut toucher aux phénomènes ; il veut arrêter, gouverner la maladie, il veut maîtriser la nature ; quand il donne un remède, c'est pour s'opposer au développement de la maladie.

Claude Bernard

d'observation étant fondées uniquement sur les caractères extérieurs des corps, on peut donc décrire les animaux, sans en connaître la structure ni les fonctions internes. De même, on peut décrire les maladies, sans en connaître l'anatomie pathologique ni le mécanisme pathogénique.

b) *Hippocrate décrit les maladies à la manière des naturalistes.*

Dans les épidémies, Hippocrate décrit les *constitutions médicales* il fait comme les naturalistes qui décrivent une *jaune ou* une *flore* Il donne la description du climat et de la nature des maladies qui s'y rencontrent. Hippocrate donne en outre des descriptions évolutives. Il considère les âges comme les saisons de la vie.

c) *Hippocrate trouve l'étiologie ou les causes des maladies dans les conditions hygiéniques extérieures : eaux, aliments, exercices.* (Littré, p. 442, t. 1.)

J'ai écrit (voy. mon *Introduction : La médecine antique est fondée sur le milieu extérieur ; la médecine expérimentale est fondée sur le milieu intérieur.* Cette vue se trouve justifiée par les textes hippocratiques.

Hippocrate fait des hypothèses sur la cause intérieure des maladies, mais il ne cherche pas à vérifier ces hypothèses par des expériences ; donc il n'est pas expérimentateur ; bien que Littré veuille dire qu'il procède par la méthode expérimentale. En effet, Hippocrate eut été aujourd'hui un expérimentateur, mais, de son temps, il avait d'autres choses à faire et d'ailleurs il n'avait ni les connaissances, ni les moyens qui sont nécessaires pour expérimenter. Il ne connaît pas les sciences analytiques expérimentales, il ne voit que l'ensemble.

Dans les sciences d'observation, on fait des hypothèses, mais on ne cherche pas à les vérifier par des observations. Ainsi, Hippocrate cherche à appuyer par des observations son hypothèse de la coction.

d) Toute la médecine d'Hippocrate se réduit à la *prognose qui* comprend toute la marche de la maladie et qui donne la *prévision* de toutes les circonstances passées, présentes et futures de la maladie. (V. Littré, p. 452-457, t. 1.)

e) La thérapeutique d'Hippocrate est nulle. Elle se réduit *au régime dans les maladies aiguës. Il* a pour objet de seconder les crises (Littré, p. 461-462) ; il reste dans l'expectative.

Après Hippocrate, nous pourrions montrer une série de médecins, dits nosologistes, poursuivant la médecine à son point de vue de *science naturelle* ; on classe les maladies ou espèces morbides en genre, ordre, espèce, exactement comme les espèces animales ou végétales Hippocrate a eu des continuateurs ; c'étaient les médecins qui n'avaient pas pour but d'agir sur la *maladie pour la guérir,* mais ceux qui avaient pour but d'étudier la maladie pour en prévoir le cours, pour en donner la classification et les caractères ou le *diagnostic ; ainsi* les continuateurs d'Hippocrate seraient sous ce rapport: Sydenham, Baillon, Sauvage, Pinel, Laennec.

En effet, tous ces hommes sont scientifiques, mais ils ne sont pas placés au point de vue de la guérison du mal, c'est-à-dire de *l'action sur l'être vivant.*

Les anatomo-pathologistes sont aussi placés à un autre point de vue que la guérison ; ce sont aussi des naturalistes, même Virchow ; ce sont des Cuvier et des Bichat pathologiques, mais pas des médecins expérimentateurs.

Aujourd'hui, on sent que cette médecine d'histoire naturelle devient insuffisante ; elle n'est pas pratique ; la médecine expérimentale seule est pratique ; elle va droit au traitement par la connaissance des modifications à apporter dans le milieu intérieur.

Les médecins expérimentateurs n'admettent pas de nosologie.

2° bis.
La médecine d'observation fonde des nosologies.
La médecine expérimentale tend à les détruire.

Relativement aux nosologies, un caractère important distingue la médecine d'observation de la médecine expérimentale.

La médecine d'observation, en tant que science naturelle, *admet une science des maladies, une science des êtres, des entités morbides,* comme *science distincte.* Par conséquent, elle admet des nosologies, qui classent ces êtres ; elle cherche à perfectionner ces nosologies, en prenant soit les caractères exacts, soit les caractères anatomo-pathologiques. Broussais lui-même dit qu'il faut rattacher les maladies à des lésions anatomiques ; il est anatomo-pathologiste.

De même la zoologie admet des classifications que la physiologie tend à détruire. Pour le physiologiste expérimentateur, il n'y a pas d'espèce comme *entité à classer ; l'espèce* est une *idéalité,* mais ainsi que je l'ai dit ailleurs [1], on n'agit pas physiologiquement sur l'espèce physiologique, on n'agit pas thérapeutiquement sur une entité morbide ; on agit physiologiquement et pathologiquement sur un phénomène physico-chimique quelconque, qui donne ensuite naissance à un phénomène vital déterminé ; le physiologiste ne voit que *les conditions de la vie normale ou anormale.*

Donc le physiologiste médecin veut rarement la pathologie dans la physiologie ; il veut détruire la pathologie comme science distincte et détruire, par conséquent, les nosologies. Le cadre physiologique et le cadre pathologique doivent être les mêmes. Les maladies, les espèces ne sont que des ensembles de caractères qui résultent de l'arrangement des choses, mais non de leur nature ; *ce sont des monuments naturels organiques,* comme il y a des monuments minéraux formés de matériaux, et d'après des lois qui ne varient que par les conditions où l'on se place.

Si l'on voulait démolir ou édifier une église, un théâtre, on n'agirait pas sur l'église ni sur le théâtre, on agirait sur les pierres placées dans certaines conditions mécaniques données.

Ainsi qu'on le voit, les sciences expérimentales actives sont donc placées à un tout autre point de vue que les sciences naturelles contemplatives.

Maintenant, cela n'empêche pas que, pour aujourd'hui, ce serait prématuré de vouloir détruire les nosographies et les noms des maladies. La médecine expérimentale physiologique n'est pas assez avancée, mais il s'agit ici seulement d'indiquer la tendance de la médecine expérimentale. Or, cette tendance est de détruire par la suite les nosologies. C'est pourquoi, dans mes analyses pathologiques, je conserverai, mais provisoirement, les noms pathologiques, jusqu'à ce que la maladie en question perde son nom par le fait qu'elle rentrera dans la physiologie, dont elle ne sera qu'un état déterminé.

Le médecin expérimentateur n'admet pas même de nosologie

---

1 Voir analyse de Broussais.

fondée sur la guérison des maladies. Cela deviendrait alors une nosologie de thérapeutique ou de matière médicale : les maladies guéries par le *quina,* par l'opium. Or, ce n'est pas le *quina,* comme *entité* qui agit, c'est une *condition physico-chimique* qui est déterminée et voilà tout.

Par conséquent, le médecin expérimentateur détruit les idiosyncrasies, les diathèses, les prédispositions ou plutôt il les explique.

On verrait même que les classifications pathologiques suivent parallèlement les mêmes méthodes que les classifications phytologiques et zoologiques.

D'abord, les classifications sont fondées sur les caractères extérieurs, puis sur des caractères anatomiques intérieurs et c'est là où en sont aujourd'hui les médecins qui se servent des lésions anatomo-pathologiques pour classer les maladies.

La médecine expérimentale n'admet pas de classification de maladies comme *entités distinctes ; elle* veut faire rentrer la maladie dans la physiologie. Il n'y a pas de maladie proprement dite pour le médecin expérimentateur ; il n'y a que des fonctions dérangées par des mécanismes fermentateurs ou des parasites qui vivent dans un corps, en produisant également des désordres et des dérangements fonctionnels. Le médecin expérimentateur n'a que faire de rattacher les maladies à leurs caractères anatomiques ; cela ne lui suffit pas c'est toujours de l'histoire naturelle ; il lui faut expliquer les mécanismes et voilà tout.

En un mot, la nosologie morbide du médecin expérimentateur, ou plutôt du physiologiste médecin, n'est autre que la nosologie fonctionnelle de l'état physiologique.

Mais, si les médecins ont en partie suivi l'œuvre d'Hippocrate, ils n'ont point pour la plupart sa thérapeutique essentiellement scientifique qui consistait dans l'expectation. Ils sont presque tous tombés dans l'empirisme et, aujourd'hui encore, cette contradiction existe dans la médecine, à savoir qu'elle est scientifique quant à l'étude et au diagnostic et au pronostic des maladies et empirique quant à la thérapeutique. Du reste, cet empirisme était plus favorable que l'expectation au développement de la médecine expérimentale, parce qu'une foule de faits ont été accumulés par cette expérimentation empirique des médicaments sur l'homme.

Il n'est donc pas douteux que si la médecine d'observation était restée pure, comme elle était dans les mains d'Hippocrate, elle eut été la science du diagnostic, du pronostic, c'est-à-dire la connaissance de la loi qui préside à la marche et aux terminaisons naturelles des maladies considérées comme entités naturelles, comme espèces distinctes. Mais cette médecine n'intervient pas dans les modifications ou les perturbations de la marche naturelle des maladies.

3°

La médecine expérimentale est une médecine active
qui aboutit à la thérapeutique scientifique.

La *médecine expérimentale,* au contraire, se place à un point de vue essentiellement différent [1]. Le médecin expérimentateur veut, non seulement connaître la marche des maladies et leurs divers stades ou périodes, mais il veut en comprendre le mécanisme. Il veut produire les maladies à volonté, les arrêter par l'action des modificateurs de l'organisme.

La médecine expérimentale est la médecine qui analyse expérimentalement les phénomènes des maladies dans le but de les reproduire ou de les détruire ou encore dans le but de favoriser ou empêcher leur développement, car qui peut l'un peut l'autre, quand c'est une chose connue scientifiquement.

En un mot, la médecine expérimentale se place au même point de vue actif de toutes les sciences expérimentales. La médecine expérimentale n'est encore, pour ainsi dire, qu'à l'état d'embryon,

---

1 La médecine expérimentale vient au sortir de l'hôpital; elle est la science expérimentale après la science d'observation. Je conçois que le médecin d'hôpital dise que la médecine d'observation, unie à l'empirisme, lui suffit. Un géologue dirait que la géologie lui suffit et qu'il n'a que faire de la chimie. En effet, il y aura par la suite des médecins expérimentateurs qui seront séparés des autres, comme le sont des chimistes des géologues. Le Père PINEL était, par exemple, le médecin naturaliste pur. Je dis seulement : le médecin praticien doit connaître la médecine expérimentale, et, s'il n'en fait pas, il doit profiter de ses conquêtes. Il est difficile, en effet, de penser que des médecins fassent les deux choses à la fois ; cela ne se voit pas pour les sciences minérales, *a fortiori* pour les sciences biologiques.

de sorte qu'il serait difficile aujourd'hui de prouver son existence comme une science séparée ; c'est pourquoi je ne m'étonne pas que des médecins ment l'existence de la médecine expérimentale comme science distincte de la médecine d'observation, de même que nous avons également vu des zoologistes mer l'indépendance de la physiologie expérimentale quand elle était peu avancée. Telle que je la conçois, la médecine expérimentale a pour base la physiologie expérimentale. Ce n'est en quelque sorte que la physiologie expérimentale morbide au lieu d'être la physiologie expérimentale normale [1]. Je considère donc que, dans la médecine comme dans les autres branches scientifiques, Il y a deux sciences : une science *naturelle*, c'est la médecine d'observation ; *et une science expérimentale, c'est la médecine expérimentale.* J'admets encore ici comme dans les autres branches scientifiques que la science expérimentale ne peut arriver à être constituée qu'après la science d'observation et que, par conséquent, la médecine expérimentale ne pourra venir qu'après la médecine d'observation, en s'appuyant sur elle. Cela répond aux critiques de certaines personnes qui n'ayant pas lu ou n'ayant pas compris mon *Introduction à l'étude de la Médecine expérimentale* ont prétendu que, sous prétexte de fonder une médecine de l'avenir, je voulais supprimer la médecine contemporaine ou la médecine ancienne [2]. Je ne veux ni ne peux rien supprimer. Je dis seulement : il y a une médecine expérimentale qui sera la médecine de l'avenir, parce qu'elle viendra la dernière, comme la plus parfaite, mais elle s'appuie nécessairement sur les états évolutifs antérieurs de la science, autrement elle n'aurait pas de base. C'est donc ce qui m'a fait dire : « La médecine expérimentale est l'état scientifique le plus parfait vers lequel la médecine doit tendre. »

---

1 La médecine expérimentale serait aussi la physique et la chimie animales pathologiques. Mais, je répèterai ici ce que j'ai dit pour la physiologie, qu'il ne faut pas [faire] comme le chimiste qui étudie les corps bruts sans tenir compte de l'ensemble des phénomènes. Ici, il faut tenir compte de cet ensemble et faire de la chimie pathologique évolutive. Voyez *Introduction expérimentale sur les êtres vivants.*
2 Je veux supprimer, disent-ils, la médecine d'hôpital pour la remplacer par la médecine de laboratoire. J'ai dit, au contraire (voyez *Introduction),* que la médecine commence toujours par une observation de clinique. J'ai insisté sur ce point à diverses reprises. C'est donc qu'on n'a pas voulu voir ou comprendre. Car la médecine expérimentale n'est, au fond, que l'étude analytique et expérimentale d'une maladie.

Claude Bernard

4°
Résumé des diverses phases évolutives
de la médecine leur intrication.

Maintenant, pour récapituler tout ce que nous avons dit précédemment, je dirai : « Il y a pour l'évolution de la médecine, comme pour les autres sciences, quatre phases distinctes :

« 1° la phase héroïque ou la phase anté-scientifique
« 2°la phase d'empirisme ;
« 3° la phase de science naturelle ou de science d'observation
« 4° la phase de science expérimentale. »

J'ai, dans ce qui précède, cherché à définir et à caractériser aussi exactement que possible chacune de ces phases isolément et en quelque sorte idéalement. Mais je me hâte de dire que, dans la réalité, ces quatre périodes sont confondues dans un mélange inextricable [1]. En effet, il ne saurait en être autrement, puisque la science ne marche pas également sur tous les points et de sorte qu'il y a des questions qui ont reçu leur solution expérimentale, d'autres qui sont à l'état de science d'observation, d'autres à l'état d'empirisme et d'autres à l'état théologique ou anté-scientifique [2] et c'est ce mélange qui constitue la science totale qui avance, cependant que les premières phases perdent du terrain, à mesure que les phases plus avancées en gagnent. Mais néanmoins, dans l'état où elle est, la science nous serait très bien représentée par certains arbres qui portent à la fois des boutons, des fleurs, des

---

1 En effet, sans s'en rendre compte, le même homme peut être tour à tour empirique, systématique, scientifique ; cela se comprend, puisque tous ces cas correspondent à des états de l'esprit humain. Personne ne peut se flatter de n'être que scientifique, qu'empirique. Il faut raisonner empiriquement ou scientifiquement, quand l'état des questions l'exige.
2 C'est pourquoi nous voyons des médecins soutenir l'observation empirique (Louis) ; d'autres soutenir l'empirisme (Trousseau) ; d'autres soutenir l'hippocratisme (Boulaz) ; d'autres soutenir de vieux systèmes usés (Chauffard). Ceux-là sont en retard ; cela n'est plus possible ; c'est le temps qui s'y oppose, ce ne sont pas les hommes qui manquent...

fruits verts et des fruits mûrs [1].

Je n'ai pas développé les considérations qui précèdent sur les deux points de vue de la médecine seulement parce que je les crois nouvelles, mais j'y ai insisté parce qu'elles me paraissent représenter un point de vue vrai et utile. Sans doute, la médecine expérimentale est encore à l'état d'embryon dans ce mélange informe de toutes nos connaissances médicales. Mais néanmoins toutes les tendances actuelles de la médecine deviennent expérimentales ; c'est pourquoi j'ai cru que le moment était venu d'attirer l'attention de tous vers la fondation de la médecine expérimentale qui ne me paraît pas avoir été comprise dans son véritable sens.

Il est très nécessaire de bien comprendre ce que j'entends par médecine expérimentale, car les Allemands font un amalgame de la physiologie et de la médecine qui n'est pas la médecine expérimentale. Sée et Jaccoud tombent dans cette confusion. D'ailleurs, la médecine expérimentale ne pourra s'enseigner que quand elle sera faite. Or, ce ne sont pas les médecins d'hôpital qui peuvent la faire, en rapprochant la physiologie de la pathologie, parce que l'élément de critique physiologique leur manque. Il faut d'abord poser les *principes* de cette médecine expérimentale, mais ils manquent aujourd'hui, parce qu'il y a confusion entre la médecine naturelle et la médecine expérimentale. Il faut donc séparer la médecine expérimentale comme science distincte, mais cela ne peut se réaliser que pour certaines maladies, les mieux connues, et ce n'est qu'avec le temps que cette médecine se fera. Mais, en même temps la médecine naturelle se continue.

Ceux qui, comme Sée et Jaccoud, font des soudures de physiologie et de pathologie, ne font pas de la médecine expérimentale, mais, néanmoins, ils vont vers la transition. Réfléchir à ces idées, car, aujourd'hui, on réfléchit aux imperfections de l'enseignement médical, et la venue de la médecine expérimentale exige une refonte ou, au moins, des modifications profondes dans l'enseignement de

---

1 On peut voir, à toutes les époques d'une science, ce, qu'on observe dans son histoire ancienne ; car l'histoire d'une science entière ou l'histoire d'une question séparée, c'est toujours l'histoire de l'esprit humain. D'abord, état vague, ensuite, on ne sait pas ce que l'on fait ; ensuite, empirisme ; ensuite, raisonnement et expérience. De même, on fait l'histoire géologique à chaque époque (Constant Prévost). Louis-Constant Prévost (1787-1856) est un géologue français à qui l'on doit un *Traité de géographie physique* et une *Histoire des terrains tertiaires*.

la médecine.

Mais il ne suffit pas d'avoir entrevu le but que nous voulons atteindre ; il faut déterminer la marche à suivre pour y arriver et poser les bases qui doivent servir de fondement à cette science nouvelle.

5°

La médecine contemporaine est un mélange
de toutes les périodes évolutives de la médecine
et un mélange de médecine d'observation
et de médecine expérimentale à l'état naissant.

On peut dire que la médecine contemporaine est dans un état de transition ou dans un, état d'anarchie. Les systèmes s'en vont, la croyance aux doctrines médicales s'affaiblit et la science nouvelle n'est pas assurée. Il en résulte donc un scepticisme, qui est au fond un progrès scientifique, mais le médecin vient toujours se heurter contre le même obstacle : c'est son inaction que le malade ne veut pas supporter. C'est là la raison la plus forte qui entretient l'empirisme donc, en même temps que la science marche, l'empirisme persiste toujours avec des raisons profondes ; ainsi, tendances scientifiques et empirisme, c'est ce qui compose la médecine contemporaine.

La plupart des médecins instruits et scientifiques ont donc tous suivi Hippocrate pour l'étude des maladies, pour le pronostic. Mais *l'expectation* n'est pas possible avec les exigences de la profession. Aussi a-t-on vu souvent, des médecins qui avaient en ville et à l'hôpital une pratique différente. Ils pratiquaient l'expectation à l'hôpital et, en ville, donnaient des remèdes et étaient même polypharmaques. Ces médecins sont donc empiriques quand ils traitent et hippocratistes quand ils observent.

En effet, tous les médecins instruits sont hippocratistes en fait d'histoire de la maladie. C'est l'histoire naturelle de la maladie qu'il faut d'abord connaître quelle que soit la théorie que l'on admette pour l'expliquer. Mais quant au traitement actif, il n'y a que deux médecines : la *médecine empirique* et *la médecine expérimentale*.

La médecine empirique règne en plein aujourd'hui. *C'est moi qui tonde la médecine expérimentale, dans son vrai sens scientifique* voilà ma prétention.

Par conséquent, dans tout ce que je dirai, j'aurai donc toujours à me « polariser » avec la *médecine empirique,* contre laquelle je lutte et lutterai toujours.

Aujourd'hui dans ce mélange inextricable qui constitue la médecine contemporaine, il y a cependant quelque chose qui domine, c'est un mélange de la médecine d'observation et de l'empirisme. En effet, la médecine hippocratique n'est pas possible comme pratique.

La nécessité, pour la médecine, d'agir toujours, la force à garder l'empirisme, plus que toute autre science.

En effet, la première pensée qui vient à un médecin appelé auprès d'un malade, *c'est de savoir ce qu'il a et ce qu'il faut lui taire pour le guérir.* S'il reste inactif, il perd son prestige aux yeux des personnes étrangères ; il est forcé d'agir réellement ou de faire semblant d'agir ; c'est cette nécessité qui est la plus forte racine de l'empirisme ; elle existera toujours. Vouloir l'extirper serait impossible. Cela empêche, dit-on, de connaître le cours naturel des maladies, mais, d'un autre côté, ces essais empiriques sont utiles à la médecine.

Donc, il faut reconnaître que la médecine contemporaine doit être empirique pour le traitement ; seulement, je dis : il faut qu'elle devienne expérimentale.

Il faut aussi que l'empirisme soit fondé sur un bon diagnostic c'est là ce qu'il faut recommander pour que cet empirisme soit utile à la médecine.

D'ailleurs aussi, jamais les médecins ne font de *l'empirisme pur,* mais ils y mélangent toujours des théories et ils raisonnent plus ou moins systématiquement dans leurs essais ; ils ont un système quelconque, c'est ce qui fait que souvent les observations *ne sont pas empiriques,* mais entachées de vues de l'esprit ; c'est, comme dit Trousseau, un empirisme *qui induit.* C'est un mauvais empirisme. L'empirisme, qui fait taire l'esprit, est le bon ; c'est celui de Louis, de Magendie.

Claude Bernard

Chapitre XI
De la médecine expérimentale

1°
Définition de la médecine expérimentale.

D'après les longs développements dans lesquels nous sommes entrés précédemment, il va devenir possible de nous faire une idée claire de ce que nous devons comprendre sous le nom de médecine expérimentale et nous arriverons ainsi à une définition exacte.

La médecine expérimentale est une médecine scientifique, qui est fondée sur la physiologie et qui a pour but de trouver les lois des fonctions du corps vivant afin de pouvoir les régler et les modifier dans l'intérêt de la santé de l'homme.

La médecine expérimentale est donc la médecine vers laquelle aspirent instinctivement tous les médecins, puisque c'est la science qui apprend à conserver la santé et à guérir les maladies. C'est une médecine essentiellement active, c'est-à-dire qu'elle conclut nécessairement à l'action (tandis que la médecine scientifique d'observation, ainsi que nous l'avons vu, conclut à la contemplation. Voyez mes notes sur Michelet.)

L'idée de la médecine expérimentale est l'idée de toutes les sciences expérimentales. *Dominer scientifiquement la nature vivante, la conquérir au profit de l'homme* : telle est l'idée fondamentale du médecin expérimentateur.

J'ai dit que la médecine expérimentale était la médecine de l'avenir, parce qu'en effet elle doit représenter l'état évolutif le plus avancé, le plus parfait de la science médicale. La médecine expérimentale ne sera donc rien autre chose que la médecine scientifique à-son état adulte ou de complet développement.

2°
Enseignement actuel de la médecine expérimentale.
Objections à cet enseignement [1].

---

1 Lire *Contre l'esprit de système.* Préface de Buffon dans la traduction de Hales, La médecine expérimentale est une médecine qui résume des progrès et des principes

L'enseignement actuel de la médecine expérimentale est impossible, puisque cette médecine n'est point encore développée ; elle commence seulement à se montrer à l'horizon scientifique, mais elle s'y montre d'une manière bien nette. En France, en Allemagne, en Italie. (Leçons de Moleschott.)

Donc, ce que nous devons proposer, c'est une direction particulière de l'étude de la médecine, et non un système de médecine quelconque qui viendra en supplanter un autre. J'ai déjà beaucoup insisté sur ce caractère de la médecine expérimentale dans mon Introduction ; mais, à diverses objections qui m'ont été faites, il me semble voir que je n'ai pas été bien compris ; c'est pourquoi je désire revenir un peu sur ce sujet, pour détruire les objections sans portée que j'ai entendu formuler contre la médecine expérimentale.

Je vois souvent des hommes qui craignent qu'on leur prenne leurs idées et ils ne les disent qu'avec défiance. Quant à moi, il m'a toujours semblé que ce n'était pas cela qui était à craindre. Je désirerais bien qu'on me prit mes idées, c'est-à-dire qu'on les comprit. Or, c'est extrêmement difficile de faire comprendre une idée à un certain nombre de personnes.

J'examinerai toujours, autant que possible, toutes les objections faites sérieusement qui me parviendront, parce que ce sera un moyen de revenir sur des points qui n'auraient pas été suffisamment développés, ce qui sera un bénéfice évident pour notre enseignement et une chose utile dans l'intérêt de la vérité que nous devons tous chercher.

1re objection.
On professe une médecine idéale qui n'existera jamais
et qui égare l'esprit de la jeunesse.

Les praticiens m'ont d'abord dit que la médecine expérimentale n'étant pas encore établie, je professais dans l'état actuel des choses une utopie, c'est-à-dire une science qui était dans les brouillards de l'avenir, et que, par conséquent, mon enseignement, loin d'être

---

en théories et non en *systèmes,* ce qui lui permet d'être progressiste et d'arriver à l'état le plus parfait possible, tandis que la médecine empirique s'arrête et la médecine systématique [conduit] à des casse-cou.

Claude Bernard

utile aux jeunes gens, est capable au contraire de les égarer et de les faire dévier de la bonne voie médicale pratique.

Je répondrai d'abord qu'en supposant même que je professe une utopie - et j'espère vous démontrer qu'il n'en est rien par la suite de ce livre - cette utopie serait incapable de faire aucun mal à la médecine pratique, tout au contraire. En effet, qu'est-ce que je dis ? et ce que j'ai toujours dit, c'est simplement ceci : la médecine, comme toutes les sciences, passe par une série de phases évolutives, dont la phase expérimentale est l'état le plus avancé et le plus puissant, qu'il faut appeler de tous nos vœux. Mais je n'ai jamais dit : tout ce qu'on a fait jusqu'ici et tout ce qu'on fait aujourd'hui en médecine est mauvais et doit être abandonné. Je ne dis pas surtout cette absurdité qu'on m'a prêtée : ne faites rien à vos malades et attendez pour les traiter que la médecine expérimentale soit faite. Je dis au contraire et je le répète à satiété depuis dix ans [1] : la médecine, comme toutes sciences, procède nécessairement par empirisme avant de procéder scientifiquement. La médecine dans cet état est déjà incontestablement utile. Hé bien ! vous dis-je, procédez empiriquement, tant que vous ne pourrez pas faire autrement. Traitez vos malades comme tout le monde, car vous ne pouvez pas faire que la médecine soit aujourd'hui plus avancée qu'elle n'est [2].

Seulement, je diffère en ce que j'ajoute : cet état de la médecine d'aujourd'hui, qui est un mélange de l'état d'empirisme et d'observation, n'est point l'état de perfection, comme le veulent certains médecins ; c'est un état transitoire.

La médecine doit parvenir, pour être parfaite comme science, à l'état expérimental. Déjà, sur quelques questions, la médecine arrive à ce terme de perfection. De tous côtés, la science marche dans cette direction ; jamais l'expérimentation n'a été aussi répandue ; le microscope, les sciences physiques et chimiques pénètrent

---

1 *Médical Times. Gazette médicale. Introduction.*
2 Donc je ne vous prive pas des bienfaits de la voie empirique ; seulement, avec cela, vous avez l'esprit scientifique, vous n'en traiterez pas moins vos malades aussi bien que tous les autres et vous les ferez profiter de vos observations. Il M'est arrivé de faire de la pratique et il m'arrive encore d'en faire. Je traite les malades comme tout le monde, seulement j'observe sans idées préconçues et je vais avec prudence et je ne suis pas fanatique des remèdes. La science veut qu'on accepte tout, sauf examen et vérification expérimentale, même les remèdes de bonne femme. Il ne faut rien repousser *a priori* ; c'est le fait des systématiques.

dans la biologie. Toutes les questions des maladies contagieuses, l'action des médicaments sont des questions qui s'éclairent par l'expérimentation. Je vous dis donc seulement : voilà la direction expérimentale progressive, marchez de ce côté, mettez-vous au courant des expériences et des sciences auxiliaires, expérimentez, servez-vous de microscopes, etc. Mais je ne vous dis pas autre chose que de suivre le progrès, au lieu de croupir dans l'empirisme, comme le veulent ceux dont le siège est fait et que toute idée nouvelle dérange. Je dois dire que le ne m'adresse pas à ceux-là. On ne saurait convertir les gens. Le Père Hue, qui s'y connaissait, a pris pour épigraphe d'une de ses livres, une sentence indienne qui signifie que rien n'est si difficile que de convertir quelqu'un quand il le veut ; quand il ne le veut pas, c'est impossible. (Gall et Portal : vous ne voyez donc pas que je ne veux pas voir.) Je ne peux m'adresser qu'aux jeunes, qui n'ont pas de parti pris d'avance. Je leur montre la voie nouvelle et je leur dis : suivez-là, car sans cela vous serez en retard. Le progrès est une roue immense, qui élève ceux qui la poussent et qui écrase ceux qui veulent l'arrêter. Cette médecine expérimentale, dont je vous parle, arrivera malgré vous, malgré moi, malgré tous ceux qui ne veulent pas en entendre parler, parce qu'elle est le résultat nécessaire et fatal de l'évolution même de la science.

En résumé, en vous disant de diriger vos regards vers la médecine de l'avenir, je ne vous nuis en aucune façon et je ne vous égare d'aucune manière. Ce sont ceux qui, au contraire, vous disent que le microscope et les sciences auxiliaires ne servent à rien qui vous nuisent et vous égarent, parce qu'ils vous détournent d'acquérir des connaissances qui vous seront plus utiles au cours de l'avenir que dans le présent. Mais, quand vous verrez que vous êtes en retard sur votre temps, il sera trop tard pour revenir sur vos pas et apprendre ce qui vous manque.

2e objection.
On substitue le laboratoire à l'hôpital.

Une autre objection qu'on m'a faite est la suivante :«En poussant ainsi, dans votre enseignement, les jeunes gens vers l'expérimentation, vous substituez la physiologie à la médecine et le laboratoire à l'hôpital ». Ceci est une objection qui n'a aucune portée, après ce que nous avons dit précédemment. J'ai dit que notre enseignement n'est point élémentaire, qu'il ne s'adresse qu'à des hommes connaissant déjà la médecine dans ce qu'elle a d'acquis. Mais si j 'avais à faire à des commençants, je leur dirais d'abord, allez à l'hôpital ; c'est la première chose à connaître. Car, comment analyserait-on au moyen de l'expérimentation des maladies qu'on ne connaîtrait pas ? Je ne dis donc pas de substituer le laboratoire à l'hôpital. Je dis, au contraire ; allez d'abord à l'hôpital, mais cela ne suffit pas pour arriver à la médecine scientifique ou expérimental ; il faut ensuite aller, dans le laboratoire, *analyser* expérimentalement ce que l'observation clinique nous a fait constater. Je ne conçois pas pourquoi on me fait cette objection, car j'ai bien souvent dit et répété que la médecine doit toujours commencer par une *observation clinique* (voyez *Introduction, p. 242),* et c'est de cette façon qu'elle a commencé dans les temps antiques.

3e objection.
La physiologie peut être une science expérimentale,
mais non la pathologie.

Maintenant, il est une autre objection qui me paraît difficile à concevoir ; mais je dois en parler puisqu'elle m'a été faite. « Vous dites que la physiologie est une science expérimentale, c'est-à-dire qu'elle peut déterminer exactement les conditions précises et expérimentales des phénomènes de la vie. Très bien : nous sommes d'accord avec vous. Nous reconnaissons même que vous êtes un de ceux qui avez beaucoup contribué à démontrer que la physiologie est une science expérimentale. Mais de là vous concluez que la pathologie, c'est-à-dire la médecine, doit aussi être une science expérimentale. C'est ce que nous contestons, parce que vous ne pouvez pas le prouver. Il y a de telles complications insaisissables dans la médecine, qu'il est permis de croire qu'on ne pourra jamais les atteindre expérimentalement. Donc, rien ne prouve que les espérances que vous émettez relativement à la médecine expérimentale, ne soient purement spéculatives et destinées à rester dans le domaine des utopies ». À cette objection je répondrai que je n'admets ni l'un ni l'autre des deux arguments. Je n'accorde pas que la physiologie soit aujourd'hui expérimentalement et définitivement constituée. Elle l'est sur beaucoup de questions, mais il y a une foule de points, et le plus grand nombre qui non seulement ne sont point expérimentalement élucidés, mais qui sont dans l'obscurité la plus profonde. Je ne reconnais pas non plus que la pathologie soit absolument inabordable pour l'expérimentation. La presque totalité de la médecine sans doute est encore empirique ; mais, ainsi que je l'ai dit, il y a déjà quelques points que l'expérimentation atteint. Les maladies contagieuses parasitiques sont aujourd'hui en pleine voie expérimentale. Donc la médecine et la physiologie sont toutes deux expérimentales ; seulement il y a plus de connu en physiologie qu'en pathologie, parce qu'un ordre de phénomènes est moins compliqué que l'autre. Voilà tout ce qui fait la différence, pour le moment, entre les deux sciences. D'ailleurs je reviendrai plus loin sur cette idée fondamentale que la pathologie et la physiologie doivent absolument avoir la même base et la même méthode d'investigation sans cela, il n'y aurait pas de science possible. Tout ce qui existe pathologiquement doit se trouver et s'expliquer physiologiquement. Si pour le moment il y a des phénomènes pathologiques qui nous paraissent d'une nature différente des phénomènes physiologiques, cela tient à ce que nous ignorons encore les fonctions physiologiques qui leur correspondent. L'avenir découvrira certainement ces rapports aujourd'hui inconnus.

4° objection.
Nous attendons l'avènement de la médecine expérimentale.
En attendant, nous gardons nos idées.

À côté des médecins qui combattent le progrès dans la poursuite de la médecine expérimentale, il en est d'autres qui restent dans une sorte d'indifférence qu'ils qualifient de prudente ou de philosophique. « Bien - disent-ils - nous ne demandons pas mieux que de voir triompher la médecine expérimentale et de voir que les idées que nous avons aujourd'hui sont erronées ; seulement, nous attendons. Quand la médecine expérimentale aura donné des principes nouveaux, nous les prendrons, mais en attendant, nous gardons nos idées et nos systèmes qui, tout mauvais qu'ils soient, nous suffisent au lit du malade pour expliquer et traiter les maladies. » Cette sorte d'objection, chez beaucoup de médecins, sert à dissimuler la paresse et à repousser tout ce qui pourrait faire travailler pour s'occuper de questions qu'on ne connaît pas.

Maintenant, s'il y a des médecins qui sont convaincus et qui aiment mieux garder une mauvaise théorie qui a fait son temps que d'en chercher une meilleure parce qu'ils ne sont pas toujours sûrs de la trouver, nous leur répondrons par un apologue bien connu : « Un homme possédait un rossignol qui chantait très bien et qui le réjouissait de ses accents. Uri jour, le rossignol mourut. Notre homme, désolé et attristé de ne plus entendre la voix de son rossignol, pense à le remplacer par un autre. Il va au marché, en acheter un mais il ne trouve que des couvées. Il demande si ces oeufs écloront bien et si les petits, éclos, chanteront très bien. On lui dit que cela est possible sans aucun doute mais qu'on ne peut pas en répondre, que tous les oeufs peuvent ne pas être féconds, que les petits rossignols qui en sortiront peuvent ne pas être de bien bons chanteurs. Alors, notre homme réfléchit et dit : « Tout bien calculé et bien pesé, je garderai mon rossignol mort. » On aurait pu dire à cet homme pour le décider : « Il n'est pas certain absolument que les oeufs écloront et donneront de bons chanteurs, mais il est absolument certain que votre rossignol mort ne chantera plus. » Cette parabole exprime bien la pensée scientifique, car je vous montrerai plus tard que les théories dans les sciences doivent naître, vivre et mourir. C'est à cette condition seule que la science marche. Vouloir garder une théorie usée, c'est être aussi absurde que de garder un rossignol mort.

5° objection.
La médecine expérimentale détruit les entités morbides.

Enfin, il est des médecins qui ne veulent pas admettre la médecine expérimentale, parce qu'elle détruit, pensent-ils, les *entités morbides*, qu'elle étouffe le vrai sens médical, qui considère les maladies comme des espèces immuables. Ici je répondrai que cela ne les détruit pas du tout, mais que cela les analyse et les explique [1]. Cette objection peut être faite par les médecins naturalistes, comme les zoologistes peuvent faire la même objection à la physiologie expérimentale en disant qu'elle détruit les espèces zoologiques. Quant à cette objection, elle ne signifie qu'une chose, c'est que la médecine expérimentale n'est pas au même point de vue que la médecine d'observation. J'ai déjà dit que la médecine d'observation est une science naturelle, comme la géologie par exemple, et que la médecine expérimentale est une science expérimentale, comme la chimie. Or, si le chimiste montre que l'aragonite, le marbre est du carbonate de chaux, il ne détruit pas l'espèce du géologue pour cela. Il montre seulement au géologue que ces espèces se reproduisent dans des conditions spéciales (travaux de Daubré, etc.)

De même, le médecin explique et expliquera les maladies, les reproduira ; mais il ne détruira pas les types naturels que les médecins de tous les temps ont observés et observeront [2].

Conclusion : En résumé, je pense qu'on ne peut faire aucune objection à la médecine expérimentale. C'est la médecine progressive que je recommande et je le répète encore une fois, je ne détruis rien ; je ne propose rien ; je ne fais qu'attirer l'attention sur l'évolution scientifique qui s'accomplit autour de nous. Je crois ne faire en cela que mon devoir de professeur au Collège de France, et concourir pour ma part à l'avancement de la médecine scientifique qui arrivera fatalement.

Maintenant, à cela se borne mon rôle. Je sais, comme le Père

1 En effet, la médecine expérimentale considère les maladies comme des mécanismes et non comme des êtres de raison. Cependant on peut voir au fond de ce mécanisme un être vivant, qui donne au mécanisme pathologique un aspect évolutif. Exemple : maladies parasitaires et aussi maladies des éléments organiques qui ne sont eux-mêmes que des espèces de parasites fixes.

2 Il est encore des médecins qui ne veulent pas croire que l'expérimentation peut servir à quelque chose ; ni la physique, ni la géométrie ne sont utiles, ils aiment uniquement les systèmes.

Rapporter à ce propos ce que dit BUFFON dans la préface de HALES et ce que dit HALES dans des vers par lesquels il tape très bien sur ce ridicule des médecins. Rapporter ces vers.

HALES (Stephen) (1677-1761). Physicien, chimiste et naturaliste anglais ; publia notamment en 1727 un ouvrage : *Vegetable Statics,* qui fut traduit par BUFFON en 1735, sous le titre : *La Statique des Végétaux.*

Claude Bernard

Hue, qu'il est difficile de convertir les gens et je n'ai aucunement l'intention de contrarier ceux qui ne veulent pas que la médecine devienne une science et qui aiment mieux agir empiriquement, sans comprendre ce qu'il font. Ils aiment mieux dire « Je guéris la fièvre avec le quina, sans savoir comment, c'est merveilleux ! Je n'y comprends rien et j'en suis bien content ; car, si je comprenais, où serait le merveilleux ? » Au lieu de se considérer comme des savants qui peuvent avoir par l'étude des données précises et déterminées, ils aiment se laisser aller à une sorte de *fantaisisme* et se comparer à un artiste qui suit son inspiration, à un général d'armée qui gagne une bataille [1]. Toutes ces comparaisons sont des puérilités ; il n'y a pas de médecine d'artiste parce qu'il n'y a pas d'œuvre d'art médicale. Je ne m'adresse qu'à ceux qui ont une aspiration scientifique. Je ne m'adresse pas, dis-je, à ceux qui ne veulent pas qu'il y ait une science médicale [2] et qui aiment mieux le nébuleux empirisme. Il y aura encore assez longtemps des obscurités en médecine pour défrayer les médecins anti-scientifiques.

Mais, quoiqu'il en soit, je ne crois pas du tout être prophète en disant que la médecine expérimentale arrive et se développera malgré ses détracteurs, parce que la médecine expérimentale n'est point un système personnel, mais le résultat même de l'évolution naturelle de la science.

Chapitre XII
Médecine expérimentale
SON CARACTÈRE THÉORIQUE
MAIS ANTI-SYSTÉMATIQUE

1°

La médecine expérimentale

---

1 Voyez Zimmermann.

2 Je ne dirai pas comme un grand missionnaire en Chine, le Père Huc : Mon *Dieu qu'il est difficile de convertir les gens !* (citer le texte indien). Je *dirai, quant à moi, pour les médecins, c'est impossible. Ils sont comme ceux dont parle l'Évangile : Oculos habent et non vident, aures habent et non audient.* Il faut y renoncer : c'est comme si l'on voulait faire pousser et fructifier un grain de blé sur une plaque de tôle. Il faut passer outre.

est théorique et non systématique.

La médecine expérimentale a pour caractère essentiel d'être *théorique* (en prenant ce mot dans sa bonne acception) [1], ce qui veut dire qu'elle évite de tomber dans l'empirisme ou dans les excès du rationalisme, tels que doctrines et systèmes. Elle ne s'arrête qu'aux théories qui représentent l'état actuel de nos connaissances, mais qui ne les limitent point.

En un mot, la médecine expérimentale a pour caractère de ne jamais déroger aux préceptes de la méthode expérimentale. Or, la méthode expérimentale veut arriver à donner une bonne théorie des phénomènes connus dans une science.

Ceci demande quelques explications et, avant tout, il faut définir ce que c'est qu'un *système,* une *doctrine* et une théorie.

Pour bien comprendre l'idée philosophique directrice des sciences expérimentales en général et de la médecine expérimentale en particulier, il faut revenir en quelques mots sur un principe fondamental de la méthode scientifique ou expérimentale.

La méthode expérimentale ne commence à exercer son action directrice que dès le moment où l'on sort de l'empirisme pour entrer dans le rationalisme ou dans la science. Or, nous avons dit : on ne sort de l'empirisme que par une idée *a priori* ou hypothétique allant au delà du fait brut. Tout le secret de la méthode expérimentale consiste à ne pas laisser l'idée s'envoler, s'égarer, mais à toujours la ramener aux faits en lui coupant incessamment les ailes à l'aide des ciseaux de l'expérience. Alors on obtient un accord entre l'empirisme et le rationalisme, c'est-à-dire qu'on a un ensemble de notions ou de faits reliés par une idée qui les représente bien, parce que cette idée a été et reste soumise au critérium expérimental. On a alors ce qu'on appelle en science une *théorie.* La théorie de la chaleur, de l'électricité, en physique, ne sont rien autre chose que l'ensemble des expériences sur la chaleur et l'électricité reliées par une idée qui les représente. Mais si la *théorie* représente tous les faits connus, elle n'est toujours qu'une vérité relative et non absolue, de sorte que ce n'est que par hypothèse qu'on peut en

1 Quelquefois, en dit : c'est une science théorique, pour dire c'est une science idéale sans application ; cela veut dire qu'elle est trop théorique, c'est-à-dire qu'il y a excès de rationalisme. Mais il en faut, car, sans rationalisme, il n'y a pas de science.

déduire logiquement des faits nouveaux. De sorte que le précepte de rigueur est de toujours ajouter à la direction logique la vérification expérimentale.

Si l'on ne se soumet d'une manière absolue à ce précepte de la méthode expérimentale, la science est faussée aussitôt et on transforme l'hypothèse devenue maîtresse en un *principe intérieur* exclusivement logique ; c'est ainsi que naissent le système et la doctrine.

Le *système* ou la *doctrine* ne sont rien autre chose qu'une idée théorique dont on ne vérifie plus les déductions logiques. Alors cette idée théorique n'est plus une vérité *relative,* mais une vérité *absolue.*

Les systèmes et les doctrines sont des *erreurs* dans les sciences expérimentales qui ont leurs éléments en dehors de nous. Elles ne peuvent exister que pour les sciences non expérimentales qui ont leur critérium en nous. Mathématique, religion. (Lire : Taine.)

Le système ne diffère de la doctrine qu'en ce que le système est un ensemble clos de connaissances déduites de la théorie, tandis que la doctrine est plutôt déduite de la pratique. La doctrine représente plutôt un ensemble d'opinions qu'un ensemble d'idées.

Cependant, on dit presque indistinctement : des systèmes de médecine ou des doctrines médicales.

La différence capitale que nous devons signaler ici entre la théorie et le système ou la doctrine, c'est que la théorie est expérimentale et qu'elle laisse toujours une voie ouverte au progrès, parce qu'elle se modifie à mesure qu'arrive un fait nouveau. Par le système ou la doctrine, au contraire, la science cesse d'être expérimentale ; elle est considérée comme fondée sur un principe absolu auquel on veut faire plier les faits, au lieu d'être fondée sur une idée relative qu'on met incessamment en accord avec les faits.

2°
La médecine expérimentale est progressive
par cela seul qu'elle est théorique.

La médecine expérimentale est donc une médecine qui est

toujours progressive, parce qu'elle fait des théories sur lesquelles elle s'appuie à mesure qu'elle avance.

La médecine expérimentale reste toujours ouverte à l'admission des progrès qui apparaissent, tandis que la médecine systématique s'oppose à tout ce qui ne rentre pas dans son système. En un mot, les théories sont perfectibles, les systèmes ne le sont pas. Aussi les sciences expérimentales doivent durer toujours, tandis que les systèmes doivent périr. Il arrive souvent que le système ne dure pas autant que celui qui l'a créé. Alors les systématiques se survivent : Broussais, et tant d'autres, se sont survécus. Jamais un expérimentateur ne se survit ; il est toujours au niveau du progrès. Il sacrifie autant de théories qu'il faut pour avancer, comme ce général qui a des chevaux tués sous lui, mais qui avance.

La médecine systématique ou doctrinale, est donc une médecine qui n'admet plus de modifications; son siège est fait ; elle veut faire plier tous les faits à son principe absolu.

3°
La médecine expérimentale n'est pas révolutionnaire
par cela seul qu'elle est théorique.

Avec les théories, il n'y a plus de *révolution* scientifique. La science s'augmente graduellement et sans secousse. Avec les doctrines et les systèmes, il y a des révolutions, parce que des faits d'opposition ou en dehors du système se rassemblent, grandissent en nombre et finissent, quand ils sept les plus forts, par ruiner les systèmes précédents, qu'ils remplacent par un autre système, jusqu'à ce qu'un autre vienne les renverser. (Lire Cabanis, sur la révolution en médecine.)

4°
Rapprochement de la médecine et de la politique.

En politique, il en est de même ; les gouvernements systématiques sont renversés par des révolutions. Un gouvernement théorique ou expérimental, qui modifie ses idées à mesure que les faits se

présent, n'aura plus de révolution [1].

Tout le secret est donc d'appliquer aux sciences politiques, comme à la médecine, le principe des sciences expérimentales, c'est-à-dire qu'elles soient théoriques, au lieu d'être systématiques.

(Citer des exemples afin que tous ces développements soient exprimés aussi clairement que je les conçois.)

Ce sera intéressant de présenter les sciences politiques sous ce jour nouveau. On a souvent comparé la politique à la médecine sous ce rapport ; il faut encore la rapprocher et les mettre toutes deux dans la voie des sciences expérimentales.

En résumé, la médecine expérimentale est une médecine anti-systématique et anti-doctrinale. Elle est progressive, en ce que n'ayant que des *théories* et jamais de systèmes, elle aura toujours besoin d'expérimentation pour vérifier ses vues ou ses idées anticipées, au lieu de dogmatiser et de ramener par la logique scolastique les faits à l'idée préconçue considérée comme absolue [2].

La médecine expérimentale est donc, à ce point de vue philosophique, directement le contre-pied de la médecine telle qu'elle, a existé jusqu'à présent dans les systèmes que l'histoire nous a transmis. C'est pourquoi je dis qu'en proposant la médecine expérimentale, je ne propose pas un système, je propose au contraire la négation de tous les systèmes et le recours incessant à l'expérience pour vérifier la *théorie médicale*. C'est sous ce rapport que la médecine expérimentale est une médecine nouvelle. Mais ce n'est cependant que la médecine scientifique et elle ne saurait exister à d'autres conditions.

Beaucoup de médecins ne peuvent pas comprendre ce que c'est que la médecine expérimentale. Ils croient que c'est la médecine où l'on fait nécessairement toujours des expériences sur les animaux.

1 La politique expérimentale cessera d'être révolutionnaire ; elle s'accroîtra successivement et se perfectionnera sans secousse.

2 Aujourd'hui, les systèmes ne sont plus possibles. J'ai souvent entendu dire à des médecins que les grands hommes manquaient et que c'est pour cela qu'il n'y avait pas de système dominant, en médecine. Cela est absolument faux. Il n'y a pas des systèmes parce que aujourd'hui la science est trop avancée et trop critique pour qu'ils puissent exister, ou au moins pour qu'ils puissent régner d'une manière absolue, même pendant un temps très Court. BROUSSAIS a été le dernier système. Bien entendu qu'ici je ne parle pas des médecines de charlatans : magnétisme, homéopathie, etc.

Non, sans doute ; la médecine expérimentale est caractérisée par un principe philosophique et scientifique qui sert de base à toutes les autres sciences expérimentales.

Lire dans mon *Introduction* les principes philosophiques qui se rapportent aux sciences théoriques et doctrinales.

Chapitre XIII
Médecine expérimentale
SON CARACTÈRE THÉORIQUE MAIS ANTI-SYSTÉMATIQUE (SUITE)

Nous avons dit dans le chapitre précédent que la médecine expérimentale est théorique, c'est-à-dire anti-systématique. Je désire encore insister sur ce sujet par des exemples, car tout le progrès de la médecine scientifique se trouve suivant nous dans l'observation rigoureuse des préceptes de la méthode expérimentale, qui a pour objet de faire éviter les systèmes et les doctrines et de nous faire éviter aussi de tomber dans le mirage des mots, c'est-à-dire dans la foi à certaines expressions, qui veulent nous satisfaire, mais qui, au fond, n'expliquent rien.

1°

La médecine expérimentale
doit être basée sur la physiologie expérimentale,
mais non sur une physiologie systématique.

La médecine expérimentale a pour base la physiologie [1] ; elle ne reconnaît pas deux sciences dans la physiologie et dans la pathologie [2].

1 Dire que la médecine expérimentale doit reposer sur la physiologie, ce ne serait rien dire, car tous les systèmes ou doctrines de médecine reposent sur la physiologie mais sur une physiologie partielle généralisée. En effet, chaque découverte anatomique a fait naître des systèmes de médecine. Exemple : la découverte de la circulation, les Bœrhaaviens, etc.

2 Elle ne reconnaîtrait pas, comme l'empirisme, d'autonomie propre à la médecine en tant que science, comme le veulent certains médecins vitalistes. Pour eux, la physiologie n'aurait presque pas plus de rapport avec la médecine que l'astronomie, par exemple : ils appellent la médecine une science à part et la physiologie quelque

Elle ne reconnaît que des conditions différentes dans les manifestations de la vie ; sans aucun doute, il faut tenir compte de ces états différents, puisque l'un constitue l'état de santé et l'autre l'état de maladie. Mais, au point de vue scientifique, il n'y a pas à chercher deux ordres de sciences, deux ordres de lois. Ce sont les mêmes lois qui se manifestent dans l'état physiologique et dans l'état pathologique, comme c'est la même mécanique qui préside à la démolition des maisons et à leur construction.

En médecine scientifique [1], il faut admettre un parallélisme entre la physiologie et la pathologie et admettre que tout [ce qui] existe pathologiquement aura son explication physiologique. Nous donnerons plus loin des développements à cet égard, car c'est la proposition fondamentale de tout le livre.

Mais, dira-t-on, cette idée n'est pas nouvelle et il y a beaucoup de systèmes en médecine, qui se sont dits fondés sur la physiologie et notamment le système de Broussais qui s'appelait, à cause de cela, *la médecine physiologique*. Cela est très vrai et même j'ajouterai que cela est vrai, non seulement pour Broussais, mais pour la plupart de ceux qui ont fait des systèmes de médecine. Ainsi, la médecine de Galien, la théorie de Stahl, de Boerhaave étaient l'expression des idées physiologiques de ces médecins. Mais il y a une grande différence entre cela et ce que nous voulons dire.

En effet, nous ne disons pas seulement : la médecine doit être fondée sur des notions physiologiques ou sur un système physiologique, mais nous disons : la *médecine expérimentale doit être fondée sur la physiologie expérimentale.*

2°
Critique de la médecine physiologique de Broussais

En effet, pour ne citer qu'un exemple, qui pourrait s'appliquer

---

chose de tout différent.

1 En médecine empirique, cela n'est pas ; au contraire, en admet que l'état pathologique existe comme une science spéciale distincte de la science physiologique. C'est là un point fondamental à développer. (Il faut séparer ces idées et ne pas en prendre plusieurs à la fois pour les développer sans cela il y a confusion.)

à tous les systèmes de médecine, Broussais a voulu établir une médecine fondée sur la physiologie. Mais sur quelle physiologie, sur la physiologie de Brown, adoptée par Broussais et formulée en un certain nombre de propositions, qui sont placées en tête de son traité des inflammations chroniques. Mais ce n'est point là une physiologie progressive, c'est une physiologie finie, une physiologie close, systématisée et ramenant tous les faits à une seule idée, toutes les maladies à une seule explication, Or, nous avons dit que la physiologie expérimentale est anti-systématique. Elle ne se considère jamais comme close ou comme finie. Elle explique ce qu'elle peut expliquer, en soumettant toujours ses explications au critérium expérimental. Elle a des théories qu'elle modifie à mesure que des faits nouveaux se présentent et elle ne veut pas ramener tous les faits à un système. La pathologie ou la médecine expérimentale doit être calquée sur le modèle des sciences expérimentales. Elle doit expliquer par la physiologie expérimentale ce qu'elle peut expliquer et attendre pour ce qu'elle ne peut expliquer [1]. Elle a des théories pathologiques, qu'elle modifie quand les faits l'exigent et elle ne veut pas, comme Broussais et tous les autres systématiques, ramener les faits à une même explication.

Ainsi, il semblerait qu'en disant que la médecine doit être fondée sur la physiologie, nous ne fassions que répéter une idée déjà bien souvent émise. Cependant, je crois que je dis quelque chose de tout à fait neuf, en faisant la distinction que J'ai indiquée précédemment.

Notre définition de la physiologie et de la pathologie expérimentales donne une science médicale tout à fait différente des systèmes de médecine physiologique qui nous ont précédés. D'abord, nous répétons que la médecine expérimentale n'est pas fondée sur un système ; elle est progressive, ne marche qu'à mesure de ses progrès et donne des théories qui expriment les progrès de la science par leur modification même. Ce n'est point une science close, tandis que la médecine de Broussais, que je prends pour exemple parce qu'elle est plus près de nous et mieux connue, était un système clos, fini ; elle devait crouler au moindre progrès, car le _système_ par son essence est immuable, tandis que la _théorie_ au

1 Elle ne défigure pas les maladies ; elle les garde toujours comme des types indestructibles. Tandis que la médecine physiologique systématique les détruit. La médecine expérimentale est donc en rapport avec la médecine d'observation, tandis que la médecine systématique ne l'est pas.

Claude Bernard

contraire est essentiellement perfectible. Jamais une théorie ne croule tout entière ; les faits bien observés subsistent toujours pour soutenir les fondements acquis de la théorie, tandis qu'un système croule tout entier ; les faits eux-mêmes, mal observés et torturés pour être mis au service du système, disparaissent avec lui.

3°
Usage des théories dans les sciences
et dans la médecine expérimentale.

J'ai déjà parlé des caractères des sciences *théoriques* et *systématiques*. J'y vais revenir en quelques mots, parce que c'est un point fondamental, en développant mes idées sur le rôle des théories dans les sciences.

Le grand caractère distinctif de la théorie et du système ou de la doctrine, c'est que le système est immuable, c'est un tout fini, un système en un mot, tandis que la théorie est toujours ouverte au progrès que lui ajoute l'expérience. Elle n'est considérée immuable que par hypothèse et afin d'appeler des faits contradictoires pour savoir si elle y résistera ou si elle y succombera.

La théorie dure tant qu'elle résiste à l'expérience ; elle se modifie et change le jour où elle est vaincue par les faits de l'expérience. Il en résulte donc que les théories ne sont que des idées provisoires que nous nous faisons des choses dans un état donné de nos connaissances. Il suit de là aussi que les théories doivent, à mesure que nos connaissances avancent, non pas disparaître, mais s'étendre et se modifier dans l'expression de l'idée elle-même, de sorte que les faits ne changent pas, mais l'idée change. En science expérimentale, il faut donc changer d'idées et c'est le signe du progrès ; plus la science est jeune, plus les idées changent souvent et cela indique une vitalité plus grande de la science, car la vie est en raison de la rapidité du mouvement des idées ou de leur action. Quand la science vieillit, les théories sont plus stables et changent moins et il arrive que certaines théories sont presque immuables. Le progrès consiste donc à chercher à détruire la théorie. Le systématique, au contraire, cherche à tout ramener à son système, se croit déshonoré s'il change d'opinion, tandis que l'expérimentateur s'en réjouit. D'ailleurs, une théorie, qui est changée, meurt au champ d'honneur ; elle a sollicité des faits nouveaux qui l'ont tuée, mais qui ont fait avancer la science.

Chapitre XIV
But de la médecine expérimentale

Le but de la médecine expérimentale ainsi que celui de toutes les sciences expérimentales, est de parvenir au *déterminisme* des phénomènes afin de pouvoir agir sur eux ; sans cela il n'y a pas de science, il n'y a que de l'empirisme.

(A)
La médecine expérimentale comme toutes les sciences expérimentales tend à l'action ; son but est pratique.

La médecine expérimentale, en tant que science expérimentale, a un but qui se traduit par *l'action*. Par son essence même, elle est donc active ou *pratique*. Elle répond directement au problème que se sont posé les médecins de tous les temps : agir sur le malade, c'est-à-dire sur la santé et sur la maladie.

La médecine expérimentale ne séparant pas l'étude de l'état normal de l'état anormal, elle voudra conserver l'un (la santé et détruire l'autre (la maladie). L'hygiène et la thérapeutique ressortent donc comme deux corollaires nécessaires de la médecine expérimentale. Par son but même, la médecine donne donc une réponse directe à ceux qui la traitent de médecine idéale, impossible, utopiste...

(B)
La médecine expérimentale peut atteindre le but qu'elle poursuit.

La médecine expérimentale peut atteindre le but qu'elle poursuit, c'est-à-dire qu'elle peut avoir la prétention d'être une science expérimentale. En effet, elle n'est pas, comme l'astronomie, condamnée à observer des phénomènes qui sont hors de sa portée et sur lesquels elle ne pourra jamais avoir d'action. La médecine expérimentale existe virtuellement, par cela seul qu'elle peut modifier empiriquement l'organisme vivant de l'homme et des animaux. Or, personne ne conteste cette puissance actuelle de la médecine ; on peut tuer, empoisonner des êtres vivants avec des agents d'une énergie épouvantable ; on peut modifier les phénomènes vitaux en diminuant les doses ou en employant des modificateurs moins violents. Le médecin expérimentateur possède donc les armes avec lesquelles il devra agir ; il n'a qu'une chose à faire, c'est de sortir de l'usage empirique qu'il en a fait jusqu'à présent et d'arriver à donner des bases scientifiques à la thérapeutique. En un mot, il a les armes ; il n'a qu'à apprendre par la science à s'en servir.

Nous ne poursuivons donc pas un but chimérique en voulant fonder la médecine expérimentale. En voulant *déterminer* à l'aide des modificateurs (poisons) les lois des phénomènes de la vie, nous attaquons directement le problème de la thérapeutique.

1 ° Du but que se propose la médecine expérimentale :
le même que dans toutes les sciences expérimentales ; connaître les causes prochaines des phénomènes, c'est-à-dire leurs conditions d'existence.

Le but de la méthode expérimentale appliquée à la médecine est le même que celui qu'elle se propose dans toutes les autres sciences. Partout cette méthode a pour objet de remonter expérimentalement aux causes prochaines des phénomènes, c'est-à-dire à faire connaître leurs conditions d'existence.

Dans toutes les sciences, cette connaissance, qui est le fruit de la méthode expérimentale, conduit aux mêmes résultats. Elle nous permet de provoquer ou d'empêcher, suivant notre volonté, l'apparition des phénomènes ; elle nous permet de les prévoir, de nous y soustraire ou de les rechercher suivant notre intérêt. Nous sommes alors, comme nous le disons, maîtres de ces phénomènes ; nous en avons trouvé la loi et nous étendons ainsi notre puissance sur la nature. Les conquêtes modernes des sciences physico-chimiques ne sont pas autre chose que l'application des lois trouvées par la méthode expérimentale.

La médecine expérimentale devra donc nous amener à connaître expérimentalement les conditions d'existence des phénomènes de la vie soit à l'état physiologique, soit à l'état pathologique. Quand nous serons parvenus à connaître ces conditions et leur loi, il nous sera seulement permis d'espérer de diriger ces phénomènes eux-mêmes suivant notre volonté et notre intérêt.

Mais, pour arriver à cette connaissance des conditions d'existence des phénomènes vitaux, est-il nécessaire de connaître le principe de la vie dans son essence, de saisir la cause première de la vie ? Non, sans aucun doute. Pas plus que pour connaître les lois de la vapeur, et se rendre maître des phénomènes qui en dépendent, il n'a fallu connaître l'essence de la flamme et du feu. Dans les sciences biologiques aussi bien que dans les sciences physico-chimiques, l'a connaissance de la cause première ou métaphysique n'est pas nécessaire. C'est la cause prochaine ou physique qu'il importe de connaître. C'est par elle seule que nous pouvons atteindre les phénomènes naturels et les diriger.

En effet, quelle que soit la cause première du monde, ne voyons-nous pas à sa surface que tout se passe suivant certaines conditions matérielles déterminées qui, si elles ne sont pas la cause du phénomène en lui-même, sont certainement les conditions de sa manifestation. Or, c'est tout ce qu'il nous en faut, dès que nous avons le pouvoir de régler le phénomène, sinon en l'atteignant dans sa cause première, immatérielle, au moins en agissant sur les conditions matérielles de sa manifestation. Les phénomènes de la vie, aussi bien que tous les autres, sont enchaînés à des conditions matérielles que nous devons chercher à connaître et sur lesquelles nous devons chercher à agir.

En un mot, tout se réduit, dans toute science, à connaître expérimentalement les conditions matérielles de manifestation des phénomènes. Ce sont ces conditions seules qu'il faut étudier. Ce sont les lois d'action de ces causes qu'il faut rechercher parce qu'elles nous donnent le rapport ou la loi qui existe entre la cause et l'effet.

Claude Bernard

On concevra que dans les sciences les plus simples, le but que se propose la méthode expérimentale soit plus parfaitement atteint que dans les sciences plus complexes. C'est en astronomie ou en mécanique que les lois générales sont le mieux connues. Mais cela n'empêche pas qu'on puisse, en physique et en chimie, avec des lois moins générales, régir et prévoir un grand nombre de phénomènes. C'est sans contredit en biologie que les phénomènes sont le plus complexes et que leurs conditions ou causes prochaine a sont le plus difficiles à déterminer ; mais cela n'empêche pas que ces conditions soient toutes matérielles, soit qu'elles tiennent à l'organisme, soit qu'elles tiennent à certaines conditions extérieures. Seulement il y a une complexité immense dans toutes ces conditions, ainsi que nous le verrons plus loin. Ce n'est que par une analyse encore entourée des plus grandes difficultés qu'on peut arriver à comprendre qu'il y a des éléments histologiques sur les propriétés desquels on pourra établir les lois futures de la biologie. Ces éléments vivent dans un milieu spécial à l'être vivant (sang). Or, nous pouvons espérer modifier ce milieu par J'alimentation et par les fonctions des premières voies et, par suite, les manifestations biologiques des éléments. C'est sur ce principe et cette possibilité que se trouve fondée, comme nous le verrons plus tard, toute la médecine expérimentale.

Le médecin savant doit donc avoir en vue le même but que tous les autres savants. Il doit rechercher les causes prochaines des conditions d'existence des phénomènes vitaux et avoir pour objet d'arriver à déterminer les lois de ces phénomènes afin de les prévoir et de les diriger, soit en les soustrayant aux causes perturbatrices, soit en les plaçant dans des conditions réparatrices, quand ils ont été troublés ou altérés.

Le médecin peut aussi bien se rendre maître de la nature vivante que le physicien et le chimiste se rendent maîtres de la nature morte. La vie n'est pas un empêchement à cette connaissance et à cette possibilité d'influence, car ce n'est pas elle qu'il s'agit de connaître

il s'agit seulement de déterminer quelles sont ces conditions matérielles de manifestation, soit à l'état physiologique, soit à l'étai pathologique. Or, quelle que soit la nature de la force vitale, on peut dire qu'elle ne diffère pas des forces brutes, en ce sens qu'elle est enchaînée comme elles, dans ses manifestations, à des conditions matérielles fatales ou déterminées par des lois. Il n'y a pas de doute à conserver à cet égard. Ne pouvons-nous pas déjà arrêter, détruire, suspendre ou modifier les phénomènes de la vie à l'aide de divers agents ? Seulement il nous manque de connaître les lois de ces phénomènes, ce qui nous empêche de prévoir avec certitude toutes les modifications que les phénomènes peuvent éprouver à l'état physiologique et pathologique. C'est donc le même but que poursuit la médecine expérimentale aussi bien que la physique et la chimie : c'est de prévoir les phénomènes, afin de s'y soustraire ou de les diriger par la connaissance de leurs lois.

Ce n'est que par une locution qui flatte notre orgueil que nous arrivons à dire qu'alors nous maîtrisons la nature. Nous ne sommes pas en effet les maîtres ; nous ne faisons qu'obéir en croyant commander. Le mécanicien, qui est sur sa locomotive, ne dirige la matière qu'autant qu'il se soumet servilement et scrupuleusement aux lois de la vapeur que la science expérimentale lui a appris à connaître. S'il voulait s'écarter de cette loi et faire agir autrement les phénomènes naturels, immédiatement il serait victime de son audace. Un chimiste qui fait un corps composé nouveau ne commande pas à la matière de se grouper suivant sa volonté. Il ne fait que se placer dans les conditions où l'expérience lui a appris que ces corps pouvaient se combiner et produire le composé qu'il veut obtenir. De même, le médecin et le physiologiste n'arriveront à se rendre maîtres des phénomènes de la vie qu'en connaissant les lois de la santé et de la maladie et en plaçant l'organisme dans les conditions où les phénomènes morbides ne pourront pas survenir ou dans des conditions où ils pourraient disparaître une fois produits.

De même que le physicien et le chimiste, le médecin, dans ces cas, ne maîtrisera pas la nature, mais lui obéira servilement, s'il peut avoir le bonheur de découvrir la loi.

Le médecin, comme on le voit, ne commandera ni plus ni moins aux lois de la vie, que le physicien ne commande à la nature brute.

2° Cette idée est ancienne dans la médecine :
on l'a abandonnée pour un traitement aveugle, empirique, et

quand même, pour les exigences de la pratique, on croit pouvoir agir sur la nature et lui commander.

Le but que j'assigne ici à la méthode expérimentale et le rôle que je trace au médecin qui ne doit chercher qu'à découvrir les lois de la nature afin de les suivre pour agir sur l'organisme, soit pour empêcher la maladie ou pour la guérir, tout cela n'est point une découverte de ma part. Ce sont des vérités aussi anciennes que la médecine elle-même. Les médecins grecs et tous les grands médecins, tous les philosophes et tous les savants, ont répété que le médecin ou le savant n'est que le ministre et l'interprète de la nature.

On trouve dans Hippocrate : *Médicus naturae minister et interpres ; quidquid meditetur et faciat, si natura non obtemperat, naturae non imperat.*

Baglivi a dit plus brièvement : *Medieus naturae non imperat nisi parendo.*

Dans Bacon, on trouve, à la première page du *Novum, organum,* dans les aphorismes sur l'interprétation de la nature, la même pensée exprimée comme étant le fondement de toute prétention scientifique ; il la résume dans ces mots : On *ne peut vaincre la nature qu'en lui obéissant.*

La fameuse phrase d'Ambroise Paré : Je *le pensay, Dieu le guarit,* n'est encore que l'expression de la même idée, à savoir que le médecin ou le chirurgien place par son pansement ou son traitement le malade dans les conditions où la guérison peut survenir naturellement.

Dans ses recherches médico-philosophiques, Gall montre que dans la guérison des maladies, l'homme ne doit chercher par l'art qu'à imiter la nature.

Je pourrais faire mille autres citations semblables et tout cela n'est que la doctrine hippocratique, comme nous le verrons plus tard.

Le chimiste, le physicien imitent la nature, comme le médecin et le naturaliste doivent le ' faire. Il y a dans les corps bruts des qualités qui les portent à se réunir, à se grouper, à se détruire, à changer d'état. Le physicien et le chimiste se fondent sur l'étude de

142

ces qualités pour les utiliser en les suivant. Il y a pour le naturaliste dans les êtres vivants des tendances naturelles qui leur donnent telles ou telles dispositions. Le naturaliste doit savoir utiliser ces dispositions naturelles qu'il favorise pour modifier les organismes. Quand on agit par sélection sur les animaux ou les végétaux, on n'agit pas autrement qu'en suivant les tendances que la nature indique déjà. Mais il y aurait encore quelque chose de plus à faire. Il faudrait remonter aux causes prochaines de ces tendances, déterminer les modificateurs qui peuvent les déterminer, soit en agissant sur les parents au moment de la conception ou antérieurement, ou sur le produit de la conception même pendant son évolution. Cette étude aurait une grande importance pour déterminer les conditions de ces dispositions naturelles qui sont d'ailleurs souvent héréditaires. Enfin, dans les maladies, il en est qui naturellement guérissent, d'autres qui ne guérissent pas. Le médecin doit donc chercher à connaître le mécanisme naturel de la guérison et celui de la mort afin d'imiter le premier et d'éviter le second. Hippocrate avait émis la doctrine des crises, c'est-à-dire qu'il disait avoir remarqué que la nature produisait la guérison par une modification organique constituant en général une évacuation.

Or, il cherchait à imiter la nature et à provoquer artificiellement cette crise salutaire, quand elle ne survenait pas naturellement. Maintenant, que l'on discute sur l'application du principe que la crise soit l'effet de la guérison et qu'elle n'en soit pas la cause, il est impossible d'arriver du premier coup à la détermination exacte de phénomènes aussi complexes. Seulement je veux dire que le point de vue est entièrement conforme aux principes d'après lesquels les savants doivent se diriger. A ce propos, je ne comprends pas pourquoi on a décoré le principe de la médecine hippocratique, qui a pour but d'imiter la nature, du nom de naturisme. Mais, à ce titre, tous les physiciens et tous les chimistes sont des naturistes. Il n'y a donc pas lieu de confondre cette tendance scientifique qui n'est autre chose que la tendance expérimentale avec une infinité d'autres appellations systématiques qui ne sont que les produits d'une imagination déréglée.

Aujourd'hui les médecins ont bien dévié des principes de la médecine hippocratique, voire même et surtout ceux qui se flattent le plus d'être hippocratistes. On ne se préoccupe plus guère de connaître et d'étudier l'évolution naturelle des maladies. On commence par les traiter et on est convaincu, d'après des idées théoriques qu'on s'est faites sur un aveugle empirisme, qu'on peut agir sur les maladies, les juguler, les détruire, les guérir. Ce serait là le premier point à savoir dont on ne se préoccupe guère. Je ne nie pas que l'empirisme n'ait amené à connaître quelques substances qui sont réputées être efficaces dans certaines maladies. Mais il est probable que s'il en est ainsi ces substances efficaces ne feront que déterminer les conditions naturelles de la guérison. Je ne pense pas qu'on puisse admettre qu'il y a des neutralisants d'actions morbides pas plus que des contre-poisons réels ; il n'y a que des conditions qui favorisent ou gênent la marche des phénomènes morbides vers la guérison.

L'idée de maladie est une idée abstraite qu'on s'est faite d'un ensemble de phénomènes morbides. On ne peut pas agir sur la maladie qui est une entité, mais seulement sur les conditions qu'on peut rendre favorables ou défavorables pour le développement du phénomène vital, physiologique ou morbide.

De même que le physicien ne peut pas agir sur la vapeur, sur l'électricité, sur la chaleur, mais seulement sur les conditions qui produisent ces phénomènes, de même le médecin ne peut agir que sur les conditions qui produisent les maladies et les enlever pour les faire cesser par le retour des choses à l'état naturel. Mais ces développements auront ultérieurement leur place.

Bien que les principes de la vraie médecine expérimentale aient été proclamés depuis longtemps, on les a complètement abandonnés pour tomber dans un empirisme aveugle ou égaré par des fausses vue de l'esprit.

Dans toutes les sciences, l'empirisme fondé sur l'observation de la nature a nécessairement changé pour, arriver à l'état de science et à la période de science proprement dite. Souvent ces sciences se sont longtemps égarées dans leur route; mais elles marchaient tout de même. La physique et la chimie marchaient toujours et progressaient aux temps des alchimistes et des sorciers.

La médecine n'a pas d'autre marche à suivre ; seulement elle est en retard sur les autres sciences à cause de la complexité des phénomènes. Elle est encore plongée dans l'empirisme, mais elle marche toujours en avant. Les aspirations expérimentales apparaissent de divers points et il ne faudrait encore que quelques efforts pour la pousser définitivement dans cette voie qui seule peut la conduire au but désiré.

Nous devons donc reconnaître que l'idée de la médecine expérimentale se trouve déjà chez les Grecs et qu'elle a été conçue et reproduite par les grands médecins de toutes les époques. Nous devons la développer avec les notions scientifiques que nous possédons aujourd'hui. Nous verrons de cette manière quelles sont les ressources dont nous disposons pour constituer la médecine actuelle et la médecine de l'avenir.

*

* *

Après avoir déterminé aussi clairement que possible le but que la médecine expérimentale doit se proposer d'atteindre, voyons ce que nous pouvons faire dans l'état actuel de nos connaissances pour y arriver.

Afin de bien comprendre l'état actuel de la médecine, il faut jeter un coup d'œil sur le passé afin de mieux concevoir ensuite l'avenir.

Toutes les sciences sont nées de l'intérêt que l'homme a eu à observer ce qui l'entoure. Or, sous ce rapport, la médecine doit être la plus ancienne de toutes les sciences, en ce sens que l'homme a eu intérêt à conserver sa santé et à se guérir des maux qui l'ont affligé. Les sciences ont donc existé avant les savants : la médecine, comme dit Sydenham, a aussi existé avant les médecins. Ce n'est que lorsqu'une certaine masse de connaissances et d'expériences ont été accumulées que des hommes se sont occupés spécialement de ces notions dont l'application est devenue non pas encore une science, mais un art, c'est-à-dire une pratique empirique guidée par un sentiment plutôt que par un raisonnement sûr. La physique, la chimie ont été des arts avant d'être des sciences. La médecine a donc dû être art avant de passer à l'état de science. Les arts proprement dits, tels que la peinture, la musique, peuvent aspirer à passer à l'état de science quand la nature du sens humain sur lequel ils sont basés nous sera connue. On a déjà des théories physiques de la musique, mais nous en sommes loin. Toutefois, c'est ainsi qu'il faut concevoir les choses dans l'avenir, mais il faut que les conditions d'existence de la musique et de la peinture, c'est-à-dire le sentiment humain, nous soient connues scientifiquement.

Pour en revenir à la médecine, elle a donc, comme toutes les sciences, été fondée par un assemblage d'observations et d'expériences relatives à la santé de l'homme. Le premier recueil de ce genre que nous possédons sont les écrits hippocratiques et on nous représente les malades mettant des écriteaux à leur porte, etc.

La médecine, qui est l'art de guérir, a dû présenter de suite deux faces en rapport avec son but, reconnaître une maladie et la guérir. Il a donc fallu avoir le diagnostic, c'est-à-dire la partie descriptive qui fait reconnaître, diagnostiquer la maladie, et la partie curative qui fait prévenir ou guérir la maladie.

Ces deux parties sont distinctes au même titre que la minéralogie est distincte de la chimie. La partie descriptive des maladies n'apprend rien sur leur guérison, de même que la zoologie et la botanique descriptives apprennent à reconnaître les animaux, à les classer, mais ne nous enseignent rien touchant la nature de ces êtres, le mécanisme de leur vie et de leur mort. La médecine descriptive est donc en dehors de la médecine expérimentale ; cette dernière seule doit nous instruire sur le mécanisme des maladies, et, à l'aide de ces lois, arriver à les prévenir et à les guérir.

L'histoire des maladies, dit Baglivi, doit être distinguée de la partie curative. La première est une science particulière et consiste dans une description claire et exacte des maladies, telles qu'un soigneux et judicieux observateur les remarque dans leur commencement, leur augmentation, leur force, leur déclin et leur fin. La médecine curative peut retirer beaucoup d'utilité des autres sciences et surtout de celles avec qui elle a quelque rapport et qui en sont comme les branches, telles que la chimie, la botanique, la connaissance des six choses naturelles, la philosophie expérimentale, l'anatomie et autres semblables. Toutes ces sciences peuvent beaucoup servir à perfectionner la méthode et à tirer des indications curatives des moindres circonstances. (Préface de Sydenham, p. XXIII.

Nous verrons dans un coup d'œil rétrospectif qu'il y a des médecins qui se sont plus spécialement occupés de l'une ou l'autre partie de la médecine ; ceux qui se sont plus spécialement occupés de la partie descriptive sont désignés sous le nom de nosologistes.

Dans Hippocrate, la description des maladies est excellente, elle est encore fidèle aujourd'hui, ce qui prouve que la pathologie est aussi invariable que la physiologie.

Cependant il y a des maladies qui paraissent avoir disparu et d'autres apparu. Sont-ce des transformations de maladies ? Sont-ce des maladies fossiles ?

Hippocrate attribue la production des maladies au froid ou au chaud, au sec, à l'humide, ce qui veut dire, en d'autres termes, qu'il attribue les maladies aux influences extérieures, ce qui est vrai. Il faut admettre, en effet, que l'homme n'est pas fait pour être malade. La maladie primitivement ne devait pas exister dans l'organisme ; elle s'y est logée plus tard et a pu devenir héréditaire, mais elle a dû naître de certaines influences extérieures, de certaines modifications du milieu. Nous verrons plus tard que le milieu immédiat, le sang, joue le plus grand rôle dans la production des maladies, ainsi que les nerfs qui vont modifier le sang.

Mais le plus grand mérite de la médecine hippocratique, c'est d'avoir vu que la nature a de la tendance à guérir les maladies. En effet, la maladie n'est qu'une perturbation un écartement de la normale qui tend à y rentrer comme une branche qui a été ployée tend à revenir, comme une race modifiée revient par atavisme. La fièvre était considérée comme destinée à éliminer la cause morbide.

Hippocrate avait cru remarquer que le retour de la maladie à la santé était indiqué par une évacuation ou un phénomène particulier qu'il appelait crise. Il s'agissait d'imiter la nature et produire artificiellement la crise soit par la saignée, soit par la purgation, etc.

C'était là une marche essentiellement scientifique.

Arriva ensuite Galien qui créa l'humorisme. C'est un point de vue qui est aussi vrai. Car le sang et les humeurs forment le milieu organique. Les sécrétions sont destinées à faire le sang, les excrétions destinées à le purifier. (Donner l'analyse de la médecine de Galien.) Les évacuants constituaient la thérapeutique. C'est une autre idée qu'Hippocrate, c'est-à-dire qu'on croit pouvoir agir sur l'organisme en évacuant la cause morbide. C'est une cause morbifique qu'il faut combattre.

Les médecins hippocratiques et galéniques ont longtemps régné (parler des autres systèmes). Enfin, en même temps que la médecine se développait, les autres sciences destinées à l'expliquer se sont développées. Il y a eu d'abord des nosologistes, Sauvage, Cullen, etc. Plus récemment Pinel, qui a voulu appliquer la méthode naturelle de de Jussieu, comme Cuvier l'avait appliquée à la zoologie, puis des hommes qui ont perfectionné le diagnostic. Mais on a abandonné l'idée de force et on a cherché, comme pour la physiologie, à rattacher les symptômes à une cause organique.

La science s'est ainsi successivement constituée. L'empirisme a produit les recettes ; on tombe alors dans la routine, comme les Chinois ; c'est une science qu'on peut transmettre, d'où religion, d'où sorcières. C'est Paracelse qui représente ce côté [1].

*

* *

La médecine a été diversement définie à diverses époques suivant que les médecins étaient nosologistes ou placés à des points de vue théoriques divers. La médecine, a dit Hippocrate, est l'adjonction de ce qui manque, et le retranchement de ce qui redonde. Suivant Hérophile, la médecine est la science des choses qui sont bonnes à la santé, ou qui lui nuisent ou qui sont indifférentes. C'est l'art de conserver la santé présente, dit Galien, et de rétablir celle qui est altérée. Fr. Hoffmann définit la médecine l'art d'utiliser les principes physico-mécaniques pour conserver la santé de l'homme et la rétablir quand elle est perdue.

Une maladie étant donnée, dit Pitcairn, trouver le remède.

Pinel, qui considérait la médecine comme une partie de l'histoire naturelle et qui n'envisageait que la classification des maladies, a donné la définition suivante : une maladie étant donnée, trouver sa place dans un cadre nosologique.

La médecine est l'art qui a pour but la conservation de la santé et la guérison des maladies (Brown).

1 Donner un historique dans lequel on verra le développement de la médecine nosographique, diagnostic, traitement. (Note de Claude Bernard)

On voit donc que la physiologie, la pathologie et la thérapeutique renferment toutes les données des problèmes que le médecin est appelé à résoudre. Seulement il sera nécessaire que nous établissions bien que toutes ces notions sont connexes, s'appuient les unes sur les autres et reposent sur une base scientifique, au lieu d'être, comme certains médecins le pensent, des choses complètement séparées les unes des autres et devant être fondées sur des principes scientifiques distincts.

Pour édifier une science quelconque, il faut toujours chercher à rattacher les phénomènes à des conditions matérielles déterminées exactement et liées dans un rapport nécessaire de cause à effet.

Au début et dans les temps héroïques de l'humanité et des sciences, on personnifiait les phénomènes *naturels*. *Chaque* phénomène avait son dieu : Jupiter lançait la foudre, Pluton dirigeait les volcans, Cérès les végétaux, etc. Toute la nature était régie par une volonté supérieure. Peu à peu l'observation nous a montré que tous ces phénomènes étaient liés avec les conditions matérielles dans lesquelles ils se produisent. La physique et la chimie se constituèrent et prouvèrent que l'explication de tous ces phénomènes n'était que l'histoire des propriétés des corps et de la matière.

La médecine a passé par les mêmes phases. Les maladies furent d'abord considérées comme des châtiments du ciel ; la vie et les maladies furent regardées comme des résultats de forces spéciales, d'entités, d'archies. Enfin, on finit aussi par rattacher les phénomènes vitaux et morbides aux propriétés de la matière qui constitue les organismes.

On a disséqué successivement des cadavres d'animaux (Galien) et d'hommes (Vésale) pour expliquer par la structure du corps les phénomènes. Enfin peu à peu l'anatomie est devenue la base de la physiologie. Les connaissances anatomiques ont été résumées par Haller et il a dit : « La physiologie n'est pas autre chose que les organes du corps en jeu : *anatomia animata*. »

L'anatomie, c'est-à-dire la disposition et la structure des organes, l'étude de la matière organisée du corps est donc devenue pour le physiologiste ce qu'est l'étude des corps bruts pour le physicien et le chimiste. Les uns et les autres ont cherché à se rendre compte des phénomènes dont la matière est le siège par les propriétés même de cette matière. Mais ici une différence se présente immédiatement entre les corps bruts et les corps vivants. La matière brute ne se présente jamais à l'état de cadavre et ses propriétés sont toujours les mêmes, tandis que la matière organisée dans le cadavre d'un être vivant n'a plus conservé qu'un certain nombre de propriétés et a perdu celle de la vie. Aussi Haller avait déjà distingué dans la matière organisée les propriétés physiques mortes et les propriétés vitales.

Dans les êtres vivants d'ailleurs, comme dans la nature brute, l'observation et l'expérience étaient les seules sources de nos connaissances. On ne peut induire que par suite d'observations et d'expériences antérieures.

L'anatomie cadavérique, jointe à l'observation sur le vivant, pouvait bien déjà donner un certain nombre de notions, mais cela était insuffisant.

Depuis longtemps on avait senti la nécessité, pour pénétrer dans le jeu de ces organes cachés, de disséquer non pas seulement le mort, mais le vivant. De là sont nées les vivisections qui ont marché parallèlement avec l'anatomie. L'anatomie cadavérique ne saurait suffire, car, aussitôt après la mort, les phénomènes se modifient. Non seulement les propriétés vitales des tissus s'éteignent, mais les propriétés physiques des tissus se modifient. Par exemple, dans la vie le globule du sang contient de la potasse ; après la mort, il s'imbibe de soude. Les liquides se diffusent autrement. Exemple : la bile sort de la vésicule, le sucre y entre ; l'estomac se digère. Donc il y a des imbibitions cadavériques parce que les liquides sont en repos et que les épithéliums sont physiquement modifiés.

Donc, pour étudier les propriétés des tissus, il faut les étudier même pendant la vie ; le cadavre ne peut donner d'idée exacte sur rien [1].

Galien et les physiologistes expérimentateurs qui l'ont suivi ont cherché à déterminer sur le vivant les usages des diverses parties de l'organisme. L'anatomie n'apprend que fort peu de chose ; C'est toujours l'anatomie du vivant qui apprend le plus et cela se conçoit : les propriétés vitales étant enlevées, il ne reste plus que le cadavre

1 L'anatomo-pathologiste Cruveilhier avait déjà dit : La science du cadavre n'est pas la science de la vie.

de l'organe qui ne peut donner que d'une manière insuffisante l'idée de la fonction.

On a donc cherché à expliquer la fonction normale par la structure normale des organes ; mais on a aussi compris qu'il fallait expliquer l'état anormal, c'est-à-dire la maladie par une modification dans la structure des organes, c'est-à-dire par l'anatomie anormale. De là est née l'anatomie pathologique qui a eu Morgagni et Bonnet pour premiers représentants. Depuis cette époque les anatomies normale et pathologique ne se sont jamais séparées et on a toujours cherché dans les propriétés régulières ou irrégulières de la matière organique l'explication des phénomènes réguliers ou irréguliers de la vie. On dut nécessairement pour mieux analyser le corps et ses fonctions, le séparer en diverses parties, appelées organes et dont on a cherché à déterminer les fonctions et les maladies.

Mais, de même que les chimistes reconnurent vers la fin du siècle dernier que dans tous les corps si variés de la nature il entre un certain nombre de corps simples qui sont assez limités, mais dont les combinaisons sont immenses, de même les anatomistes et les physiologistes reconnurent que dans les organes complexes il entre un certain nombre de tissus simples doués de propriétés spéciales. Bichat fonda ainsi l'anatomie générale, aussi bien au point de vue physiologique qu'au point de vue pathologique.

Depuis cette époque cette science a marché. Des instruments auxiliaires, le microscope, des réactifs chimiques sur le microscope ont fait pénétrer plus avant que Bichat dans la texture des tissus. On a trouvé que dans tous ces tissus divers il y a un élément commun qui se transforme, la cellule, qui est le principe initial de toute organisation. Schleiden créa la théorie cellulaire. Plus tard, Muller montra que dans la formation des altérations pathologiques il en est de même. Enfin, dans ces derniers temps, Virchow a généralisé la théorie cellulaire à l'état pathologique. De telle sorte qu'aujourd'hui on a poussé la recherche des phénomènes physiologiques et pathologiques jusque dans les éléments qu'on appelle histologiques, de même que les chimistes ont poussé l'étude des corps jusque dans la détermination. Toutefois, ainsi que nous le verrons, il y a une grande différence entre l'élément chimique et l'élément histologique ; ce dernier serait une espèce.

Claude Bernard

Mais, aussi loin qu'on pousse l'analyse de la matière pour morceler et simplifier les phénomènes afin de chercher à trouver le phénomène le plus simple, il reste toujours la même difficulté. C'est de savoir ce qu'est la propriété vitale, quels rapports elle a avec les propriétés physiques de la matière. Le problème ne change pas parce que la matière organisée diminue de volume ; seulement il sera plus facile à analyser dans l'élément histologique que dans l'organisme tout entier. Nous examinerons plus loin ces questions avec soin ; il nous suffira de voir pour le moment que l'analyse successive des phénomènes de la vie, et de l'organisme qui en est le siège nous a amené à l'élément histologique sur lequel reposent actuellement les explications. J'ai montré depuis plusieurs années que c'est le terrain commun où il faut placer la physiologie, la pathologie et la thérapeutique. Il est impossible de séparer ces trois parties ; elles sont l'expression des mêmes éléments organiques dans des conditions différentes et les explications physiologiques, pathologiques et thérapeutiques ressortent de l'étude des propriétés des mêmes éléments. Seulement, il y a des complications croissantes et l'état physiologique est relativement plus simple que l'état pathologique. Mais, pour le médecin et le physiologiste, l'un ne doit pas différer de l'autre, en ce sens que la physiologie et la pathologie ne constituent pas deux sciences distinctes, mais deux branches de la même science. C'est ce qu'il s'agit d'abord d'établir. En résumé, la science a d'abord constaté les phénomènes ; elle leur a donné des causes métaphysiques personnifiées sous des noms individuels ou par le nom de forces générales, indépendantes de la matière. Enfin, elle est arrivée à chercher les causes dans les propriétés de la matière. Dans cette marche, la science s'est divisée de plus en plus ; elle a morcelé, analysé et créé une science avec des ramifications de plus en plus nombreuses. La division successive des problèmes scientifiques et des sciences qui arrivent ainsi assez vite aux spécialités est donc une marche naturelle de l'analyse scientifique que l'infirmité de notre esprit rend nécessaire. L'infirmité de notre esprit nous force à morceler et à analyser ainsi les phénomènes pour les simplifier et en saisir plus facilement les conditions, mais on ne saurait considérer que ce sont des divisions réelles. Les divisions des sciences sont notre œuvre ; elles sont calquées sur la nature et la faiblesse de notre esprit mais, au fond, il n'y a qu'une seule science, qu'un seul absolu que nous voulons trouver.

De sorte que, si l'infirmité de notre entendement nous porte à morceler et à spécialiser pour mieux comprendre les choses, la tendance de notre esprit vers les causes nous porte à généraliser et chercher par cette analyse même la loi qui nous représente la cause idéale que nous cherchons et que nous cherchons à généraliser de plus en plus et en réduisant, comme dit Hegel, le non-identique à l'identique [1].

Donc, nous ne devons pas rester dans les spécialités, et d'ailleurs toute spécialité n'est utile que quand on comprend la généralité. Malheureusement, en médecine, il y a des spécialités qui ne sont que de la routine empirique. En un mot, il n'y a donc qu'une science médicale unique et toutes ces chaires multiples ne se séparent que pour la facilité de l'enseignement. Mais il faut bien savoir que tout converge vers une même solution et que pour la médecine, par exemple, l'état normal est absolument inséparable de l'état patholo-gique.

*

* *

3° Le médecin doit connaître trois choses:

1° conditions de la santé - pour l'entretenir; 2° conditions de la production des maladies - pour les empêcher; 3° conditions de la guérison des maladies - pour les provoquer. D'où physiologie expérimentale pathologie expérimentale, thérapeutique expérimentale.

La première chose qu'il faut admettre en médecine scientifique et expérimentale, c'est que la physiologie, la pathologie et la thérapeutique sont connexes et inséparables. J'ai trop souvent exposé ces idées pour qu'il soit nécessaire d'y insister beaucoup ici.

---

1 Le langage scientifique étant précis, la science sera faite, a dit Lavoisier après Condillac. C'est le contraire, c'est-à-dire que la science étant faite, le langage sera fait. C'est pourquoi les nomenclatures médicales sont impossibles aujourd'hui. (Note de Claude Bernard.)

Claude Bernard

Si l'on sépare les sciences médicales en plusieurs, c'est uniquement pour la commodité de l'enseignement, mais elles ne sauraient s'isoler puisque toutes doivent concourir à la solution du même problème qui est l'explication de la vie à l'état de santé et à l'état de maladie.

Or, il serait absurde de supposer que l'état pathologique peut être réellement connu si l'état naturel ou normal n'a pas été antérieurement étudié.

Le médecin devra connaître trois choses pour que sa science soit complète. Il devra étudier :

1° comment les choses se passent à l'état de santé, c'est-à-dire savoir par quel mécanisme la vie s'entretient, quels sont les agents de la vie favorables ou défavorables ;

2° comment les maladies naissent, par quels mécanismes et sous l'influence de quels agents l'état de santé passe à l'état de maladie;

3º comment les maladies guérissent ou ne guérissent pas ; quelles sont les conditions de la guérison, quel est le mécanisme de la vie et de la mort, de la Santé et de la maladie.

D'après cela on peut voir que la médecine expérimentale se compose de trois parties, savoir :

1° La *physiologie* expérimentale

2° La *pathologie* expérimentale

3° La *thérapeutique* expérimentale.

Toutes les autres divisions qu'on peut établir dans les sciences médicales rentrent nécessairement dans l'une de ces trois catégories qui comprennent naturellement toute la partie descriptive inhérente à ces sciences.

Je ne parlerai pas ici de la méthode expérimentale appliquée à la physiologie, à la pathologie et à la thérapeutique. Je me suis assez longuement expliqué sur les principes de la méthode expérimentale pour ne pas être obligé d'y revenir ici. Je rappellerai seulement que cette méthode nous donne à l'aide de l'expérience les moyens d'analyser plus profondément les objets et les phénomènes. L'anatomiste dissèque, le physiologiste analyse, reproduit artificiellement les phénomènes physiologiques naturels pour en comprendre le mécanisme, par exemple la digestion artificielle. De même le pathologiste devra, analyser les phénomènes morbides naturels, les reproduire artificiellement pour en saisir le mécanisme et les conditions d'existence. Le thérapeutiste devra également étudier le mécanisme des actions toxiques et médicamenteuses.

La connaissance de la *physiologie expérimentale* conduira à l'entretien de la santé, au perfectionnement de la race, à l'art de faire vivre les hommes longtemps, comme le voulait Bacon.

La pathologie expérimentale, fondée sur la physiologie, conduira à l'hygiène et à la médecine préventive, qui doit être un des côtés les plus importants de la médecine. En effet, le mécanisme de la production des maladies étant connu, il n'y aura qu'à empêcher ce mécanisme de s'accomplir en éloignant les conditions qui lui donnent lieu.

Enfin, la thérapeutique expérimentale conduira à la guérison des maladies par des influences qu'on fera agir sur l'organisme malade ou par des conditions nouvelles dans lesquelles on le placera.

Ainsi, ces trois sciences renfermeront la définition complète de la médecine : entretenir la santé, prévenir ou guérir les maladies.

En effet, toutes les définitions données de la médecine rentrent, comme nous l'avons vu, plus ou moins dans ce que nous venons de dire comme but de la physiologie, de la pathologie et de la thérapeutique. En un mot, le but de la médecine expérimentale est de déduire d'une manière nécessaire de leurs conditions d'existence les phénomènes physiologiques, pathologiques et thérapeutiques. Or, les conditions d'existence de ces phénomènes résident dans les propriétés normales ou modifiées des éléments organiques qui constituent l'être vivant [1].

La physiologie, la pathologie et la thérapeutique reposent donc sur une base unique : l'étude des propriétés de l'élément histologique et des conditions qui peuvent les maintenir à l'état normal ou les modifier.

Après avoir vu par un coup d'œil rétrospectif comment la médecine s'est développée pour arriver à l'état actuel, nous constatons que toutes les parties ne se sont pas développées de même et se sont modifiées. Aujourd'hui, la nosologie ; les théories médicales sont

---

1 Parler ici de la médecine actuelle qui est devenue anatomo-pathologique. (Note de Claude Bernard.)

le scepticisme ou les spirites.

La science médicale a une tendance scientifique, mais elle est empirique dans le traitement. De sorte qu'il y a contradiction : on fait des études scientifiques qui ne riment à rien et qui n'ont aucun rapport avec le traitement. C'est là un état déplorable de la médecine. Les plus savants et les plus ignorants se conduisent de même devant le malade. Il faut donc chercher à sortir de là en constituant la médecine expérimentale.

Nous aurons à voir ce que nous devons entendre par une maladie, et par la cause des maladies et comment nous devons concevoir le traitement. Nous aurons à étudier : 1° l'état physiologique : hygiène ; 2° l'état pathologique : causes des maladies ; passage de la santé à la maladie ; 3° le traitement.

*

* *

4°

Les trois parties constituantes de la médecine expérimentale reposent sur la même base ; rapports de l'organisation et de l'action.

La première chose à établir à notre point de vue, c'est que la physiologie doit former la base de toute médecine scientifique. La pathologie ne constitue pas du tout un domaine distinct de la physiologie. Nous admettrons que l'état pathologique ne crée rien. Toute maladie n'est qu'un dérangement fonctionnel et elle a par conséquent une fonction qui lui correspond normalement. C'était l'opinion de Broussais que la pathologie n'était que la physiologie, puisqu'il l'appelait la *médecine physiologique*. Ça a été là tout le progrès de sa manière de voir.

Ce n'est pas l'opinion de la plupart des médecins qui reconnaissent des entités morbides, des créations morbides. Tout cela, ce ne sont que des mots. Les maladies ne sont, en réalité, que des sortes d'empoisonnements évolutifs rapides ou lents. Les empoisonnements artificiels par agents toxiques sont dans le même cas. Chaque empoisonnement est caractérisé par un ensemble de dérangements, chaque empoisonnement a ses caractères, ses symptômes, son évolution, ses lésions anatomiques, son entité en un mot. Or, le poison n'a pas créé d'organes nouveaux, de fonctions pathologiques nouvelles ; il n'a fait que déranger les fonctions. Il est évident, par exemple, que la fièvre intermittente simple n'est qu'un trouble des phénomènes circulatoires ; les convulsions, le tétanos ne sont qu'un trouble des phénomènes nerveux. Aucun des symptômes n'est caractérisé par des organes ou des produits nouveaux qu'on pourrait rapporter à l'effet de la maladie. Mais il arrive quelquefois que des produits nouveaux se manifestent. Comme on ne les voyait pas à l'état normal et qu'on les voit disparaître avec la maladie, on est porté à les considérer comme créés de toutes pièces par l'état pathologique. Cela tient simplement à ce que nous ne connaissons pas toutes les fonctions physiologiques, nous les prenons pour des phénomènes pathologiques nouveaux créés par la maladie. Je citerai à ce sujet un exemple qui me semble frappant.

Le diabète est une maladie très anciennement comme et qui consiste dans la manifestation d'un certain nombre de troubles du côté de la nutrition avec apparition de quantités plus ou moins grandes de sucre dans les urines. Les médecins ont tout naturellement attribué cette formation du sucre à la maladie, c'est-à-dire à une force nouvelle morbifique qui se serait introduite dans l'état normal et qui aurait fabriqué un produit anormal, le sucre. On sait aujourd'hui qu'il n'en est rien. J'ai établi que le sucre est un élément normal de l'économie ; seulement la production du sucre qui est assez modérée dans l'état normal pour que le sucre n'apparaisse pas dans les urines, ou du moins en très faible quantité, devient, dans certains cas du trouble, très abondant. C'est alors le diabète. On voit donc cependant que les produits du diabète n'ont pas été créés par une force morbide quelconque. Le diabète correspond à une fonction normale, la glycogénie, qui est troublée. Nous en dirons autant des produits hétérologues ; il y a physiologique ment une régénération cellulaire constante qui est très manifeste dans les épithéliums.

Les formations de tissus hétérologues ne sont que des troubles ou des déviations de cette régénération normale. Mais certainement beaucoup de médecins diront que la maladie produit des choses nouvelles, et ils demanderont à quoi de normal correspond la variole, la rougeole, la scarlatine, etc. Je répondrai que ces maladies répondent évidemment à des fonctions de la peau qui nous sont encore inconnues. Sans doute nous ne pouvons pas le démontrer aujourd'hui, mais ce n'est pas une raison parce qu'il y a des points encore obscurs dans la médecine, où la physiologie ne peut pas pénétrer, pour crier que ces sciences n'ont pas de rapport et que la physiologie n'est pas la base de la pathologie.

L'état physiologique et l'état pathologique ne sauraient être considérés comme deux états distincts qui se remplacent. L'état pathologique ne chasse jamais l'état physiologique. L'état physiologique est toujours présent ; sans cela la santé ne pourrait jamais réapparaître. C'est la nature médicatrice d'Hippocrate.

On peut donc admettre que l'organisation dérangée par la maladie, c'est-à-dire par une *condition anormale,* a de la tendance à revenir à son état normal, comme une race revient par atavisme.

La thérapeutique ne peut donc être autre chose que la production de conditions artificielles propres à favoriser la tendance de l'organisation à revenir à son état normal. On peut réussir soit en agissant par des substances introduites dans le sang, soit en agissant sur le système nerveux périphérique, soit en plaçant l'être tout entier dans un milieu convenable.

La thérapeutique, c'est-à-dire le traitement repose donc également sur la connaissance des lois des phénomènes, sur la connaissance de leurs conditions d'existence, afin de provoquer les conditions favorables à la guérison naturelle des maladies. Ce qui veut dire, en d'autres termes, que la thérapeutique est inséparable de la pathologie. La méthode expérimentale prouvera sans doute que toute la polypharmacie ne signifie rien. Il faut, avant tout, laisser guérir les maladies quand on ne sait pas les guérir. La thérapeutique doit donc laisser guérir les malades et, si des remèdes guérissent, ils ne doivent pas déterminer la guérison autrement que par le procédé naturel.

Mais, tout en admettant que la pathologie n'est qu'un dérangement de la physiologie dans certains cas, et que l'état physiologique tend toujours à reparaître preuve qu'il n'est pas détruit, on pourra faire des objections et dire : comment peut-on admettre que les virus soient des produits qui correspondent à quelque chose de physiologique ? Cela est parfaitement admissible et vrai. Le virils morveux se forme sous nos yeux par excès de travail ; l'abstinence rend la morve aiguë, qui devient contagieuse, tandis que la chronique (farcin) ne l'est pas. C'est, l'affaiblissement du système nerveux. La section du sympathique ou de la 5e paire produirait-elle un virus morveux ? Dans le rein, la section des nerfs produit un véritable virus transmissible. C'est do-ne par altération nerveuse. Ces altérations nerveuses amènent une décomposition putride qui se verse dans le sang et l'infecte d'une manière continuelle ; ces venins ou virus deviennent alors transmissibles. Le virus syphilitique a dû se produire ainsi. Le virus rabique se produit aussi sous l'influence nerveuse ; vient-il des glandes salivaires ou de la muqueuse buccale ? Toutes ces questions sont de la pathologie expérimentale ; il faut savoir comment ces virus se forment. Ce sont des altérations de liquides sous des influences nerveuses. Il y en a sans doute beaucoup qui sont produits par les nerfs. Ce sont des altérations de liquide ou tissus physiologiques ; exemple : rein ; le sang de rate, le sang d'animaux morts de faim sont aussi des virus. -Voir si par la dialyse on ne pourrait pas séparer un corps toxique cristallin dans tous ces venins, virus ou liquides septiques. C'est probable, car Renault dit que le chlore ne détruit pas le virus morveux. Voir le vaccin ; étudier avec ces idées les maladies virulentes, qui résultent des altérations spéciales des liquides normaux sous l'influence du système nerveux ou autrement ; d'où l'on voit que des influences morales peuvent produire des maladies septiques. La substance septique peut donc naître dans l'individu, se former dans le milieu intérieur (sang).

C'est donc dans les éléments histologiques normaux, sains ou altérés, dans les liquides normaux, sains ou altérés, qu'il faut chercher les causes de tous les phénomènes physiologiques et pathologiques, mais sans croire qu'il y a un état pathologique idéal, une entité.

La maladie a une forme évolutive par la nature même de l'organisme ; une cause agit, augmentation de la maladie ; elle n'agit plus, décroissance de la maladie. Nous avons dans la section du nerf de la glande sous-maxillaire l'image d'une maladie évolutive.

Claude Bernard

Nous coupons le nerf : *statu quo* pendant quelques jours. C'est *l'incubation,* puis, quand le nerf est détruit, la glande fonctionne toujours, et la glande s'altère, diminue de volume : maladie ; *puis* le nerf se rétablit, la glande sécrète de moins en moins, et l'état normal revient. C'est le déclin de la maladie. Supposez qu'un virus agisse sur un nerf pour se reproduire, vous aurez la même image.

En résumé, d'après tout ce qui précède, nous avons vu qu'aujourd'hui, par l'analyse successive que la science a introduite, nous sommes conduits à admettre que la médecine expérimentale repose uniquement comme base essentielle sur l'étude des éléments organiques considérés soit à l'état physiologique, soit à l'état pathologique. C'est sur cette base unique que reposent les trois branches de la médecine expérimentale, savoir : la physiologie, la pathologie et la thérapeutique expérimentales.

Actuellement nous avons vu que tout élément organique peut être considéré comme se réduisant à une cellule. De sorte que, en fin de compte, toute la physiologie et la pathologie animales et végétales ne seraient qu'une cellule. C'est là un idéal que Virchow a voulu réaliser dans la pathologie cellulaire, un idéal auquel la science arriverait. Mais toutes les choses se perdent par leur excès et si la généralité est bonne, quand elle est poussée trop loin, elle est absurde ; il faut conserver le sentiment du spécial dans cette généralisation, car, autrement, ce serait de l'uniformisation, au lieu d'être de la généralisation.

Sans doute la science consiste à ramener le particulier au général et à comprendre toutes les variétés dans une unité typique. En biologie comme ailleurs, cela paraît devoir être la règle et la tendance des hommes philosophiques. Cependant par cette recherche on arrive à une conception idéale typique qui n'est rien moins que pratique. En effet, que l'on finisse, avec Darwin, par arriver à une espèce unique et qu'après, dans cette espèce unique, on finisse par arriver à un individu unique, et qu'enfin dans cet individu unique, on finisse par arriver à un tissu unique, on aura une cellule qui sera le commencement, l'origine de tout ce qui existe d'animé. Mais à quoi cela se rapporte-t-il en réalité ? A rien. Est-ce que nous ne sommes pas obligés de compter avec tout ce qui existe et est-ce qu'il y a autre chose que des individus ? Que, de même, dans la théorie de Gœthe, on arrive à prouver qu'une feuille, une fleur, etc. sont la même chose originellement, ne sommes-nous pas obligés de les considérer en réalité comme des choses distinctes ? Et si l'on peut dire que la *vérité* est dans le *type,* la réalité est toujours en dehors de ce type et elle en diffère constamment. Or, pour le médecin, c'est là une chose très importante. C'est à l'individu qu'il a toujours affaire, Il n'est point le médecin du type humain, de l'espèce humaine ; il est le médecin d'un individu et d'un individu même qui est placé dans des conditions particulières.

L'observation que je fais ici n'est pas neuve. Elle paraît être la même qui divisa autrefois les *universaux* et les nominalistes, ou, autrement dit, les *idéalistes* et les *réalistes ou sensualistes.* Elle se retrouve dans cette philosophie de la nature où tout est dans tout, où l'on veut tout ramener à quelque chose d'uniforme. C'est toujours la cause des discussions que j'ai eues dans mes travaux. Ainsi, quand j'ai dit que le sue pancréatique émulsionne la graisse, j'ai dit que c'était une propriété spéciale ; on a objecté de suite que d'autres liquides possédaient cette propriété à des degrés divers. Quand j'ai dit que le foie fait du sucre, on a de suite objecté que d'autres organes en faisaient. Encore la même chose pour le grand sympathique ; on a voulu, pour généraliser, ramener le grand sympathique au type il système cérébro-spinal ; j'ai lutté contre cela parce qu'il y a des particularités appartenant aux nerfs du grand sympathique, bien que ce ne soit cependant toujours que des nerfs de sensibilité et de mouvement.

Conséquemment j'avais la tendance à spécialiser et les autres la tendance à réunir. C'est pour cela qu'on m'a fait le reproche de ne pas être généralisateur, tandis qu'on considère ceux qui tendent à effacer toutes ces spécialités comme des généralisateurs.

Je pense que les vrais esprits philosophiques sont ceux qui recherchent la vérité et qui la trouvent. Or, je soutiens ici que la vérité consiste non seulement dans la connaissance du type, mais surtout dans la connaissance des rapports de l'individu avec le type. Admettant même le type morbide, le type physiologique, il faut connaître les rapports qui existent entre le cas particulier et le type.

Dans l'évolution organique, la nature procède par différenciation en partant d'un type originel ; sans doute on peut considérer que l'être organisé dérive d'une cellule originelle, l'œuf, mais ce qu'il importe de savoir, c'est qu'il sort de cette cellule, de ce moule organique, par une succession de différenciations, des individualités qui vont en se multipliant et en se différenciant de plus en plus à mesure qu'elles s'éloignent de leur origine. De même, dans un arbre, à mesure que les branches s'éloignent du tronc, elles présentent des différences anatomiques et physiologiques d'autant plus grandes, et alors on peut dire que ces différenciations sont plus grandes relativement à l'éloignement, C'est comme seraient les degrés de la machine de Dubois ; à mesure qu'on s'éloigne du zéro, les degrés, pour la même grandeur, présentent une intensité croissante très rapidement. Les individus qui proviennent de race et de souche communes, à mesure qu'ils s'éloignent de la souche, se différencient de plus en plus et au point de perdre la propriété d'être greffés les uns sur les autres et de pouvoir se reproduire entre eux. Ils diffèrent au point de perdre en quelque sorte leur communauté de sève et de tendre à former des espèces différentes. (Greffer des extrémités d'arbres vieux avec des branches jeunes sorties du tronc; étudier les greffes sous ce rapport.) Cependant toutes ces différenciations sont les seules réalités.

En résumé, la vérité ne se trouve ni dans le type idéal (universaux), ni dans l'individu (nominaux). Ceux qui soutiennent qu'il n'y a que des individus suppriment l'espèce, le type qui a cependant une existence en nous, c'est-à-dire dans notre esprit. Ceux qui soutiennent qu'il n'y a de vrai que le type idéal qui est en nous suppriment les individus qui ont aussi une existence très réelle en dehors de nous, c'est-à-dire dans le monde extérieur. La vérité réelle ou la vérité vraie doit réunir ces deux éléments et les comprendre dans une même unité. Or, c'est ce qu'on appelle le rapport. La vérité est donc dans le rapport qui existe entre le type idéal et l'individu. La nature a un type idéal en toute chose, c'est positif ; mais jamais ce type n'est réalisé. S'il était réalisé, il n'y aurait pas d'individus ; tout le monde se ressemblerait.

Cependant on peut dire que tous les individus pris en masse et fondus donneraient une résultante qui serait le type, mais, dans l'état des choses, il n'en est point ainsi et l'individu est en réalité le rapport qui existe entre ce type total et la fraction de ce type qu'il représente ou, en d'autres termes, la différence qui le sépare de ce type.

Dans le règne minéral, la différenciation des individus n'existe pas ; il n'y a pas de cristaux individuels. L'individualité qui n'est qu'un écart en degré, une fraction du type, n'existe que dans les êtres vivants et, à mesure que l'être s'élève, l'individualité se multiplie et s'accentue davantage. Chez les animaux et végétaux sauvages les individus se ressemblent davantage, l'individualité est plus faible que chez les animaux ou végétaux domestiques. C'est dans l'homme où l'individualité acquiert son minimum de développement. Toutefois, on peut dire que l'individu a son type original, c'est-à-dire une qualité qui n'appartient qu'à lui et qui, en réalité, constitue pour l'artiste l'essence qu'il faut saisir. Un individu peut avoir un côté du caractère du type exagéré ; ainsi les passions, les sentiments sont exprimés plus fortement par un individu que par le type. Pourrait-on dire qu'il y a une compensation et que chaque individu représente les défauts et les qualités du type exagéré d'une manière compensante ; je ne le crois pas.

Mais, laissant de côté le point de vue purement philosophique et restreignant ces idées à ce qui concerne exclusivement la médecine expérimentale, je dirai que cette idée du rapport entre le type et l'individu constitue toute la particularité de chaque être, de chaque état physiologique ou pathologique. C'est en un mot la clef de l'idiosyncrasie, sur laquelle repose toute la médecine. C'est elle, en effet, qui doit nous donner l'explication du passage de la santé à la maladie. Elle est la mesure, elle est une question de degrés qui cependant joue un rôle aussi important que s'il s'agissait d'une question de nature. Il est nécessaire de nous arrêter sur ce sujet important et de bien expliquer ce que nous entendons par l'idiosyncrasie, qui est la variété organique et physiologique la plus élevée et comment elle est contenue cependant dans un type ou une identité de nature qu'on peut concevoir.

J'ai dit qu'un des obstacles les plus considérables de la biologie en général et de la médecine expérimentale en particulier résidait dans l'individualité. L'expérimentation dans les êtres bruts ne rencontre pas ces difficultés.

En effet, quand on a trouvé la loi d'un phénomène, il faut nécessairement pour s'en rendre maître, pouvoir placer toujours l'être, qui est le siège du phénomène qu'on veut produire, dans des conditions identiques. Or, cela est très facile dans la nature inorganique. Il suffit de réaliser les conditions extérieures à l'être ; le baromètre, le thermomètre peuvent réaliser ces *desiderata*.

L'être brut n'a aucune spontanéité par lui-même, aucune différence individuelle ; dès lors on peut être sûr du résultat obtenu. Mais, quand il s'agit d'un être vivant, l'individualité vient apporter un élément de complexité effroyable ; outre les conditions extérieures à l'individu, vous avez encore à considérer et à régler les conditions organiques intrinsèques, celles de ce que j'appelle le milieu intérieur.

Mais ce n'est point encore tout ; outre l'individualité organique qui fait que l'être vivant est séparé du milieu extérieur comme un tout à part (microcosme), vous avez encore une individualité spécifique, c'est-à-dire un être qui réagit comme être vivant particulier. Ce n'est point encore tout ; dans cette individualité spécifique, vous avez encore une individualité idio-syncrasique, c'est-à-dire une individualité personnelle, car il est clair que tous les individus de la même espèce ne se ressemblent pas. Vous pouvez encore avoir des individualités de variétés héréditaires et transmises par une série de générations. Mais faut-il ajouter pour rendre ce tableau déjà si complexe encore plus effrayant pour J'expérimentateur, faut-il ajouter que ce n'est point encore tout ? En effet, outre ces individualités organiques, spécifiques, personnelles, idiosyncrasiques qui sont fixes, nous avons encore des individualités idiosyncrasiques qui ne sont point fixes et qui varient suivant l'état dans lequel se trouve l'individu. De telle sorte que non seulement l'individu ne ressemble pas à un autre, mais l'individu ne ressemble pas à lui-même dans les divers moments de son existence. Il y a l'âge, le sexe qui amènent des différences. Mais enfin encore, outre l'âge, il y a encore d'autres causes de variétés qui se rencontrent dans l'état d'abstinence, de digestion, d'influence morale, etc. ou dans certaines conditions qui nous sont inconnues et que nous ne pouvons supprimer.

On voit donc au milieu de quelle complexité inouïe on est obligé d'agir. Mais le but que doit se proposer la médecine expérimentale, c'est précisément de réduire toutes ces variétés idiosyncrasiques à une loi dont chaque cas particulier ne soit qu'un rapport. C'est là la véritable philosophie scientifique. La philosophie des sciences ne consiste pas à réduire tout à un type, à deux ou plusieurs types. Ce qu'il importe de savoir, c'est comment ce type, sous des influences variées, peut arriver à des modifications, à un épanouissement par différenciation, qui constitue toutes les diversités que nous avons sous les yeux.

Mais toutes ces variétés individuelles idiosyncrasiques, fixes ou mobiles, doivent être liées à des conditions organiques qu'il s'agit de déterminer. Ces conditions ne sont que des conditions anatomiques, chimiques, qu'il s'agit de pouvoir caractériser. Autrefois j'avais cru remarquer que des variations anatomiques (anomalies) sont très nombreuses chez les animaux domestiques et chez l'homme tandis qu'il y a beaucoup moins de variétés chez les animaux sauvages [1]. Mais, dans tous les cas, indépendamment de ces conditions anatomiques, il y a aussi des qualités de tissus ou d'éléments histologiques différentes qui correspondent à ces variétés idiosyncrasiques. Mais ce que je désire établir ici, c'est que toutes ces variétés idiosyncrasiques, acquises ou non, ne sont que des différences de degrés dans les propriétés, mais jamais une différence de nature de ces propriétés ; ce qui permet de prévoir qu'il y a une loi dont chacun de ces degrés représente un échelon. C'est toujours dans les organes, dans les tissus, ou dans les éléments de tissu que ces différences se rencontrent. Il est probable qu'elles peuvent se rencontrer dans tous les éléments histologiques, globules du sang, muscles, nerfs, glandes, etc. C'est dans l'élément histologique que se trouve la propriété irritable ou excitable ; c'est dans le sang que se rencontre la cause irritante ou excitante. L'idiosyncrasie est donc donnée par le degré d'irritabilité de tel ou tel élément histologique ou par la résultante de toutes ces irritabilités, ce qui donne l'individualité physiologique.

L'organisme ou les parties organiques vivantes sont susceptibles de réagir contre les agents qui leur sont extérieurs. C'est ce degré de réaction qui caractérise l'individualité ou l'idiosyncrasie. Ce degré de réaction caractérise la santé ou la maladie. Quand c'est un degré d'irritabilité accidentel ou acquis, il constitue la prédisposition individuelle.

---

1 Bory Saint-Vincent et Vinson prétendent que, dans la jeunesse des êtres, les espèces sont oscillantes. Comment les îles se peuplent-elles ? (Note de Claude Bernard)

En résumé, on voit que la médecine doit avoir pour objet de pénétrer dans toutes ces variétés d'organisation et de propriétés que peut éprouver l'organisme. C'est là le vrai but philosophique du médecin. L'expérimentation seule, à l'état normal et à l'état pathologique, peut arriver à cette analyse. Toutes les inventions anatomiques, normales ou pathologiques, sont insuffisantes et ne peuvent conduire qu'à des systèmes. Les modifications ou les altérations anatomiques ne nous traduisent pas nécessairement les modifications ou les altérations physiologiques. Tantôt ce sont de simples modifications de propriétés physiques ou chimiques, comme je le montrerai. L'anatomie pathologique est donc loin d'avoir l'importance qu'on voudrait lui donner. En un mot, la médecine expérimentale doit avoir pour objet :

1° de faire sur l'individu vivant, sain, des expériences de vivisection et physico-chimiques qui lui dévoilent la propriété de tous les organes, de tous les éléments histologiques à l'état normal ;

2° de faire sur l'individu vivant et malade de différentes manières des expériences parallèles de vivisection et physico-chimiques qui lui apprennent les modifications des propriétés qu'ont subies les organes ou les éléments histologiques, à l'état pathologique ;

3° de déduire, d'après ces études expérimentales, les conditions qui peuvent modifier l'organisme ou les éléments à l'état normal et les faire passer de l'état sain à l'état pathologique et, par contre, d'examiner comment l'organisme ou les éléments repassent de l'état morbide à l'état sain, soit spontanément, soit à l'aide d'agents susceptibles d'aider la marche de la nature.

Mais tout cela, je le répète, ne peut être atteint que par une expérimentation soutenue et non par des systématisations anatomico-pathologiques. Je vais essayer dans ce qui suivra d'indiquer comment la médecine expérimentale doit, suivant moi, procéder pour atteindre son but. Mais il est indispensable que je donne un coup d'œil général sur la manière dont nous pouvons dans l'état actuel de nos connaissances comprendre l'organisme et la vie d'une manière générale, soit à l'état normal, soit à l'état pathologique.

La vie est un contact entre l'organisme et le monde extérieur que l'on supprime l'une ou l'autre de ces deux conditions, la vie cesse.

Cependant la vie est dans l'organisme, car, dans la vie latente, on fait cesser les manifestations de la vie ou, du moins, elles sont devenues si lentes qu'elles peuvent être considérées comme nulles.

Mais, pour la médecine, on ne saurait considérer les conditions de la vie d'une manière aussi générale. Il faut voir chez l'homme ainsi que chez les animaux élevés, outre le milieu cosmique général, un milieu propre qui est le sang ou les liquides animaux dans lesquels sont plongés les organes ou tissus, soumis à des conditions particulières, à des excitations propres qui sont celles du système nerveux. De sorte qu'il y a le milieu sanguin et le milieu moral ou nerveux à considérer.

Enfin, si le milieu extérieur est indispensable à la vie, le milieu intérieur ne lui est pas moins indispensable. Si l'on enlève le sang, aussitôt la vie cesse, comme quand on enlève le milieu extérieur. Quand on modifie le sang, les phénomènes de la vie sont modifiés, comme quand on modifie les conditions du milieu extérieur. Le sang, - milieu intérieur - peut être modifié par des choses ou conditions apportées du dehors, mais il peut aussi être modifié par des conditions et des choses créées au dedans de l'organisme. Le système nerveux devient un puissant modificateur des humeurs ; il peut créer des substances virulentes septiques (exemple : rein, la rage et la morve).

Le sang remplit donc les fonctions d'un milieu qui peut être normal, altéré ou vicié; mais il remplit encore les conditions d'un liquide nutritif et ce liquide est constitué par une véritable sécrétion organique, par une formation organique analogue à celle qui a lieu à la surface du blastoderme lors du développement initial. Dans le blastoderme tout est confondu, intestin, foie. C'est l'organe digestif qui fait le sang les éléments n'en sont pas du tout absorbés à l'extérieur, exemple l'albumine qui ne reste pas dans le sang ; il est probable qu'il n'y a pas de colloïdes absorbés par l'intestin, il n'y a que des cristalloïdes.

En résumé, la première chose à considérer est donc le sang, qui est le milieu organique immédiat. Mais il y a aussi des liquides qui ne sont pas en circulation, qui imbibent les tissus, les sucs propres qui se versent dans le sang par endosmose dans certains cas.

Avec le sang autour duquel se groupent les appareils digestifs,

Claude Bernard

respiratoire et sécrétoire il faut considérer ce qu'on appelle les épithéliums, les muqueuses, le tissu conjonctif dans lesquels se passent tous les phénomènes de chimie animale et d'évolution organique. C'est dans un stroma de ce genre que se développe l'œuf, l'ovaire. Les glandes, les sécrétions ne sont elles-mêmes que des phénomènes d'évolution chimique.

Après le sang et les phénomènes d'évolution chimique qui s'y rattachent viennent à considérer les muscles et les nerfs.

Enfin, si l'on veut faire une classe particulière des phénomènes évolutifs de l'embryon, on le peut, mais ces phénomènes ne diffèrent pas quant à leur nature des phénomènes nutritifs proprement dits.

Maintenant nous avons l'organisme total qui est composé par un ensemble d'éléments et qui agit et réagit dans le *milieu extérieur* sous l'influence des excitations cosmiques. Mais nous avons aussi chacun des organes ou des tissus ou des éléments de tissu qui réagissent dans le *milieu intérieur* (sang), sous l'influence des excitations organiques (globules du sang, système nerveux, sensibilité).

En vertu de quelle cause l'organisme ou ses éléments réagissent-ils ? L'organisme réagit en vertu de sa sensibilité ; il agit en vertu de la volonté qui n'est qu'une modification de la sensibilité. Certains animaux, certains organes peuvent aussi réagir en vertu d'actions sensibles inconscientes, actions réflexes, enfin les tissus, les éléments organiques, en vertu d'une propriété qui est la seule qui caractérise la vie, en vertu de *l'irritabilité ; cette* irritabilité peut être mise en jeu par le sang, par des agents extérieurs, mais dans les animaux élevés, elle est mise en jeu par le système nerveux, la sensibilité qui est l'excitant organique spécial, c'est-à-dire qui est créé par l'organisme.

Chaque partie de l'organisme est harmonisée dans le tout, mais chaque partie a cependant son indépendance, son autonomie, comme l'on dit : déjà van Helmont avait compris cette indépendance par ses archées. Aujourd'hui on a porté cette autonomie jusque dans les éléments histologiques, jusque dans la cellule. Toutes ces propriétés se groupent et s'enchaînent pour produire les phénomènes, mais de ce que toutes ces propriétés constituent un anneau il n'en est pas moins vrai que chaque anneau de cette chaîne est indépendant par ses propriétés de celui qui le suit ou le précède. C'est là une cause qui fait si souvent tromper relativement aux relations de cause à effet. Nous voyons une succession de phénomènes, mais nous ne pouvons pas supposer que le phénomène qui précède est la cause de celui qui le suit.

Il y a dans l'organisme des propriétés physiques et chimiques. Les phénomènes physico-chimiques sont inséparables des phénomènes vitaux et même psychiques, mais il n'y a pas engendrement des phénomènes vitaux par les chimiques ; il n'y a que parallélisme et cela est vrai pour tous les phénomènes vitaux depuis les plus infimes jusqu'aux plus élevés, jusqu'aux phénomènes intellectuels.

Mais, au fond de tout cela, le principe d'action de tout être vivant, c'est l'irritabilité.

L'irritabilité est la propriété fondamentale. Sans elle l'organe ne sent pas les excitants et reste en repos.

Tout ce qui est vivant est irritable ; tout ce qui n'est pas vivant n'est pas irritable.

Pourrait-on dire d'après cela . la vie, c'est l'irritabilité, c'est-à-dire la propriété de réagir? Non. La vie, c'est la création; la mort, c'est la destruction.

On a admis dans les éléments histologiques plusieurs irritabilités ; l'irritabilité fonctionnelle, l'irritabilité nutritive, etc.

C'est donc l'irritabilité qui est la cause intime du fonctionnement des organes ; c'est l'excitant qui en est la cause occasionnelle. La matière organique est inerte, comme la matière brute. La matière vivante, l'élément histologique est créé par la force vitale, mais il n'a pas la propriété de se donner le mouvement par lui-même ; la matière vivante est inerte comme la matière brute. Tout excitant doit être extérieur à l'organe ou à l'organule.

L'excitant, pour les éléments histologiques, est dans le sang et dans les *nerfs ; il* n'y a que ces deux excitants ; en général, dans les nerfs, se trouve l'excitant *fonctionnel ; dans* le sang, l'excitant nutritif. Dans le nerf, l'excitant destructif (mort) ; dans le sang, l'excitant créateur (vie).

L'irritabilité et l'excitation, telles sont les deux conditions de la vie, soit à l'état normal, soit à l'état pathologique. Les anciens considéraient l'irritabilité et l'action des agents extérieurs (W. Edwards) sur tout le corps. Brown et Broussais plaçaient l'irritabilité et l'action des agents extérieurs dans les organes. Virchow a placé l'irritabilité et l'action des agents dans les éléments histologiques.

La pathologie ne doit donc invoquer que les mêmes propriétés fondamentales de la physiologie. Brown et Broussais [1] semblent avoir été les premiers à comprendre cela. Les déviations de *l'irritabilité fonctionnelle* donnent la clef d'une foule de maladies. Les déviations de l'irritabilité nutritive ou évolutive donnent la clef d'une foule d'affections morbides (tissus hétérologues). Lorsque *l'irritabilité* est morbide, on lui donne le nom d'irritation, mais l'une ne paraît être qu'un degré de l'autre. La cellule, *excitée* normalement, se nourrit et conserve ses propriétés ; la cellule *irritée* prolifère et s'altère, donne un tissu hétérologue. Virchow ne veut pas que les nerfs soient des causes d'irritation. Je pense le contraire et je crois que le système nerveux qui est un excitant normal peut devenir un excitant pathologique.

Les propriétés de la matière vivante sont le résultat de la force vitale. Mais leur destruction est le résultat des excitants par des causes extérieures, agents physiques et, sous ce rapport, les vitalistes avaient raison de dire que les agents extérieurs détruisent l'organisme et que la force vitale les conserve. Mais, d'un autre côté, la force vitale ne peut que créer, elle ne manifeste pas les phénomènes de la vie. Ce sont les agents ou excitants qui le font, mais en détruisant l'organe. Mais la manifestation des organes nerveux qui n'est que la mort détermine la manifestation des muscles et ceux-ci d'autres éléments.

L'irritabilité elle-même n'est qu'une résultante des agents extérieurs. La force vitale crée l'élément et il vit avant d'avoir une fonction déterminée, une irritabilité déterminée. Mais, quand il a une fonction, l'irritabilité détruit l'organe sans qu'il fonctionne ; exemple: un muscle au chaud perd ses propriétés sans fonctionner ; donc l'irritabilité est elle-même une destruction [2].

L'irritabilité est donc elle-même une fonction [3]. *Elle use* la

1 C'est le mérite de la médecine de Broussais, qu'il appelle *Médecine physiologique*. (Note de Claude Bernard.)
2 Important. (Note de Claude Bernard.)
3 Faire un travail sur l'irritabilité à ce point de vue. (Note de Claude Bernard.)

matière vivante et même on peut dire que la matière vivante s'use en raison directe de l'intensité de son irritabilité. L'irritabilité est en raison directe de l'intensité des phénomènes physico-chimiques de la chaleur. Mais l'irritabilité n'est pas créée par les phénomènes physico-chimiques ; elle n'est que développée et elle est une manifestation vitale qui met l'organe ou l'élément dans une disposition à fonctionner sous l'influence des excitants.

Quand on éteint les phénomènes physico-chimiques, on éteint l'irritabilité et cependant l'élément vit ; on ne peut donc pas dire que l'irritabilité caractérise la vie.

On a longtemps cherché la caractéristique entre les êtres vivants et les êtres bruts. Tiedemann, qui a écrit deux volumes sur ce sujet, finit par dire que les êtres bruts sont des corps qui ne peuvent être modifiés que par des causes extérieures et que ces modifications amènent les corps à tomber en indifférence chimique avec le milieu ambiant, tandis que les corps vivants ne tombent jamais en indifférence chimique et possèdent en eux une cause d'action spontanée et qu'ils ne sont par conséquent pas liés aux conditions extérieures. C'est là une vérité pour les animaux supérieurs qui ont un milieu intérieur constant et qui est maintenu constant par le système nerveux, mais pour les animaux à sang froid, pour les végétaux, il y a une liaison avec les conditions extérieures et les conditions détruisent l'organisme. Si l'organisme vivant ne tombe pas en indifférence chimique avec le milieu ambiant, c'est parce que la force vitale crée incessamment de nouveaux organes et de nouveaux aliments à ce minotaure qu'on appelle la vie et qu'on devrait appeler la mort. Quand la force vitale ne crée plus d'organes ou d'éléments, l'organisme meurt et tombe en indifférence chimique avec le monde extérieur.

En résumé, c'est sur les propriétés élémentaires que se placent, comme nous l'avons déjà dit, la physiologie, la pathologie et la thérapeutique.

La *physiologie* n'est que l'expression normale des phénomènes de la vie.

La *pathologie* est l'expression anormale des phénomènes de la vie. Toutefois il serait très important de pouvoir se faire une idée exacte de ce que c'est qu'une maladie, une maladie locale, une maladie générale localisée, etc.

Lorsqu'une lésion locale traumatique survient, elle amène la fièvre par certains produits de décomposition absorbés ou par continuité nerveuse irritative ; la question est indécise. Mais une maladie générale se localise dans les poumons, dans le foie, dans la peau. Coze et d'autres prétendent que c'est l'organe d'élimination de la substance morbigène qui détermine l'action locale. Expériences sur injections de substances s'éliminant par divers organes qui devenaient malades.

Mais ici cette expression *anormale* [1] est toujours relative ; ainsi ce qui est normal pour un organisme peut être une maladie pour un autre ; il y a une maladie de Bright normale chez le chat, un foie gras chez les jeunes chats et chiens ; on ne peut pourtant pas dire que ces animaux soient malades.

La thérapeutique est une expression des phénomènes de la vie sous l'influence d'agents qui créent des conditions particulières dans lesquelles vivent et réagissent les éléments histologiques.

Les substances toxiques et médicamenteuses employées en thérapeutique paraissent agir sur les divers éléments histologiques. Je me suis appliqué à démontrer dans les *Leçons sur les substances toxiques et médicamenteuses* que les poisons et les médicaments analysent les tissus élémentaires et agissent toujours d'une manière générale sur un élément histologique (muscles, nerfs moteurs ou sensitifs ; peut-être cellules, globules du sang).

Mais est-ce bien sur l'élément histologique que la substance agit ou sur une condition propre à tel ou tel élément histologique ? C'est une des questions les plus intéressantes à bien fixer, afin de savoir au juste ce que c'est qu'un médicament, un poison, un contrepoison, un aliment.

J'ai dit que chaque substance toxique ou médicamenteuse agit sur des éléments histologiques distincts. Cependant il n'est pas possible de comprendre qu'une substance puisse agir sans l'intermédiaire du sang (poulets qui ne se développent plus quand les vaisseaux arrivent, exemple : têtards, asticos qui ont des muscles et qui vivent dans l'upas et dans le curare, etc.) De sorte qu'on pourrait toujours dire que c'est primitivement sur le sang que la substance a agi.

---

1 L'expression anormale concernant la pathologie.

Le curare et l'upas agissent en effet, je crois, sur le sang ou ses produits ou le plasma. Mais il faut admettre alors que la substance produit une altération du sang qui arrête la nutrition d'un élément histologique et pas d'un autre. Par exemple, le curare arrêterait la nutrition du nerf par les extrémités, comme quand on suspend le cours du sang; l'upas arrêterait la nutrition de la fibre musculaire en déterminant une réaction acide, et ainsi de suite pour la digitaline et autres substances. (Reprendre l'étude des substances toxiques et médicamenteuses particulières.) L'action médicamenteuse toxique est du reste extrêmement variable suivant les doses de la substance qu'on administre. C'est là un des points les plus intéressants à étudier.

*

* *

Mais actuellement comment pouvons-nous concevoir les idiosyncrasies et les prédispositions que nous avons considérées comme étant le but principal que la médecine expérimentale devait s'attacher à poursuivre.

Les idiosyncrasies se traduisent par des *degrés d'irritabilité* des organismes, des organes ou des éléments organiques, mais, au fond, elles consistent en une prédisposition, une aptitude spéciale de l'élément histologique.

Ces degrés d'irritabilité peuvent être acquis ou naturels.

On peut reconnaître des éléments histologiques *sanguins* (globules), *musculaires, nerveux, épithéliaux* et *conjonctifs*. On peut reconnaître des propriétés communes générales à chacun de ces éléments, mais il y a cependant des particularités appartenant à chacun de ces éléments. Il y a de ces éléments qui possèdent des degrés d'irritabilité différents.

D'abord tous les éléments ne perdent pas leur irritabilité avec la même rapidité chez tous les animaux. Mais cela ne paraît pas constituer une différence radicale. Ainsi, chez les animaux à sang froid (grenouilles), les muscles perdent moins vite leur irritabilité que chez les animaux à sang chaud. Mais cela tient aux conditions de la température, car, en refroidissant des lapins par mon procédé de section de la moelle épinière au-dessous des nerfs phréniques, les muscles du lapin deviennent comme les muscles de la grenouille très électromoteurs et ne perdent que lentement leur irritabilité ; de même, en réchauffant la grenouille, ses muscles deviennent moins électromoteurs et perdent leur irritabilité plus vite ; ils se rapprochent ainsi des muscles des animaux à sang chaud. Il en est de même Ides autres éléments histologiques nerveux, sanguins, épithéliaux, vibratiles, etc.

Mais, bien que l'élément histologique soit d'autant plus apte à réagir et à être impressionné par les agents extérieurs qu'il est plus irritable, le degré d'irritabilité ne constitue pas à lui seul l'idiosyncrasie.

Il faut concevoir que les éléments histologiques peuvent être vivants et être néanmoins dépourvus d'irritabilité, par exemple muscles ou animaux à l'état de vie latente, muscles refroidis, etc. Donc, il n'est pas tout à fait exact de dire : tout *ce qui est vivant est irritable.* On pourrait dire : tout *ce qui manifeste vie est irritable et doit être irritable,* mais l'élément peut être vivant sans manifester la vie et alors l'irritabilité est latente, comme les autres manifestations de la vie. *De sorte que l'irritabilité n'est rien autre chose que la première manifestation générale de la vie.*

L'irritabilité, cette manifestation initiale de la vie, apparaît sous l'influence des conditions extérieures capables d'éveiller l'apparition des phénomènes physico-chimiques [1]. De sorte qu'il y a par cela un parallélisme entre l'apparition des phénomènes vitaux et celle des phénomènes physico-chimiques sans qu'on puisse dire pour cela que les phénomènes physico-chimiques engendrent les phénomènes vitaux. Le contraire est même démontré ; car, si les phénomènes vitaux ne peuvent apparaître sans accompagnement de phénomènes physico-chimiques, ceux-ci apparaissent très bien sans être suivis par les phénomènes vitaux (exemples : muscles empoisonnés, oeuf non fécondé).

---

1 L'irritabilité use autant la vitalité que la fonction ; un muscle meurt sans fonction par cela seul qu'il est irritable. L'irritabilité ou la sensibilité se transforment en mouvement chimique ou autre, car, quand on fait contracter un muscle, on l'épuise, et cette irritabilité revient avant que la contracture puisse recommencer. Nouvelle théorie de l'irritabilité. (Note de Claude Bernard.)

Or, l'élément organique vivant, mais engourdi et non irritable, se réveille donc en quelque sorte sous l'influence des agents extérieurs, chaleur, humidité, oxygène, etc. Hé bien ! c'est l'aptitude différente que cet élément possède pour ressentir l'influence des agents extérieurs et devenir irritable qui constitue l'idiosyncrasie. Or, l'élément organique manifeste la vie en se décomposant et les agents extérieurs le rendent irritable dès qu'ils commencent à le provoquer à se décomposer. Tous les éléments organiques ne se décomposant pas avec la même facilité sous la même intensité d'agents extérieurs, il en résulte qu'il y a entre eux des différences qui sont ce que nous appellerons des idiosyncrasies. Il y a là quelque chose d'analogue à ce qui se passerait pour un chimiste qui décomposerait divers sels par les agents extérieurs, en supposant qu'on puisse dire que le sel manifeste sa vie par ses décompositions. Sous l'influence de la chaleur, les carbonates se décomposeront en sulfates ; par l'eau, à la même température, les uns se dissoudront avant les autres, etc. Hé bien! nous dirions que ces différences à la décomposition sont les idiosyncrasies, soit pour la matière inorganique, soit pour la matière organique ; et on pourrait admettre avec assez de raison que les tissus les plus altérables sont les plus aptes à devenir irritables et à manifester la vie.

En résumé, l'idiosyncrasie est l'aptitude innée que possède un élément organique à manifester plus ou moins facilement l'irritabilité, qui est la manifestation vitale fondamentale. C'est une sorte de *sensibilité* réelle qui appartient à chaque matière, à chaque élément organique. J'admettrais donc que toute matière vivante créée est sensible à l'action des agents extérieurs qui tendent à la décomposer. Or, la matière la plus sensible est celle qui devient irritable la première et celle qui est le moins sensible devient irritable la dernière. Comme un individu entier qui présente des degrés de sensibilité divers, de même l'élément histologique.

J'admets donc que tous les éléments organiques sont inconscients, mais sensibles à des degrés divers aux agents extérieurs. Chaque élément est sensible à sa manière, comme l'être tout entier l'est par le système nerveux. Mais le système nerveux n'est qu'un appareil le perfectionnant. *Les êtres vivants sont tous sensibles,* même les végétaux. Mais j'entends ici par *sensibilité* la propriété vitale inconsciente que possède la matière organique vivante de recevoir l'impression des agents extérieurs.

Or, cette sensibilité idiosyncrasique à recevoir l'impression des agents extérieurs est sans doute différente pour les divers éléments histologiques. Mais, ce qui nous intéresse, c'est de savoir que cette *sensibilité organique,* comme nous l'appellerons désormais, n'est pas la même pour les mêmes éléments chez les mêmes animaux. Ainsi, on pourrait dire qu'il existe sous ce rapport une échelle physiologique, comme il existe une échelle zoologique, bien qu'elles ne soient pas parallèles, ainsi que nous le verrons.

Mais, ce qu'il nous faut bien remarquer, c'est que, chez le même animal, les éléments histologiques n'ont pas tous la même sensibilité organique. Ainsi, suivant les organes, l'élément nerveux, l'élément musculaire, glandulaire possèdent des sensibilités diverses. En effet, comment comprendre autrement que dans le même milieu intérieur, par conséquent pour des conditions extérieures identiques, nous ayons des mêmes éléments plus ou moins irritables? C'est qu'ils possèdent une sensibilité organique différente, ce qui fait que dans des conditions identiques, ils ne se décomposent pas semblablement et n'ont pas un degré d'irritabilité semblable, d'où les différences de réaction qu'ils manifestent sous l'influence de leurs excitants naturels ou normaux (nerfs, poisons). Ainsi les fibres musculaires de certains muscles sont plus irritables, plus accessibles aux poisons que d'autres. Il y a une sorte d'échelle histologique physiologique dans les systèmes musculaire, nerveux, etc. Mais ce qu'il y a de remarquable, c'est que ces différences de sensibilité organique peuvent se rencontrer en quelque sorte dans les mêmes organes. Ainsi les fibres musculaires des ventricules du cœur sont les premières en rigidité cadavérique et les fibres des oreillettes sont les dernières à devenir rigides et à sentir l'effet du poison. Le ventricule du cœur est le *primum moriens,* l'oreillette l'*ultimum moriens.* Dans le système nerveux, il y a peut-être encore des particularités plus intéressantes à étudier.

Mais il est très important d'ajouter que cette sensibilité organique des éléments histologiques peut varier suivant diverses circonstances.

D'abord il y a des conditions innées et héréditaires ; il y a ensuite des conditions acquises. Ainsi un nerf séparé de sa cellule devient plus irritable, s'empoisonne plus vite par le curare. Les maladies sont toujours en général, au début, une exaltation de l'irritabilité, ainsi que je l'ai montré pour l'empoisonnement par le curare ; puis l'irritabilité se perd ensuite.

Il y a un fait très remarquable, c'est que cette sensibilité organique s'émousse sous l'influence de l'action répétée des mêmes agents; ainsi des poisons, des agents physiques n'agissent que plus difficilement, c'est ce qui a lieu pour le crapaud qui devient insensible à son venin, ce qui a lieu pour la torpille qui devient insensible à l'électricité, pour certains poissons qui vivent dans des sources très chaudes et deviennent insensibles à la chaleur. C'est là une tolérance, mais ce n'est pas une différence absolue : c'est une résistance plus grande, comme les mangeurs d'opium, les fumeurs habitués, etc.

Il sera utile d'étudier si ces idiosyncrasies ou cette sensibilité organique ne peut pas varier en plus ou en moins suivant certaines conditions extérieures qu'on pourrait connaître afin de les empêcher. Ainsi une foule de prédispositions arrivent par des causes extérieures ; ces prédispositions ne sont que des sensibilités organiques spéciales de certains éléments qui font que tel individu s'enrhume ou contracte une maladie sous une influence qui ne lui aurait pas donné cette maladie dans un autre moment.

Les états de digestion, d'abstinence, de veille, de sommeil, d'âge, de sexe peuvent aussi apporter des modifications dans cette sensibilité organique spéciale qui fera le véritable désespoir du médecin et du biologue, tant qu'on n'aura pas rattaché toutes ces variétés aux causes prochaines qui les déterminent ou les règlent.

L'organisme se mithridatise, c'est-à-dire s'habitue non seulement aux agents physiques, comme la sensibilité de la peau s'émousse, mais il se mithridatise contre des agents morbides. Ainsi le vaccin qui empêche la variole pendant un temps si grand ! La syphilisation, la vaccination de la péripneumonie contagieuse ! Comment agissent toutes ces vaccinations ? Quelle modification est imposée à l'organisme ? Recherches très intéressantes à ce sujet.

Les contagions sont des questions expérimentales. Elles tiennent à des idiosyncrasies spéciales. Car une contagion n'a pas toujours lieu ; il faut donc que l'individu soit prédisposé. Il y a des êtres qui ne sont jamais prédisposés, de sorte qu'il n'y a jamais transmission. Mais cela même n'est pas absolu. Car il faut qu'un poison soit général ; on pourrait probablement mettre des individus dans des conditions telles qu'ils fussent sensibles à la transmission. Cette question domine toute la question de transmissibilité des maladies des animaux à l'homme et vice-versa. Ce sont des idiosyncrasies qui ont leurs conditions. Mes expériences sur le crapaud prouvent que ces idiosyncrasies peuvent être surmontées par des doses très élevées. Le-, expériences de la torpille sont dans le même cas. Les expériences de Bier montrent qu'on l'habitue au venin. Les mithridatés sont dans ce cas ; ce sont des idiosyncrasies *naturelles ou acquises,* mais ce sont toujours des conditions de nerfs plus ou moins excitables qui sont la condition physiologique. Il faut déterminer ces conditions ; exemple : l'alcool diminue l'excitabilité nerveuse ; reprendre mes expériences d'excitabilité des nerfs, qui sont plus excitables dans certaines conditions et quand ils sont séparés des centres.

Ces questions forment un des chapitres les plus intéressants de la médecine expérimentale.

En résumé, l'idiosyncrasie n'est que le degré actuel mais variable à l'infini de la *sensibilité organique* pour un même milieu ; ajoutez à cela qu'on peut encore faire varier cette sensibilité organique en modifiant le milieu et on aura l'idée de l'immense complexité de la médecine. Mais cependant c'est sur cette dernière possibilité de pouvoir modifier la sensibilité organique en modifiant le milieu qu'est fondée toute la thérapeutique préventive et efficace. On pourra arriver à mithridatiser l'organisme contre certaines actions toxiques ou nuisibles en modifiant le sang ; exemple : les gens ivres ; l'alcool, l'ivresse empêchent l'action de certains poisons ; poisons contre poisons.

Tout ce qui abaisse l'organisme et abaisse l'irritabilité, abaisse la susceptibilité pathologique. Il est probable qu'en abaissant un organisme élevé, une maladie aiguë cesserait et il est possible que ce qu'on appelle des contro-stimulants ne soient que des commencements d'empoisonnement qui abaissent l'organisme et font diminuer les phénomènes inflammatoires. En effet, la respiration diminue, ainsi que la circulation. Mais on pourrait produire le même effet sans empoisonner le malade par une substance toxique, en changeant son milieu respirable, ou en abaissant sa température par de l'huile sur la peau. En effet les animaux à sang froid ne sont pas susceptibles de maladies inflammatoires et les animaux à sang chaud vivent plus activement que les animaux à sang froid ; mais aussi ils meurent beaucoup plus activement. Car ce que nous appelons la vie n'est pas autre chose que la mort des tissus, des organes, c'est-à-dire la décomposition par les agents extérieurs. Sous ce rapport, on pourrait dire que la maladie n'est souvent dès l'abord qu'une exagération de la vie et qu'une exagération de décomposition organique.

On ne saurait dire que la maladie ait introduit quelque chose d'absolument nouveau. Chaque état pathologique a son représentant physiologique et on ne peut pas dire que ce qui se fait après la mort ne se fait pas pendant la vie ; car la manifestation de la vie n'a lieu que par la mort des organes.

J'ai montré qu'il se fait du sucre pendant la vie et après la mort on a tiré de là une conclusion fausse (Pavy) ; on a supposé que le sucre ne se faisait qu'après la mort. Il se fait pendant la vie ; seulement il est emporté à mesure par le sang et le tissu du foie n'en contient réellement pas, tandis que le Sang qui sort de cet organe en contient d'autant plus que les phénomènes physico-chimiques de l'organisme sont en général plus développés. Ce n'est pas la mort qui fait le sucre, ce sont les conditions physiques de destruction de l'organe qui sont d'autant plus intenses que la manifestation vitale est plus énergique. Il en est de même pour la formation de l'acide carbonique ; il se fait après la mort, mais aussi pendant la vie, de la formation de la cholestérine, de beaucoup d'autres corps chimiques. Ces choses-là se font après la mort comme pendant la vie, parce qu'elles sont l'expression de la destruction des organes. La destruction des organes se fait pendant la vie comme après la mort et on peut même dire que tout organe ne fonctionne qu'en échappant momentanément à la force vitale. Un nerf séparé est plus excitable quand il commence à mourir. C'est donc une hérésie d'attribuer des forces à la vie, à la mort. Il n'y a que des conditions produites. La manifestation de la vie est un résultat de l'ensemble d'un certain nombre de conditions harmonisées. La manifestation de la vie peut ne pas avoir lieu parce que tous les organes ou tissus ne fonctionnent plus ou que les rapports des organes ont été brisés. La manifestation de la vie est morbide parce que les conditions vitales se trouvent exagérées ou diminuées ; mais les conditions sont toujours normales ; il n'y a que désaccord. Un concert discordant et odieux peut néanmoins être produit par de bons instruments mais ne jouant pas en harmonie les uns avec les autres. La résultante qui est l'expression vitale totale n'existe pas, quoique les organes ou les tissus existent toujours. Dans beaucoup de cas ce dérangement morbide ne serait qu'une exagération de fonction - la fièvre est une exagération sympathique - diabète : exagération du foie, etc.

La vie, ainsi que je l'ai dit précédemment, est donc composée de deux choses la création vitale d'un organe, d'un organule, ou d'un organisme puis la destruction normale et évolutive de cet organisme. En effet, la vie suppose un mouvement dans le temps, un commencement, un milieu, une fin ; une création, une mort ou cessation. La substance organique, une fois créée, doit se détruire et sa destruction est ce qui constitue sa manifestation vitale. Chaque organule se détruit sans cesse, se renouvelle sans cesse et est remplacée par de nouvelles créations. En sorte qu'il n'y a de vital que la création des organules, mais tout le reste qui constitue la manifestation vitale est physico-chimique.

Nous pouvons reproduire en dehors de l'organisme tout ce qui est manifestation vitale et ce qui n'est pas vital à proprement parler ; exemple : digestions artificielles, contraction musculaire, évolution d'œuf, fécondations artificielles. Mais nous ne ferons jamais un œuf, ni une cellule quelconque, ni un globule du sang. La création organique nous est interdite, tandis que la création minérale nous est accessible. Nous pouvons prendre les éléments séparés d'une matière inorganique et en faire un composé à notre gré. Nous ne pouvons pas prendre les éléments matériels d'une substance vivante et les grouper de manière à faire cette substance vivante. Mais est-ce simplement une plus grande difficulté, une plus grande complexité ou bien une impossibilité ? Je pense que c'est une impossibilité.

En effet, nous pouvons constituer la matière brute, parce que sa nature est d'être en indifférence chimique. Mais la matière vivante doit être en état permanent d'instabilité et de renaissance ;

la destruction de cette matière doit ramener par cela même sa renaissance. Je crois qu'il y a là quelque chose de spécial qu'il ne sera jamais en notre pouvoir de reproduire. Nous pourrons faire, comme dit Gerhardt, toutes les matières de la fleur ; mais nous ne ferons jamais la fleur. Les phénomènes physico-chimiques qui se passent dans les êtres vivants sont eux-mêmes évolutifs. Ils peuvent être réglés par la volonté, par les nerfs.

À ce propos, il importe de faire encore une remarque importante sur l'influence des nerfs sur les phénomènes physico-chimiques de l'organisme, c'est-à-dire sur les manifestations de la vie. Le système nerveux, le moral est une force spéciale aux êtres vivants et cette force domine toutes les autres. Les nerfs dominent les humeurs. De sorte que l'influence morale agit chimiquement et domine les humeurs. La joie, la musique font produire plus ou moins d'urée. Nous verrons donc plus loin qu'il faut absolument être neuro-pathologiste et lui subordonner l'humorisme (sic). Les anciens médecins avaient raison d'attribuer au moral une grande influence sur les maladies. Or, le moral affecté peut devenir lui-même une cause prédisposante de maladies.

En résumé, la prédisposition est le pivot sur lequel doit tourner toute la pathologie expérimentale. Car la pathologie suppose deux choses : 1° passage de l'état de santé à l'état morbide ; 2° retour de l'état morbide à l'état de santé ou mort.

Il n'est pas possible de comprendre le passage de l'état de santé à l'état morbide sans une cause prédisposante et déterminante. Il est bon d'entrer à ce sujet dans quelques détails.

Quand les médecins énumèrent les causes des maladies, ils en citent en général un grand nombre et attribuée plusieurs causes à une même maladie. Or, je crois que c'est là une erreur. De même qu'un phénomène physiologique n'a qu'une *seule cause* qui réside dans la propriété d'un tissu liée intimement à une manifestation déterminée, de même une manifestation morbide doit être liée à une cause matérielle unique, mais pouvant survenir par divers procédés qui ne sont point des causes réelles. En effet, la cause d'un mouvement animal est toujours la contraction musculaire. Maintenant la volonté peut être une cause, un agent excitant ; les nerfs moteurs ou les muscles par le sang peuvent encore être des causes de mouvements. Enfin, des sensations conscientes ou non conscientes peuvent aussi être des causes de mouvements réflexes. Maintenant la nature de l'excitant porté sur le nerf ou sur le muscle pourra être variée à l'infini, mais il y aura toujours comme expression finale la même chose, c'est-à-dire contraction musculaire. Or, comme nous ne pouvons pas admettre scientifiquement qu'une cause différente produise un effet identique ; que nous devons admettre, au contraire, qu'un effet identique est toujours le résultat d'une cause identique, nous devons reconnaître que tous ces agents variés, ces procédés divers par lesquels peut arriver la contraction musculaire, arrivent tous en définitive à produire une action intérieure identique dans le muscle, action qui devient la cause efficiente et prochaine de la contraction musculaire. En un mot, la cause unique de la manifestation physiologique réside dans la propriété du tissu qui peut à la vérité être mise en jeu par une foule d'excitants extérieurs, mais ces excitants extérieurs à l'élément ne sont pas les causes réelles ou prédisposantes ; ce ne sont que les causes occasionnelles.

De même, pour l'état pathologique, la cause de la manifestation morbide ne peut résider que dans une modification déterminée dans les propriétés de l'élément histologique et à une modification déterminée répond une manifestation déterminée, de sorte que la cause de la maladie doit encore ici être regardée comme unique. Une foule de causes occasionnelles pourront venir mettre en jeu cette prédisposition morbide. Ce sera tantôt le froid, le chaud, la fatigue, etc.

Mais dans tout cela on ne peut pas dire que ce soit véritablement la cause. Car une même cause doit toujours agir de même. Si l'impression de froid était la cause de la pneumonie, tous les individus atteints devraient avoir des pneumonies ; donc c'est la condition prédisposition qui est la cause réelle. Maintenant on ne peut pas même dire encore que le froid soit la cause de la pneumonie ; on a vu des gens prendre des pneumonies sans sortir de chez eux. Ce pourrait aussi bien être le chaud qui pût déterminer la pneumonie. C'est une rupture d'équilibre d'état physique qui produit le phénomène normal ou anormal, d'autant plus sûrement que l'action est plus brusque. Il faut appliquer ici ce qu'on sait pour la contraction musculaire ou pour l'excitabilité nerveuse.

Toute action brusque, tout changement d'état brusque produit la manifestation du phénomène avec d'autant plus d'intensité que le changement est plus brusque, sans avoir égard à l'intensité. Les actions lentes n'ont pas d'action ; ce sont les changements brusques qui produisent le plus d'effet et l'intensité de ces effets est en rapport avec l'intensité de la rapidité et non avec l'intensité réelle de l'agent.

Cette théorie des causes morbides peut s'appliquer à tout, exemple : la morve, la pellagre sont des cachexies, je suppose, qui sont dues à une cause unique dans l'altération des humeurs, mais qui peuvent être produites par des circonstances variées, ma pour la pellagre ou excès de travail pour la morve.

Donc, si l'on veut guérir une maladie, ce n'est pas à la cause occasionnelle qu'il faut s'adresser, mais à la cause réelle de la maladie, c'est-à-dire à la modification de propriété ou de structure de l'élément histologique ; c'est à la propriété musculaire ou nerveuse qu'il faut s'adresser dans la convulsion ou le tétanos, à l'altération des humeurs dans la morve, à l'altération du poumon dans la pneumonie ; cela ne suffirait pas de remettre l'individu au chaud. Il faut en un mot que pour attribuer à une chose le rôle de cause, on puisse faire cesser l'effet en enlevant la cause : *sublatà causà, tollitur effectus.*

Il y a cependant une remarque importante à faire ici. C'est en ce qui concerne la cause de la prédisposition, ou plutôt la condition qui favorise le développement de cette prédisposition.

Ainsi le froid, l'humidité, la mauvaise nourriture sont des conditions qui peuvent engendrer des maladies diverses ; les influences morales sont également des conditions qui peuvent agir sur l'organisme. Or, si dans ce cas, avant que la prédisposition soit formée, avant que la maladie soit développée, vous enlevez l'individu à la condition qui créait la prédisposition, vous pourrez empêcher la maladie, mais, une fois la maladie formée, c'est fini ; vous avez beau enlever l'individu à la condition qui l'avait formée, la maladie suivra désormais son cours. Toutefois il n'en sera pas moins utile de soustraire l'individu à la condition morbigène, parce que, si la maladie poursuit malgré cela son cours, elle pourra se terminer plus heureusement. Pour les affections nerveuses, cela est très frappant ; on irrite un nerf périphérique par un clou, il y a fièvre ; si on coupe le nerf avant, il n'y a pas fièvre ; mais si on coupe le nerf après, il y a fièvre ; de même pour le tétanos. Si une passion non satisfaite peut produire une aliénation, dans le commencement en satisfaisant la passion, la raison revient mais, si on attend trop, l'altération morbide est produite et la maladie doit suivre son cours ; on a beau alors satisfaire la passion, la folie continue (Cerise, Morel, etc.). En résumé, tant que la maladie n'est pas confirmée, on peut s'adresser à la cause immédiate du phénomène morbide, cause qui peut être très variée et pour laquelle il n'y a pas adéquation avec l'effet produit. Mais, une fois la maladie établie, il y a désormais une adéquation établie entre l'altération pathologique et le retour évolutif de l'état normal ; rien ne peut empêcher la maladie de continuer. On peut seulement rendre le retour à la santé plus facile. *(Gall, Recherches médico-philosophiques.)*

On voit donc ainsi qu'il y a une succession évolutive dans l'action des conditions et des causes.

Il y a d'abord des conditions physico-chimiques et morales dans lesquelles l'individu se trouve placé, sous l'influence desquelles la maladie se développe ; tant que la maladie n'est pas développée, on peut soustraire l'individu à ces conditions et la maladie ne se développera pas. Mais une fois la maladie développée, elle suivra son cours ; la soustraction des conditions ne l'arrêtera pas, cela ne pourra que la faire terminer plus heureusement. La grande chose sera donc d'éviter les conditions qui prédisposent à certaines maladies. Il semble donc que l'action des influences qui provoquent des maladies modifie d'abord la fonction d'une manière passagère et légère puisque en enlevant la condition, bientôt tout revient dans l'état normal ; mais, si la condition modificatrice dure plus longtemps, elle amène une modification fonctionnelle durable qui ne disparaît plus quand on éloigne la condition modificatrice. C'est comme dans la modification des espèces on a fixé l'état morbide, comme on fixe la variété dans l'espèce une fois que la tendance de la nature à revenir à l'état normal a été vaincue, il y a un état nouveau qui ne peut revenir que par une régénération de matière, ce qui amène une évolution morbide.

En résumé, le passage de l'état de santé à l'état pathologique suppose donc une modification qui survient sous l'influence de conditions extérieures qui amènent une modification de texture et de propriétés dans l'élément histologique. Les conditions doivent créer la prédisposition morbide, c'est là la cause unique ; ensuite les causes déterminantes peuvent être variées à l'infini. Les causes occasionnelles même les plus énergiques n'agissent pas toujours ; les virus, les venins n'empoisonnent pas toujours ou ne produisent pas toujours leurs effets parce que les individus ne sont pas prédisposés. La prédisposition est donc la chose essentielle ; le venin, le virus n'est même pas absolu ; il y a la rage spontanée, il y a la morve spontanée qui cependant se transmettent par virus.

Le passage de l'état morbide à l'état de santé exige aussi certaines conditions. Il faut sans doute que l'individu ait été soustrait à la condition qui avait produit la maladie, quoiqu'il puisse en quelque sorte avoir été vacciné pour les maladies qu'on n'a qu'une fois.

Le retour évolutif d'un organe malade à l'état de santé doit être considéré en général comme la végétation nutritive qui s'était arrêtée et qui reparaît, comme dans la glande sous-maxillaire privée de ses nerfs. C'est quelquefois aussi une élimination d'une substance nuisible qui s'était introduite et peut-être fixée dans l'organisme. Une maladie doit être considérée comme analogue à un empoisonnement; lire la préface de Lehmann, ainsi que Schmidt sur le choléra, où une maladie n'est qu'une diffusion troublée.

La cause morbifique ne peut agir qu'en pénétrant dans l'organisme c'est-à-dire dans le milieu intérieur ; lorsqu'on veut administrer des médicaments pour favoriser cette action réparatrice, il faut aussi faire pénétrer les médicaments dans le milieu intérieur pour le modifier. Nous savons qu'il est très difficile de savoir comment les médicaments peuvent agir, même les spécifiques. Toutefois, s'ils provoquent le retour à la santé, ils ne doivent pouvoir le faire qu'en déterminant des conditions identiques à celles qui surviennent naturellement ou en les activant simplement. Il me paraît que les médicaments doivent souvent agir en déprimant, ce qui doit arrêter la destruction organique. C'est peut-être l'action des saignées coup sur coup de Bouillaud ; cela s'appelle juguler la maladie, c'est-à-dire qu'on empêcherait l'augmentation en mettant un individu dans les conditions d'un animal à sang froid. Toutefois cet affaiblissement paraîtrait mauvais pour les affections où il pourrait y avoir une affection septique. Spencer Wells qui fait manger les malades.

La diète, en effet, n'agit qu'en déprimant, mais elle peut être nuisible. C'est une étude très intéressante à reprendre, mais il faut la fonder sur l'étude de l'inanition à l'état de santé et à l'état de maladie. Ce seraient là les premières questions générales qu'il faudra étudier.

Je pense d'ailleurs que la thérapeutique expérimentale doit être basée sur l'action des médicaments à l'état sain et à l'état pathologique. En effet, il est tout naturel qu'un individu malade se trouve dans une disposition idiosyncrasique qui modifie l'action du médicament ou plutôt du poison. En effet, il n'y a de médicaments que les poisons : u*bi virus, ubi virtus.* Les médecins qui admettent une action médicamenteuse sur l'homme qui est autre que l'action toxique sont victimes d'une illusion (Pidoux). C'est le cas de tout ce qu'on administre et qui provoque une modification ; exemple : toute espèce de médicament modifie (Lugol) ; la soude modifie (Civiale) ; alors on peut croire qu'un médicament qui est un poison déterminé, si on le donne à une dose très légère, produit une modification qui n'a aucun rapport avec sa nature, mais elle ne lui appartient pas, et elle n'est que passagère.

L'abaissement de l'organisation par la diminution d'activité des agents extérieurs diminue la destruction des parties et, par conséquent, l'épuisement de l'individu ; mais elle ne paraît pas empêcher la force végétative ou réparatrice d'agir. Si l'on ne tient pas compte de ces choses, on peut souvent faire plus de mal que de bien par des moyens qu'on croit excellents. Ainsi on dit d'une manière générale qu'il faut ventiler beaucoup ; hé bien ! des faits prouvent que dans des salles mal aérées des malades amputés guérissent mieux que dans des salles bien aérées. Il peut se faire en effet que dans un air peu renouvelé l'individu s'abaisse peu à peu comme un oiseau sous cloche et qu'il résiste mieux à la cause morbifique qui l'épuise. Dans ce cas la ventilation qui active la combustion est mauvaise. Mais quand il y a un miasme qui se développe comme chez les femmes en couches, alors la ventilation est bonne ; mais il ne faut pas croire qu'elle est toujours bonne. Je crois qu'il y a des cas où il faut abaisser l'organisme et ne pas ventiler. On pourrait mettre un animal malade sous cloche ; son système nerveux s'abaisse, l'animal devient à sang froid ; on lui donne juste de l'air pour ne pas mourir et alors les agents toxiques agissent sur lui avec beaucoup moins d'activité et ainsi se trouve créée une idiosyncrasie favorable pour ne pas contracter la maladie ou, pour favoriser la guérison. C'est comme le cas de l'ivresse ou de l'action de l'éthérisation pour empêcher l'action de l'acide prussique. Ce sont là des sujets d'étude de la première importance sur lesquels toute la thérapeutique expérimentale doit être basée. En effet, en abaissant ou en élevant physiologiquement l'organisme, c'est comme si on augmentait ou diminuait la dose de poison. Vous vous rendez ainsi maître doublement de l'organisme. Il faut donc traiter séparément : *principes* ou bases de la physiologie, de la pathologie, de la thérapeutique expérimentales.

Au point de vue physiologique: un individu qui se porte bien, qui est vigoureux est maintenu abaissé par l'action sympathique qui contracte les vaisseaux ; les nerfs retiennent les organes, empêchent la mort, c'est-à-dire la destruction. La force plastique a le temps d'agir ; elle agit en sens inverse de l'énergie du fonctionnement destructif ; il faut donc que ce dernier se repose.

Au point de vue pathologique, un individu fatigué, a la peau brûlante ; nerf sympathique relâché ; destruction des tissus ; aucune force plastique diminuée ; destruction d'organes ; action putrides diverses engendrées.

Au point de vue thérapeutique, abaissement de *l'organisme* et repos ou diminution des causes d'excitation ; l'oxygène et la chaleur sont des causes d'action parce qu'ils affaiblissent le corps ; alors la réparation organique revient. Les médicaments abaissent, c'est-à-dire rendent malade inversement. L'abaissement organique me paraîtrait le grand principe thérapeutique vital.

J'ai dit plus haut qu'il me paraît que les médicaments doivent souvent agir en déprimant, ce qui doit arrêter la destruction organique. Mais ce qui n'arrête pas pour cela la réparation organique. Ces deux choses ne paraissent pas nécessairement liées. Ainsi, J'ai fait des plaies au cou sur des marmottes endormies ; il n'y a pas eu de pus du tout et cependant la cicatrisation a été très rapide, bien que l'animal eût été très abaissé : car il n'avait dans le rectum que 4 à 5° au-dessus de zéro. De même chez les grenouilles, il ne se fait pas de pus en hiver, mais la cicatrisation se fait néanmoins aussi vite. Ce serait peut-être un bon moyen pour les réunions par première intention de refroidir les plaies. Cela tient probablement à ce que l'on diminue la circulation. La force végétative cicatricielle qui est la force réparatrice évolutive, qui est la *force agressive* par opposition à la *force régressive* des Allemands, paraît indépendante de la digestion. D'abord, la marmotte endormie ne digère pas et ensuite j'ai vu qu'en faisant certaines maladies par introduction de sondes dans le cœur, l'animal continue à manger et il meurt cependant en mangeant. Sans doute parce que la force végétative s'est arrêtée et il vit tant qu'il a à dépenser. Mais il ne fait plus de matière glycogène dans le cœur. Ce sera une singulière maladie à étudier. C'est un beau cas de pathologie expérimentale. L'animal est, dans ce cas, comme un muscle séparé du corps ou comme le cœur. d'une grenouille séparé, il vit tant qu'il épuise ses matériaux, mais il ne peut plus se nourrir.

Chez la marmotte, en effet, le tissu était exsangue. En liant l'artère d'un membre, une plaie de ce membre guérira peut-être plus vite et sans pus, tandis que sur l'autre membre non lié, il y aurait suppuration et guérison plus tardive. Chez des grenouilles, en été et en hiver. En effet, l'inflammation et l'endolorissement de la plaie qui dépend du sympathique produit une congestion qui s'oppose à la cicatrisation et forme du pus. Voir si, en coupant un nerf sensitif (racine rachidienne) avant son ganglion, une plaie se guérirait mieux dans la partie insensible. C'est là une série d'expériences très importantes à faire pour la chirurgie. En mettant les moignons dans CO_2, peut-être se cicatriseront-ils plus vite. La force végétative siège dans le tissu conjonctif et la cicatrisation peut se faire dans cette sorte de blastème appelé lymphe plastique, mais sans la participation des globules du sang qui sont plutôt nuisibles, surtout quand il y a congestion.

L'étude des conditions et des phénomènes propres au passage de l'état de santé à l'état de maladie et de l'état de maladie à l'état de santé constitue donc la médecine entière. La médecine expérimentale n'est pas autre chose et cela comprend tout. Ce qu'on appelle la nosologie, l'étiologie, l'anatomie pathologique ne sont que des branches qui sont comprises dans cela. Il y a ce qu'on appelle la médecine légale qui n'est qu'une application spéciale. Du reste nous reviendrons plus loin sur la classification des connaissances médicales.

Ce qu'il s'agit de rappeler ici c'est qu'il n'y a, dans toute cette évolution de phénomènes, que des modifications de propriétés physiologiques tenant à des conditions déterminées et étant liées à des altérations matérielles précises et également déterminées. Il n'est pas possible de transiger avec ce principe ; autrement on admet des effets sans causes déterminées et on est en dehors de la science.

Il ne peut pas y avoir un phénomène physiologique sans un élément anatomique normal ; il ne peut pas y avoir un phénomène pathologique sans un élément anatomique anormal.

Maintenant, que la lésion du tissu soit visible ou non, il faut l'admettre. Car, comme le dit l'Ecclésiaste, nos vrais yeux sont dans la tête, et les yeux de l'esprit nous montrent des choses que les yeux du corps ne nous font point voir. Nos instruments optiques, naturels ou artificiels, sont d'ailleurs très bornés. Toutes les fois qu'on voit quelque chose, on peut dire qu'il y a quelque chose ; mais, quand en ne voit rien, on ne peut pas dire qu'il n'y a rien. Cela est vrai pour la vue simple et pour la vue au microscope. Quand on enlève la rate et qu'on ne voit rien, peut-on dire qu'il n'y a rien ? Évidemment non. On ne peut que dire qu'il n'y a rien d'appréciable pour nous dans l'état actuel de nos connaissances et de nos moyens d'investigation. N'ai-je pas fait voir en effet qu'après la section du sympathique cervical, on n'avait pendant longtemps rien vu d'autre que la modification de la pupille, et cependant il y avait les phénomènes calorifiques que tout le monde a vus depuis que je les ai signalés et que personne n'avait vus avant, bien qu'ils existassent comme aujourd'hui ?

Nous pouvons dire que nous sommes entourés d'une foule de phénomènes que nous ne voyons pas parce que nous ne les savons pas. Nous ne pouvons donc que dire que nous ne voyons rien, mais pas qu'il n'y a rien. Et d'ailleurs n'est-il pas évident que la vue est bien insuffisante pour nous instruire. Que pouvons-nous voir au microscope dans un mélange d'oxygène et d'hydrogène ? *Rien,* et cependant c'est un mélange explosible. Que pouvons-nous voir dans l'oxyde de carbone ? Rien, et dans le globule du sang qui a été en contact avec lui ? Rien, et cependant le globule du sang est inerte et a perdu toutes ses propriétés physiologiques.

Claude Bernard

Pour voir quelque chose, il faut qu'il y ait une réfraction différente dans la matière, autrement nous ne voyons rien (Brücke) ; c'est pourquoi nous employons des réactifs pour rendre apparents les objets sous le microscope et établir une différence de réfraction lumineuse entre deux substances qui possédaient la même réfraction.

En conséquence, les médecins qui admettent des lésions de forces quand ils ne voient rien sont donc absurdes et antiscientifiques. Il y en a en effet qui ont admis des lésions du principe vital (Barthez) ; le principe vital n'existe pas. C'est comme si on admettait dans une pile dérangée une lésion de l'électricité ; ce ne serait pas moins absurde que d'admettre une maladie de la force vitale. On n'admettra pas non plus nécessairement une maladie du cuivre et du zinc dans la pile, mais un simple dérangement dans leurs rapports peut suffire. De même un simple dérangement moléculaire ou un changement des rapports dans les particules vivantes peut produire un arrêt de fonction, une maladie, etc.

Les médecins qui admettent des névroses sont également absurdes s'ils admettent une lésion fonctionnelle sans lésions matérielles. La lésion matérielle est nécessaire, quelle que soit la doctrine que l'on soutienne, que l'on soit matérialiste ou vitaliste. En effet je pense que la matière n'engendre pas les phénomènes vitaux, mais je pense qu'elle est la condition indispensable de sa manifestation et que la matière donne la forme absolue à la manifestation vitale, de sorte qu'il ne peut pas y avoir modification dans la forme de la manifestation vitale sans modification de la matière. Peut-on dire que dans les animaux il y a équivalence entre les phénomènes vitaux et les phénomènes physico-chimiques ? Ce serait possible ; mais dans tous les cas je pense que c'est comme dans la machine à vapeur, qu'il y a énormément de force perdue et non transformée en effet utile. Les expériences de Béclard, qui ont été répétées, paraissent prouver qu'il y a moins de chaleur produite dans la con-traction d'un muscle chargé, ce qui indiquerait que cette chaleur en moins s'est changée en mouvement. Y aurait-il changement de chaleur en électricité ? Les animaux à sang froid possèdent dans leurs muscles et dans leurs nerfs une puissance électro-motrice considérable. Quand on refroidit un lapin par section de la moelle, la propriété électro-motrice de ses muscles et de ses nerfs augmente considérablement. (Réfléchir s'il y a possibilité d'établir une équivalence.) Dans tous les cas je ne crois pas que cela puisse s'appliquer aux phénomènes végétatifs. Un oeuf fécondé ne se développe que sous l'influence de la chaleur. Un œuf fécondé absorbera-t-il plus de chaleur qu'un œuf non fécondé dans lequel rien ne se développe, expérience délicate, mais curieuse. Voir si on peut la juger autrement.

Pflüger a vu également qu'il n'y a pas de rapport entre la force électromotrice d'un muscle et sa contractibilité vitale. J'avais déjà vu que les deux choses ne disparaissent pas nécessairement ensemble. C'est une simple coïncidence, mais non un rapport de cause à effet ; démontrer que les phénomènes chimico-physiques n'engendrent pas les phénomènes vitaux.

Maintenant je serais d'accord si l'on veut simplement dire que les névroses sont des lésions qui ne se traduisent pas à nos moyens d'investigation et qu'elles ne détruisent pas l'organe, de manière à ce qu'il peut reprendre subitement ses fonctions. On peut comparer cela à de l'huile qui enraye les roues d'une machine, mais c'est toujours une lésion qui se traduit matériellement, et non pas une lésion dynamique, ce qui est profondément absurde. Il peut y avoir des maladies mortelles dans lesquelles on ne voit rien, péritonite, tétanos, etc. ; de même, dans les chiens qui meurent étiques en mangeant toujours et n'ayant pas cependant de matière glycogène dans le foie. Comment le cathétérisme du cœur peut-il produire cette maladie? Est-ce une altération qui empêche la formation des globules du sang ? Est-ce quelque chose d'analogue à ce qu'a vu Lancereaux ? Et cependant il y a évidemment lésion matérielle ; car c'est l'instrument qui pêche. C'est comme si l'on disait d'un homme qui a les doigts liés et qui ne peut pas agir pour écrire, qu'il y a lésion dans la force de volonté ou de l'intelligence. C'est l'instrument mais pas la force qui peut être malade ; seulement la force peut se mal manifester, si l'instrument est défectueux ou altéré.

En résumé, il y a donc une anatomie normale et une anatomie pathologique correspondant chacune à la physiologie et à la pathologie. Mais je n'entends pas que l'anatomie comprenne seulement l'étude des formes organiques ; elle comprend l'étude des propriétés et des caractères physiques et chimiques des matières.

Claude Bernard

Relativement à l'anatomie normale, je dirai en outre qu'il y a une anatomie cadavérique en quelque sorte et une anatomie vivante fonctionnelle ou encore physiologique. Il faut examiner les tissus à l'état de repos, à l'état de fonction; de même le sang dans les organes en repos et en fonction, et à l'état de maladie; ce sont les seules bonnes analyses qu'on peut faire aujourd'hui en se plaçant à ce point de vue. Ainsi on peut saisir avec l'alcool, par exemple, des villosités en fonction et puis, par l'éther et autres agents chimiques, étudier l'anatomie prise sur le fait de la fonction. On peut de même faire des injections sur le vivant ; ceci se trouve dans mon traité de vivisections.

L'anatomie pathologique elle-même ne doit pas seulement comprendre les tissus hétérologues et leurs formes, mais surtout leurs propriétés ; les virus, les venins, les liquides altérés, tout cela est de l'anatomie pathologique. Il faudrait connaître les propriétés du cancer vivant, ses propriétés comme ferment. Il faut aussi faire l'anatomie pathologique vivante et fonctionnelle. C'est le rôle de la pathologie expérimentale. Il faut étudier les tissus et le sang des organes sains, puis les rendre malades et étudier le sang et les tissus à ce nouvel état et déterminer ainsi les conditions pathologiques comparativement avec les conditions physiologiques pour chaque tissu et pour chaque organe. Ce sera, si l'on veut, la physiologie pathologique étudiée parallèlement à la physiologie normale.

Maintenant devrons-nous faire une classification des maladies, une nosologie ?

Il est évident que tout ce qui a été fait jusqu'ici ne peut être considéré que comme insuffisant. Ainsi la classification en pyrexies et apyrexies n'exprime rien ; examiner toutes les classifications ; les classifications fondées sur les caractères extérieurs ou celles fondées sur les lésions pathologiques, comme le veut Piorry, ne peuvent exister ; celle de Piorry est prématurée et mauvaise. Les classifications anatomiques, mauvaises ; par diathèse, mauvaises; les classifications par traitement, singulières etc.

*

* *

Classification des maladies

Je pense, quant à moi, qu'on ne pourra avoir une classification des maladies que quand on aura une classification des fonctions parce que la pathologie ne doit pas être séparée de la physiologie.

Il est difficile de dire pour le moment où il faut prendre les bases de cette classification.

Il y a trois feuillets ou deux feuillets dans le blastoderme lors de l'évaluation. On pourrait n'admettre que deux grands groupes fonctionnels 1° les fonctions du feuillet externe ; *fonctions nervo-musculaires: vie externe* ; 2° les fonctions du feuillet interne : *fonctions sanguines , glandulaires : vie interne.*

En effet, il n'y a que deux choses : le sang et les nerfs.

1° Le sang, vie organique, c'est-à-dire vie du milieu intérieur, entraîne après lui, comme corollaire nécessaire, toutes les fonctions glandulaires, épithéliales, sécrétoires, excrétoires : digestion, respiration, nutrition, qui ont le sang comme centre, comme théâtre.

2° Les nerfs ou les muscles, vie extérieure, entraînent après eux les musclés, les os et tous les appareils des sens qui ont leur centre et leur théâtre dans les nerfs ou peut-être mieux dans les muscles, car il peut exister sans nerfs.

3° En troisième lieu, on peut admettre, en opposition avec les deux vies physico-chimiques et aussi plastiques, une vie plastique. Elle a son centre dans le tissu conjonctif. Le tissu conjonctif est en effet un stroma où se fait la nutrition proprement dite par un procédé analogue à celui de la génération. Ce phénomène nutritivo-reproducteur se trouve exalté à certains moments et produit les organes génitaux, l'œuf, qui est l'expression la plus élevé de la vie plastique.

Ce troisième tissu conjonctif est le tissu fondamental de tous les autres. Il existe seul dans les organismes inférieurs qui ont la propriété de se reproduire par morceaux. Ce sont les cellules ou les tendances à formation de cellules végétales ; c'est un tissu germinatif ; ce sont des germes partout répandus ; c'est le *nisus formativus* de Blumenbach ; c'est la force organisatrice.

Claude Bernard

Les phénomènes qui se passent dans ce tissu nous paraissent en opposition avec les phénomènes de manifestation vitale qui sont des phénomènes de destruction.

Il y a embranchement de ces trois systèmes les uns dans les autres.

Dans les phénomènes nutritifs et germinatifs, il y a d'abord identité, ainsi que dans l'œuf et c'est ensuite par voie de différenciation que l'évolution se fait aussi bien physiologiquement que pathologiquement. De sorte qu'on peut dire qu'il y a d'autant plus de variétés de maladies qu'il y a plus de variétés de fonctions.

« L'identité est le néant », suivant le mot de Hegel, puis, quand par la force de la vie, l'identité cesse, le phénomène commence pour nous ou sous le microscope ; de même, si tout autour de nous était identique optiquement et qu'il y eut une identité absolue de réfrangibilité, nous ne distinguerions rien, ce serait le néant ; il faut donc qu'il y ait une identité antinomie pour qu'il y ait phénomène quelconque.

On pourrait calquer une classification physiologique et pathologique sur cette distinction qui se fait dès l'abord lors de l'évolution de l'être vivant.

On aurait les maladies de l'ordre plastique : *néoplasmes*;de l'ordre *sanguin*, empoisonnements morbides, virus, venins, etc. de *l'ordre nerveux ou musculaire* : convulsions, sensibilité et paralysie, pouvant amener des désordres dans les humeurs. On trouvera ici à fondre tous les systèmes : *humorisme*, système sanguin ; *neuro-pathologiste,* système nerveux ; système plastique. Tissu conjonctif. C'est ce tissu qui est le théâtre de la nutrition proprement dite ; c'est lui qui fait que certains tissus gardent en eux des liquides spéciaux qui ne s'endosmosent pas sous certaines conditions de pression. Exemple : sucre qui sort du foie quand on diminue la pression. Dans ces systèmes chaque élément possède son autonomie et ses excitants spéciaux soit par la nature, soit par le degré.

Il y a également une sorte de hiérarchie. Le système nerveux domine tous les autres, quoiqu'ils puissent s'en passer. Le système sanguin domine également le système végétatif, quoique ce dernier puisse s'en passer et exister seul dans les organismes inférieurs [1]. C'est là évidemment où nous arriverons plus tard et

---

1 Lavoisier dans sa préface, cite Condillac qui dit qu'une langue bien faite fait

l'entité morbide ne sera plus qu'une évolution de phénomènes qui aura son explication dans la réparation des organes et son siège dans le tissu conjonctif, et sa guérison dans l'élimination morbide.

*

* *

Dans tout ce qui a précédé nous avons essayé de donner une idée générale de l'état de la science médicale et de tous les problèmes qui devaient préoccuper le médecin expérimentateur. C'était une manière de lui faire mieux comprendre la nature et les difficultés du but qu'il avait à atteindre.

Mais, en définitive, le but de la médecine expérimentale ne peut pas être, ainsi que nous l'avons déjà dit, autre que le but que se proposent toutes les autres sciences.

Le médecin expérimentateur cherche à connaître les lois des phénomènes du corps vivant :

1° Les lois de la production des maladies (pathogénie), le mode d'action des influences morbides afin de les éviter. Ces premières connaissances engendrent l'hygiène ;

2° Les lois de guérison des maladies ; les conditions et le mode d'action des influences curatives naturelles, afin de les suivre et d'imiter la nature, ce qui est le précepte unique de toutes les sciences. Pour la médecine, le but sera-t-il de rechercher les crises ? Y a-t-il des crises ou des conditions dans lesquelles l'individu guérit ou vit ? Il ne s'agit pas de guérir, il s'agit de vivre. Le médecin ne doit pas perdre cette idée de vue. Connaître également le mode d'action des agents médicamenteux afin d'utiliser dans le but curatif leur action perturbatrice (thérapeutique).

Dans toutes ses recherches le médecin expérimentateur n'a nullement à se préoccuper de la vie en elle-même, ni des questions d'origine des êtres vivants en général et de l'homme en particulier, pas plus que le chimiste ou le physicien ne se préoccupent des propriétés matérielles dans leur essence ou de l'origine des êtres

une bonne science. C'est une erreur ; c'est quand la science est faite que la langue scientifique peut être bien faite ; mais, avant, les nomenclatures, quelque bien faites qu'elles soient, sont toujours mauvaises. (Note de Claude Bernard.)

bruts qu'ils ont à étudier.

Nous n'avons qu'à prendre les êtres bruts ou vivants tels que la nature nous les offre. Nous ne pouvons les connaître que par l'expérience et tous les raisonnements que nous ferons hors de là sont oiseux.

Il faut ensuite bien se rappeler ce précepte scientifique général et fondamental, c'est qu'il nous est interdit et qu'il nous sera toujours interdit de connaître les causes premières des choses et que conséquemment c'est perdre son temps que de les rechercher. Notre science commence avec le phénomène ; au delà, nous n'avons plus de guide et nous nous égarons. La vie, la maladie ne sont donc pour nous que des phénomènes dont nous n'avons qu'à étudier les conditions et à rechercher les lois. *La science, en un mot, consiste à trouver les causes prochaines des phénomènes, c'est-à-dire leurs conditions matérielles d'existence.* Quand nous connaissons ces conditions, nous pouvons les favoriser ou les empêcher et en obéissant aux lois naturelles, nous nous rendons maîtres, comme nous disons, de ces phénomènes. Mais dans tout cela la cause première nous reste toujours aussi profondément ignorée. Néanmoins nous poursuivons toujours nos recherches. La nature est inépuisable et ,en cherchant à savoir de plus en plus, nous poursuivons l'évolution de notre nature.

L'homme, comme dit Pascal, semble plutôt fait pour la recherche de la vérité que pour la connaissance de cette vérité absolue. L'homme paraît être tout évolution ; il cherche et, dès qu'il a trouvé, il n'est pas satisfait et il cherche encore et on peut dire que plus il trouve, plus il lui reste à trouver. C'est ce qui lui plaît et l'entraîne. Une vérité découverte lui plaît d'autant plus qu'elle lui découvre une longue série de choses ignorées. Un problème résolu, comme dit Priestley, au lieu d'éclairer ou de résoudre une question, est une lueur qui montre douze autres problèmes à résoudre, et ainsi de suite. Si l'homme pouvait avoir la connaissance absolue qu'il cherche tant, il est probable qu'il ne pourrait plus vivre, qu'il se suiciderait par ennui. Je ne sais si cette aspiration que nous avons pour la vérité est un signe que nous devons la connaître ; mais il est positif que nous ne pouvons la posséder ici-bas. Notre esprit n'est pas fait pour cela ; il est dans un état de larve ou de transition ; il a la soif de la recherche, mais s'il trouvait ce qu'il recherche tant, il serait consumé et détruit. L'homme n'est donc ici qu'à l'état de transition, de passage. Peut-être doit-il avoir ailleurs la faculté de connaître la vérité première absolue ; ici-bas, il ne peut connaître que la vérité relative et la cause prochaine des choses.

La médecine expérimentale rentre donc dans le cas de toutes les sciences physico-chimiques ; la médecine expérimentale ne diffère des autres sciences que par la complexité de ces phénomènes qui rendent les causes prochaines plus difficiles à saisir et à connaître. Mais, quant aux causes premières, elles sont tout aussi difficiles à saisir partout dans la nature inerte que dans la nature vivante.

Relativement à la médecine expérimentale, les conditions à étudier sont *l'organisme* et le monde extérieur. Mais j'ai insisté sur l'étude du milieu intérieur qui est le théâtre des actions physiologiques et pathologiques intimes et que le médecin peut aspirer à modifier. En effet, ce milieu intérieur est susceptible d'être modifié soit par le système nerveux ou par les agents extérieurs qui exercent une influence sur la formation organique de ce liquide, mais ce milieu peut encore être modifié par des substances qu'on peut y faire pénétrer directement afin de modifier ainsi les réactions sur les éléments organiques.

Pour moi, la connaissance de ce milieu est le pivot sur lequel doit tourner toute la médecine expérimentale. C'est la base de l'hygiène fondée sur l'étude expérimentale des agents extérieurs, soit normaux, soit anormaux ; les agents normaux sont l'air, l'eau, les aliments ; les agents anormaux sont les émanations délétères, les poisons, les virus, les pestes, épidémies, épizooties, etc. L'étude des virus qui modifient le milieu intérieur (Maunoury: l'introduction d'une pustule de charbon sous la peau produit le charbon, d'un chancre syphilitique produit empoisonnement).

Les émanations marécageuses agissent sur l'homme et sur les animaux. Cette innocuité (sic) des animaux pour certains agents [1] sont des affaires de degré, d'impressionnabilité du système nerveux. Ce sont des choses à étudier expérimentalement. Il faudra arriver de cette manière à savoir ce qu'il faut faire pour mettre l'homme dans des conditions où le poison n'agisse pas.

Je crois que l'abaissement fonctionnel est un des grands

---

1 Il faudrait : « Cette innocuité des agents extérieurs sur certains animaux. »

principes de la thérapeutique expérimentale. La fièvre n'est qu'une exagération d'activité destructrice. La Santé est un équilibre. Il faut agir en sens inverse sur les maladies fébriles au moins.

Les générations des infusoires montrent combien peu il faut modifier le milieu d'une infusion pour qu'ils ne puissent plus y vivre, tandis que d'autres peuvent y exister. Hé bien ! on peut considérer le sang comme une infusion organique dans laquelle vivent les éléments histologiques qui peuvent, de leur côté, être comparés à des infusoires. Il suffit en effet de changer très peu le milieu pour que la vie soit impossible. Changer la réaction du sang, la température, et ces changements sont d'autant plus nuisibles que l'animal est plus élevé. Il faut donc une *fixité* dans la constitution du milieu intérieur comme dans celle du milieu extérieur. Les divers animaux doivent cependant avoir quelques différences légères en apparence dans la constitution du milieu intérieur qui expliquent les différences de leurs idiosyncrasies.

Et voici dans quel ordre il me semblerait préférable d'étudier les diverses parties de la médecine expérimentale :

1° Le sang, considéré comme milieu intérieur ; autour de lui se groupent toutes les actions physiologiques ou pathologiques (loi de formation du sang et de ses altérations) ;

2° Les muscles et les nerfs et les organes physiques de la vie extérieure ;

3° Les organes plastiques.

Ces divisions doivent être examinées au triple point de vue physiologique, pathologique et thérapeutique. Tel est le but final de la médecine expérimentale. Telles sont les études vers lesquelles il faut diriger l'esprit des médecins, si l'on veut faire de la médecine une science.

*

* *

Compatibilité de la médecine avec la science.

Mais je prévois toutes les objections que l'on va me faire. Il importe d'en examiner quelques-unes.

La médecine expérimentale, telle que vous la concevez théoriquement et devenue scientifiquement, est une utopie. La médecine n'est pas une science ; c'est un art ; par conséquent, son application est inséparable de l'artiste.

Examinons donc cette première objection

D'abord, qu'est-ce que la médecine ? Est-ce un art, est-ce une science, ou même un assemblage de sciences ? Les définitions ont tout dit et chaque auteur les a faites d'après son point de vue. La médecine a donc été considérée comme un art, comme une science propre ou même comme assemblage de sciences. Où est la vérité ? Elle n'est dans aucune de ces opinions exclusives. La médecine est un art, c'est évident ; elle est une science, c'est également incontestable. En effet, dans toutes les connaissances humaines, il y a à la fois de la science et de l'art. La science est dans la recherche des lois des phénomènes et dans la conception des théories ; l'art est dans l'application, c'est-à-dire dans une réalisation pratique en général utile à l'homme qui nécessite toujours l'action personnelle d'un individu isolé. Aussi le caractère de l'art est-il d'être éminemment personnel, non susceptible de se transmettre ; la science pure, au contraire, est impersonnelle et peut se transmettre à tous.

Ainsi on ne saurait soutenir que la médecine n'est qu'un art ou n'est qu'une science ; il y a les deux choses, comme dans les autres sciences, physique, chimie, etc. Mais, actuellement, quels rapports y a-t-il entre ces deux choses et la Science exerce-t-elle des influences sur l'art ou réciproquement ? Cette question doit surtout être posée ici où nous avons pour objet de faire de la médecine scientifique. Il s'agit de savoir si ce que nous faisons est une science de luxe pour le médecin ou une science utile à la médecine. Prise d'une manière générale, la question de savoir si les progrès de l'art sont corrélatifs à ceux de la science n'est pas douteuse. Si nous examinons dans une science avancée comme la physique et la chimie quels sont les rapports entre la science et l'art, nous voyons que ce dernier découle comme une conséquence nécessaire de la science.

Personne ne contestera que l'industrie chimie dérive directement de la science et que son essor se soit décuplé depuis Lavoisier. De même pour la physique : toutes les applications de la vapeur, de l'électricité, ont été engendrées par la science pure. Il y a donc, comme on le voit, dans ces sciences, une influence directe de la science sur l'art ou sur l'application.

En est-il de même pour la médecine ? La science engendre-t-elle l'art et sert-elle de flambeau à l'application ? Évidemment, non ; il en est autrement. Les praticiens se passent volontiers de la science et il en est même qui disent que la science leur est inutile. C'est ainsi que Rivière disait que la circulation du sang n'a jamais servi à rien, que c'est une pure curiosité zoologique et qu'on n'en a pas mieux connu les fièvres après qu'avant. D'autres disent que les plus savants médecins sont les plus mauvais au lit du malade, qu'ils ne réussissent pas parce qu'ils ne donnent point de médicaments, et mille autres aménités de ce genre, qui toutes malheureusement ont parfois une apparence de vérité.

Mais pourquoi donc la médecine ne nous offre-t-elle pas cet accord et cette dépendance réciproque entre l'art et la Science que nous signalions tout à l'heure dans la chimie et dans la physique ? Est-ce que cela prouverait, ainsi que veulent le prétendre certaines personnes, que la médecine n'est pas destinée à devenir une science ? Certainement si. Il y a dans la médecine une science au même titre que dans toutes les autres connaissances humaines. Et si aujourd'hui il existe entre la science et l'art médical un désaccord qui ne se trouve pas dans les autres sciences que nous avons Signalées, cela tient à une circonstance évolutive de la science bien facile à expliquer et certainement bien facile à saisir.

Nous avons vu, en considérant aujourd'hui la physique et la chimie, qu'il y a des rapports étroits de développement qui les lient à la pratique correspondante. Nous arrivons alors à cette conclusion qui nous paraît bien évidente, c'est que la science a dû précéder dans son évolution l'art ou l'application qui ne sont arrivés ensuite que comme conséquences. Rien ne semble plus logique. Hé bien ! cependant, par une de ces contradictions que nous rencontrons souvent et qui semblent nous montrer que nous nous trompons souvent dans les rapports logiques que notre esprit croit voir entre les choses, il n'en est pas ainsi. Ce n'est pas la science qui a précédé l'art ou l'application [1], mais, au contraire, c'est toujours

---

1 De même que ce n'est pas la rhétorique qui a précédé les orateurs ; il en est de même de tout ce qui fait illusion, parce qu'on croit que le principe est venu le

l'art ou application qui historiquement ont précédé l'apparition de la science. En effet, les arts métallurgiques et beaucoup d'autres applications de la chimie remontent à la plus haute antiquité et la science chimique est de date toute récente. Il en est de même pour la physique : les verres grossissants étaient connus et employés bien avant que la théorie de la lumière fût fixée. Quand on y réfléchit, cette évolution historique paraît assez naturelle. L'homme est porté par instinct à observer ce qui l'entoure et à l'appliquer à son usage et pour son bien-être. Il n'est donc pas étonnant que l'on ait observé des phénomènes et qu'on en ait appliqué les résultats longtemps avant de connaître les lois et les théories de ces faits.

D'après ce qui précède nous distinguons donc deux périodes dans l'évolution des sciences ; la première, que nous appellerons *période empirique historique,* dans laquelle l'art ou l'application existent et accumulent des notions qui plus tard serviront de base à la science. Dans cette première période, tout est empirique ; les tâtonnements sont infinis, les progrès lents et peu sûrs ; les procédés se réduisent à des recettes particulières aveugles ; les conceptions théoriques existent, mais elles sont fantastiques, personnifiées et ne disparaissent que lorsque les lois abstraites des phénomènes prennent leur place. On dit que certains peuples, les Chinois par exemple, restent à cette première période et qu'ils ne peuvent s'élever à la conception théorique (P. Hüc).

La deuxième période, que nous appellerons logique, commence au moment où les lois des phénomènes sont trouvées et où la science apparaît. Alors l'empirisme disparaît, les déductions pratiques se déduisent logiquement des notions théoriques et l'application prend un essor immense. Chaque découverte scientifique retentit immédiatement sur la pratique alors l'art ou l'application sont faciles, l'art est maîtrisé par la science et il n'a plus alors pour limites que celles de l'esprit humain.

Si actuellement nous revenons à la médecine, nous verrons qu'elle doit présenter, comme toutes les autres sciences, les deux périodes évolutives que nous avons signalées. L'homme, se voyant soumis à des maladies qui tantôt étaient suivies de la mort, tantôt du retour à la santé, a dû observer ce qui se passait quand la maladie

---

premier et que le reste s'en est suivi ; la grammaire a suivi la langue. (Note de Claude Bernard.)

se terminait heureusement afin de chercher à appliquer ce qu'il avait pu voir. Dans aucune autre science l'homme n'avait autant d'intérêt à cette application anté-scientifique ; c'est pourquoi dans la médecine plus que dans toute autre science on voit que l'art ou l'application précède la science et cela est d'autant plus clair à voir que nous y sommes encore. Nous en sommes en médecine où la chimie en était il y a deux siècles. Nous en sommes à la période empirique, à la période des doctrines individuelles ; mais cependant les matériaux qui s'accumulent de toutes parts finiront par constituer la science, quand on aura trouvé la loi des faits, et alors la médecine sera comme les autres sciences arrivées dans leur période logique : l'art médical sera régi par la science, l'empirisme disparaîtra pour faire place à la déduction scientifique logique. Il n'est pas à dire pour cela que les ténèbres se dissiperont sur toute la médecine à la fois ; cela ne se fera que peu à peu, c'est-à-dire que des points seront éclairés et que d'autres. seront encore dans l'ombre. Cela a lieu pour les Sciences avancées. Dans la physique et la chimie, il y a des parties finies, où l'art est déduit de la théorie, mais il y a aussi à côté des points obscurs en état d'évolution, où l'application est empirique et où la science n'est pas faite. La médecine diffère sous ce rapport qu'aujourd'hui elle n'a pas un seul point qui soit constitué scientifiquement.

De tout cela il résulte clairement que la médecine scientifique D'existe pas encore aujourd'hui et que nous en sommes seulement à la période d'application anté-scientifique, c'est-à-dire à l'art empirique. Mais si la médecine scientifique n'est pas encore constituée à l'heure qu'il est, Son avènement approche tous les jours et tous les matériaux qui s'accumulent constitueront cette science dans un avenir que nous ne saurions fixer et quand elle aura trouvé son Newton ou son Lavoisier.

Dans cet état de choses, ce qu'il convient de faire pour le vrai médecin, c'est de s'en tenir sans doute pour la pratique à ce que l'empirisme des siècles a consacré, cet empirisme qui ne dit rien à la raison et aveugle dont il ne saurait s'enorgueillir et se satisfaire. Mais le médecin vraiment digne de ce nom doit avoir en même temps les yeux tournés vers l'avenir, se mettre dans le mouvement des idées physiologiques qui épurent Peu à peu l'observation médicale et il doit chercher à aider par la direction de ses travaux l'arrivée de la médecine scientifique. L'empirisme doit être pour lui la cabane dont parle Descartes et qui sert seulement à se tenir à l'abri pour ne pas coucher à la belle étoile, en attendant que l'édifice scientifique soit construit. Quant à nous, notre position nous oblige plus que tout autre à faire nos efforts pour préparer les matériaux sur lesquels se fondera la médecine scientifique.

*

* *

Mais en supposant, dira-t-on, que la médecine puisse un jour devenir une science, il ne s'agit pas d'attendre. Il faut agir et il faut quelque chose de pratique, d'actuel. Le médecin est forcé d'agir.

À ce sujet je désire entrer dans quelques explications.

Il est vrai que ce qu'on appelle l'exercice de la médecine impose des devoirs. Mais il s'agit précisément de connaître ces devoirs et, d'un autre côté, il s'agit aussi de savoir si la science n'impose pas aussi des devoirs à tout homme intelligent qui rend ainsi service à l'humanité aussi bien qu'en faisant de la pratique journalière.

La médecine, comme toutes les sciences, a son passé, son présent et son avenir. Le passé de la médecine est semblable à celui de toutes les sciences. Au début de chaque science, l'homme a considéré les phénomènes de la nature comme des choses surnaturelles. D'abord les maladies, les épidémies ont été considérées comme des punitions du ciel. Plus tard, les maladies ont été considérées comme dues à certaines causes occultes et des explications entièrement *a priori* et hypothétiques ont été données ; plus tard on a vu qu'il fallait chercher à ramener les explications aux conditions physiques des phénomènes et c'est la période expérimentale qui arrivera dans l'avenir [1].

---

1 Lire tous les anciens médecins avec cette idée qu'ils sont tous dans les théories *a priori*, mais non dans les théories *a posteriori*. Aujourd'hui une semblable médecine ne peut plus exister. Toutes les sciences en sont là. Pour la médecine c'est une époque de transition difficile.

Toutes les sciences ont commencé par la pratique et alors la théorie n'était qu'une théorie *a priori* personnifiée. Mais peu à peu il y a eu transformation complète ; la pratique a engendré la théorie qui est devenue *a posteriori* ; la pratique sert beaucoup la théorie. (Note de Claude Bernard.)

Claude Bernard

Quand on veut expliquer un phénomène naturel, la première chose qu'il y a à faire, c'est de l'examiner, de l'observer dans tous ses détails. Ensuite, *on* fait des hypothèses sur ses causes et *on* cherche à le reproduire, à en faire la synthèse. Alors on a la démonstration que l'explication que l'on en donne est exacte. Par conséquent, la première chose à faire a donc dû être d'étudier les maladies dans tous leurs détails ; après quoi, on a expérimenté sur ces maladies. Enfin il faut chercher à les reproduire artificiellement et c'est alors seulement qu'on sera certain d'en connaître les causes et le mécanisme, comme en reproduisant l'éclair et les aurores boréales artificielles, nous expliquons les mêmes phénomènes à l'état naturel.

À leur début, les sciences ont dû être appliquées et elles l'ont toujours été empiriquement. En effet alors la théorie, c'est-à-dire la science, n'existait pas. La science n'est venue qu'après ; l'observation, l'expérience pratique empirique des choses ont dû la précéder. Donc, tout a été primitivement empirique et la théorie n'est venue que plus tard éclairer la pratique. L'empirisme n'est donc pas le contraire de la science ; c'est une période nécessaire qui précède la science et qui l'accompagne. Car toutes les sciences, même les plus avancées théoriquement, ont aussi des parties obscures et encore empiriques à côté des parties où la théorie brille de tout son éclat [1]

Dans les sciences en évolution, l'empirisme précède donc la théorie. L'empirisme, pris ainsi dans le bon sens, est donc l'application de l'observation brute faite par hasard ou autrement. Le quinquina guérit la fièvre, on ne sait pas encore comment, mais dès qu'il la guérit, il faut l'essayer. Un médecin serait donc condamnable de ne pas employer ce que l'empirisme a appris. Je dirai plus, je dirai que l'homme qui veut la science doit recueillir tout ce que les idées populaires lui fournissent, non pas pour repousser ces choses systématiquement ou les adopter avec une crédulité aveugle, mais les examiner scientifiquement, expérimentalement. S'il y a souvent au fond de ces croyances populaires des préjugés grossiers et l'amour du merveilleux, il peut aussi y avoir souvent des observations réelles. Jenner et beaucoup d'autres ont recueilli

[1] Les divisions que nous avons établies dans les sciences sont artificielles ; c'est l'infirmité de notre intelligence qui nous force à faire ainsi. Cependant la division des sciences des êtres bruts et des êtres vivants me parait radicale. (Note de Claude Bernard.)

des paysans les germes des découvertes qui ont rendu les plus grands services à l'humanité et à la science.

Dans l'évolution des sciences physico-chimiques, l'application se contente des connaissances empiriques et les suit parallèlement. Dans la médecine des animaux il pourrait en être de même ; mais, dans la médecine humaine, c'est tout autre chose ; il y a le moral de l'homme qui intervient et qui demande à être satisfait. L'homme malade veut être guéri. Le besoin de croire et d'être trompé qui est naturel à l'homme le porte à croire tous ceux qui lui promettent sa guérison. Telle est donc l'origine des charlatans qui ont existé de tous temps, qui reconnaissant que l'homme a un besoin impérieux d'être trompé, se sont excusés par cela même. (Lire Zimmermann à ce sujet, sur ce qu'il dit des charlatans) [1].

Un médecin renommé de l'École de Médecine qui n'a pas foi dans la médecine en tant que science, qui prend le mot empirisme dans le mauvais sens, comme je le dirai bientôt, et qui la considère comme un art plus ou moins livré à la fantaisie, a beaucoup insisté sur ces exigences de la pratique. Il considère que les malades ne demandent qu'à être trompés et qu'on est forcé de les traiter, si l'on ne veut pas perdre sa clientèle, autrement les malades vous quittent et en vont consulter d'autres.

Quand on se place à ce point de vue, on peut avoir raison. Mais ce n'est pas au point de vue scientifique, mais seulement au point de vue industriel. En effet, pour beaucoup de médecins, la médecine n'est qu'une industrie. Le but, c'est d'avoir le plus de malades possible. Pinel disait : « Une maladie étant donnée, trouver sa place dans un cadre nosologique » ; ces médecins disent : « Une malade ou un malade étant donnés, en tirer le *meilleur profit* possible. »

On ne peut augmenter sa clientèle que parce que les malades croient qu'on les guérit. Or, on ne fera pas croire à un malade qu'on

---

1 Claude Bernard fait allusion au chapitre *De la fausse expérience du Traité de l'Expérience* de Zimmermann, où on peut lire ceci au sujet des charlatans en médecine : « Le charlatan a même un avantage considérable sur le vrai médecin. C'est que, si quelqu'une de ses *promesses se* réalise, on l'élève jusqu'aux nues ; et si le malade est trompé, l'on est obligé de se taire par honneur, et pour ne pas s'exposer à être blâmé d'avoir confié sa guérison à un malheureux qui a d'autant plus le droit d'être fripon que le nombre des sots est toujours plus grand. »
Zimmermann donne ensuite, d'après Galien, le portrait de Thessalus, qui vivait sous Néron, comme exemple de charlatan. *(Traité de l'Expérience,* pp. 23-25.)

le guérit si on ne le traite pas. Il y a donc un principe qu'il faut adopter, c'est de traiter dans tous les cas afin de pouvoir dire qu'on a guéri. Autrement, dira-t-on, le malade perdrait confiance dans ses médecins.

Ici, bien entendu, je ne blâme personne ; chacun agit suivant sa conscience. Je constate seulement que la médecine est considérée comme une industrie par la majorité des médecins praticiens et qu'ils considèrent comme une nécessité d'agir ainsi qu'ils font. Je pense que c'est en cette considération qu'ils peuvent se regarder sans rire dans certaines circonstances. Car les consultations de Molière sont aussi vraies aujourd'hui que de son temps, sauf les mots qui ont changé ; au lieu d'humeur peccante, ce sont les combustions qui font les frais du raisonnement.

Je sais bien que dans toutes les industries le marchand cherche à tromper l'acheteur. Dans l'industrie médicale, il n'est peut-être pas possible de faire autrement. Il faut sauver l'apparence. Le malade, en effet, veut qu'on lui donne confiance dans tous les cas, et il faut agir en conséquence. On voit, d'après cela, survenir ces rivalités médicales si déplorables, on renvoie un médecin et on en rappelle un autre. Mais, si ce dernier veut rester et avoir du prestige, il faut qu'il change tous les remèdes. Quand on dit : « Un médecin nouveau est venu. - A-t-il changé les remèdes ? » demande-t-on.

Il est certain que la médecine peut avoir de cruelles déceptions pour le novice qui voudrait agir naïvement. Les malades ne croient pas en effet que la valeur médicale soit le résultat d'une étude scientifique. Ils croient que c'est quelque chose de traditionnel. J'ai Souvent vu dans la campagne que les paysans croient que des gens ineptes sont très bons guérisseurs, non pas parce qu'ils sont savants ou intelligents, car ils sont ineptes, mais parce qu'ils sont les dépositaires d'un secret traditionnel. Ce n'est pas à l'homme qu'ils attribuent de la valeur, mais au talisman dont il fait usage. De même, quand les jeunes gens vont étudier la médecine à Paris, ils croient qu'ils y viennent pour apprendre un certain nombre de recettes par cœur. Pour eux, la médecine s'apprend comme la religion ; c'est une tradition. Parmi les gens du monde, on donne au contraire tout le mérite à l'individu médecin en tant qu'artiste. Ainsi le médecin inspiré, on le croit ; il a eu quelque chose qui en impose ; mais on croit que la nature lui a donné une perspicacité particulière à laquelle l'étude n'a que peu ajouté. Il a un système. Il faut que le médecin ait l'air excentrique ; il se fait remarquer par son costume toujours identique - c'est un cachet, c'est un prestige - par des cheveux toujours en coup de vent. Exemple deux médecins examinent un malade ; l'un ausculte longuement l'autre examine à peine le malade et dit son opinion hardiment. On dit que ce dernier médecin était beaucoup plus fort que le premier puisqu'il devinait à distance ce que l'autre ne pouvait savoir qu'en examinant avec grand peine. De là au magnétisme et à toutes les croyances de tables tournantes, spiritisme, il n'y a qu'un pas.

La pratique de la médecine entraîne donc le médecin à dissimuler à son malade les parties faibles de sa science. Mais il y a à côté de ceux-là des médecins naïfs qui croient vraiment à leur théorie et à leurs remèdes à force de les répéter. Il en est qui, à force d'entendre dire à leurs malades qu'ils les ont sauvés, finissent par le croire. Ces médecins se rengorgent dans une vanité de paon. Ils sont gâtés parce qu'ils voient des grands personnages faire antichambre chez eux et ils se croient des hommes extraordinaires. Ils ont confiance en eux et sont vraiment convaincus de leur valeur.

En résumé, la médecine pratique n'est donc pas parallèle à la science qu'on possède. Un homme très instruit, qui a passé dix ans dans les écoles, peut être supplanté par un charlatan, par une garde-malade. Tout se réduit en effet, à satisfaire le malade. Il n'y a qu'une manière, c'est de le guérir ; si on lui dit que cela n'est pas possible, il en prend un autre qui lui dit que c'est possible. Donc, comme on le voit, la pratique de la médecine rencontre un certain nombre d'écueils qui lui sont propres. Mais ce n'est pas une raison pour renier la science et se décourager.

*

* *

Médecine actuelle, médecine future

La médecine présente en effet deux choses à considérer : son présent et son avenir.

Dans l'état actuel, la médecine n'est point une science. Elle est à l'état empirique, à l'état d'enfance, systématique. La théorie ne peut donc pas éclairer la pratique et il faut se contenter de suivre ce que l'empirisme nous a donné.

Mais la médecine doit devenir une science, et il n'est pas nécessaire d'attendre que la médecine soit devenue une science complète pour utiliser les conquêtes scientifiques ; aucune science n'est vraiment complète ; il y a toujours des points plus obscurs. Par conséquent, la médecine pourra être très avancée en quelques points et très arriérée en d'autres. Elle y tend plus lentement que toutes les autres à cause de sa complexité, mais elle y arrivera et ce sera en devenant expérimentale.

Ce sont donc là deux choses dont il faut être convaincu : empirisme pour le présent avec direction en aspiration scientifique pour l'avenir.

Je sais bien qu'il y a beaucoup de gens auxquels l'avenir de la médecine importe peu ; ils ne voient que le présent et ils ne voient dans la médecine qu'une industrie à exercer pour en tirer le plus de lucre possible, comme dans toutes les industries. Je dirai tout de suite que je n'écris pas pour ceux-là. Je dirai seulement que, quand on veut arriver à la richesse, il vaut mieux prendre une autre industrie. La médecine industrie consiste en une tromperie perpétuelle et des mensonges périodiques ; tandis qu'il y a d'autres professions plus lucratives qu'on peut exercer sans tromper et mentir perpétuellement.

Ce qu'un vrai médecin doit faire, c'est de s'instruire scientifiquement autant que possible, de comprendre que sa science est la plus belle de toutes et de se donner pour but de la perfectionner, de concourir à des progrès scientifiques, en même temps qu'on soulage les malades. Il n'y a donc pas du tout incompatibilité entre l'empirisme et la science ; au contraire, mais quand on le comprend mal, comme l'a fait Trousseau, l'empirisme est l'indéterminisme et la négation de la science. (Lire les leçons de Trousseau sur l'empirisme et la réponse qu'on y a faite.)

Sans doute l'observation empirique a appris déjà beaucoup de faits que le médecin doit garder. La chirurgie, certaines spécialités lithotritie, oculistique possèdent des moyens empiriques qu'il faut connaître [1]. La thérapeutique s'est enrichie de quelques médicaments utiles. Mais tout cela se réduit à bien peu de choses et tout ce qu'un médecin instruit doit connaître au point de vue pratique est bien vite appris. Mais, si l'on Se réduit à cela, à quoi donc servent toutes les sciences que l'on a dû apprendre, si l'on doit être un simple guérisseur, comme le désire certain professeur de l'École de Médecine ? Il n'était pas nécessaire d'étudier si longuement. Mais il ne faut pas croire que l'on a fini ses études quand on est sorti de l'école ; on n'a fait qu'apprendre à apprendre, et il faut travailler toute sa vie. Il faut cultiver les sciences qui vous élèvent l'intelligence et d'ailleurs la science règle l'empirisme et le purifie des absurdités, débarrasse l'esprit de ce sot orgueil dans lequel le médecin peut tomber ; la science rend modeste quand on la possède.

C'est à l'École de Médecine qu'on doit apprendre la science actuelle et tous les moyens pratiques qu'un médecin instruit doit connaître dans la. pratique. C'est ici, au Collège de France, que je dois montrer la direction scientifique médicale de l'avenir. J'ai passé ma jeunesse dans la pratique expérimentale ; actuellement, je crois utile d'en résumer les préceptes ; mon expérience m'a mis à même de le faire. Je dois montrer l'avenir de cette science, comme une science en évolution qui tend de plus en plus vers la forme expérimentale. J'ai donc voulu donner les préceptes d'analyse expérimentale qu'il faut suivre dans l'étude des phénomènes de la vie, soit à l'état normal, soit à l'état pathologique. En effet, dans cette complexité des phénomènes que la médecine est appelée à voir, il faut toujours procéder par une méthode analytique expérimentale.

L'enseignement de la médecine doit donc être analytique, en prenant le phénomène complexe et en le dégageant et le simplifiant de plus en plus. *Tout est analytique et la synthèse n'est qu'une preuve, mais ce n'est pas une méthode. Il* n'y a donc pas la méthode analytique et la méthode synthétique. Il n'y a que la méthode *analytique* qui reconnaît une preuve qui s'appelle la synthèse.

Une science doit avoir sa méthode pour faire des progrès et marcher sûrement. La méthode de la médecine est expérimentale ; mais avec des restrictions nécessaires à cause de sa complexité et

---

1 La pratique entraîne beaucoup de spécialités utiles, mais la science ne les reconnaît pas théoriquement, car il n'y a qu'une science. (Note de Claude Bernard.)

de la nature spéciale des phénomènes qui ont des lois comme ceux de la nature brute, mais qui ne sont pas identiques pour cela.

C'est dès le début qu'il faut prendre ce goût de la science qui ne vous abandonne jamais. Chaque malade aura pour vous un intérêt scientifique et un intérêt pratique. La science ne vous fera pas négliger les exigences morales, du malade. Un homme d'esprit sait toujours parler à l'esprit de son semblable sans être obligé d'employer le mensonge et la tromperie indignes du malade et du médecin.

Si donc chaque jeune médecin est bien pénétré, en finissant ses études, de ce que la science possède actuellement et de la tendance qu'elle doit Suivre, il remplira son rôle envers la société comme homme instruit et utile et son rôle envers la science parce qu'il fera tourner à son profit tout ce qu'il verra. Il se fera ainsi sur tous les points des études, des observations qui seront imbues de l'esprit d'observation scientifique. L'humanité et la science trouveront leur profit ; le médecin y trouvera le bonheur, car il n'y a d'heureux ici-bas que celui qui, en même temps que son corps, nourrit son intelligence. Or, quand on nourrit son esprit par l'observation et l'étude de la nature, l'aliment est inépuisable. Il faut nourrir son esprit et son corps.

Tel est donc le but que se doit proposer le médecin, c'est d'être utile à l'humanité souffrante actuellement et à la science dans l'avenir suivant la proportion qui lui sera possible. C'est un double devoir qu'il faut inculquer aux jeunes gens. Ils n'ont pas appris la médecine seulement pour vivre et gagner actuellement de l'argent; mais ils doivent contribuer aux progrès de l'humanité et ajouter chacun sa pierre à l'édifice scientifique que l'humanité élève dans son évolution.

Chapitre XV
Des écueils que rencontre
la médecine expérimentale

Les obstacles scientifiques, que rencontre la médecine expérimentale, résident dans la complexité des phénomènes de la vie. Cette complexité, qui augmente encore dans l'état pathologique, peut effrayer au premier abord et faire croire que jamais on ne pourra pénétrer dans des phénomènes aussi compliqués et aussi délicats et que c'est par conséquent poursuivre un but chimérique que de prétendre régler et gouverner de semblables phénomènes.

Cependant, ces difficultés, qui sont réelles, ne doivent pas faire conclure à l'impossibilité. Rationnellement il est possible de soumettre à l'expérimentation les phénomènes des êtres vivants comme ceux des corps bruts, car, dans les uns et les autres, il y a un déterminisme nécessaire et absolu dans les conditions des phénomènes. Expérimentalement d'ailleurs, on est déjà arrivé à régler certains phénomènes physiologiques et pathologiques.

Sans doute les individualités et mille circonstances accessoires peuvent faire varier les formules ; mais cependant on a la certitude que la formule peut devenir exacte quand on y met le soin nécessaire (expériences d'absorption de curare ou autre pour montrer que l'expérience peut être exacte et l'effet prévu exactement), et que les expériences Sur le vif sont susceptibles d'autant d'exactitude que sur le brut et qu'il n'y a pas lieu d'admettre rien de mystérieux qui puisse créer un obstacle à l'expérimentation.

Un autre genre d'obstacle scientifique, que rencontre la médecine expérimentale, consiste dans le manque de moyens de travail et d'enseignement. Il n'y a pas de laboratoires suffisamment bien dotés et installés.

Les obstacles philosophiques, que rencontre la médecine expérimentale, sont nombreux. En première ligne, il faut placer l'absence d'esprit scientifique parmi les médecins. (Voir mes notes détachées.) La croyance à des *Forces* comme à des réalités, tandis que ce ne sont que des expressions littéraires. (Donner la définition de la force par Cauchy, la force morale est une jeune fille...)

Il faut aujourd'hui chercher, avant tout, à donner à la jeunesse médicale l'esprit expérimental, car l'avènement de la médecine expérimentale ne peut se faire qu'avec le temps ; mais la meilleure manière de la préparer est de diriger l'esprit d'investigation.

1 ° Écueils tenant à l'esprit ;

les métaphysiciens scientifiques ; de l'idée de force dans les sciences et dans la médecine ; de la loi de la théorie ; il n'y a pas deux méthodes scientifiques, l'inductive et la déductive ; il n'y a que la méthode expérimentale s'appliquant à des phénomènes plus ou moins simples.

Un des premiers écueils de la médecine expérimentale, c'est qu'il s'est rencontré et qu'il se rencontre encore des médecins qui ne sont point expérimentateurs et qui ont propagé des idées contraires à l'expérimentation. Je confondrai tous ceux qui dans les sciences se tiennent en dehors de la méthode expérimentale sous le nom de *métaphysiciens,* voulant seulement désigner par là les hommes qui construisent la science d'après des conceptions métaphysiques se rapportant aux *causes premières* des phénomènes. Ces esprits n'existent plus guère aujourd'hui dans les sciences physico-chimiques, et depuis longtemps Newton a dit : *Caveant physicos à metaphysicà.*

L'expérience n'est pas naturelle à l'homme ; il est porté tout d'abord à se faire une idée des choses d'après les intuitions vagues de son sentiment. Ce n'est qu'en avançant dans la vie qu'il acquiert de l'expérience ; l'expérience, suivant l'expression de Goethe, corrige l'homme chaque jour et redresse ses premières impressions.

De même, les sciences ne sont devenues expérimentales qu'avec le temps et elles ont toutes débuté par des conceptions métaphysiques fondées sur un sentiment général des choses.

Quand les notions scientifiques précises manquent, on construit une hypothèse systématique sur les causes de ce qu'on observe. Là, comme toujours, l'hypothèse suit l'observation. Mais les hommes restent alors dans la contemplation de cette hypothèse générale et métaphysique qui les reporte à la cause première des phénomènes de la nature. D'ailleurs ces hypothèses répondent à une tendance de l'esprit qui demande toujours à remonter aux causes et ce besoin est également fondé sur la nature même de l'intelligence humaine qui ne peut pas concevoir des effets sans causes.

En biologie et en médecine, on a donc d'abord eu recours, pour expliquer les phénomènes de la vie à l'état de santé et à l'état de maladie, à des hypothèses générales et métaphysiques sur des forces premières qui régiraient ces phénomènes.

L'histoire nous a transmis tous ces systèmes. Je ne les examinerai certainement pas. Il me suffira de rappeler qu'on les a désignés sous les noms génériques d'*animisme* et de *vitalisme.* Tous ces systèmes *a priori* dominaient la science entière. On supposait qu'une force générale et primordiale ou surnaturelle qu'on appelait *âme* ou *force vitale,* réglait toutes les propriétés de la matière vivante et tous les phénomènes qui en dérivent. On cherchait à expliquer par la puissance de cette force première toutes les particularités des phénomènes qu'on en déduisait logiquement. La dialectique seule faisait tous les frais de ces sortes de démonstrations ; car comment instituer des expériences pour démontrer l'âme, la nature ou la force vitale. Cela était impossible et la science se trouvait ainsi tout naturellement située en dehors de la méthode expérimentale. Tel était l'état des choses vers le moyen âge, lorsque la science se trouvait appendue pour ainsi dire aux idées métaphysiques et religieuses. Mais peu à peu l'observation des phénomènes naturels devenant plus exacte et plus rigoureuse montrait une incompatibilité entre ces hypothèses générales et la conception particulière des faits. Cette incompatibilité devint de plus en plus évidente et enfin l'esprit scientifique dut rompre ces chaînes philosophiques qui l'entravaient dans sa marche. Cela arriva surtout vers la Renaissance ; les promoteurs de cette révolution scientifique furent les physiciens. Galilée, Toricelli, et plus tard Bacon proclamèrent l'expérience et l'expérimentation comme méthode souveraine dans les sciences. Bacon, peut-être, en sa qualité de philosophe et d'homme d'État, sentit très clairement que la science resterait stérile tant qu'elle poursuivrait des idées métaphysiques qui n'avaient qu'un intérêt de vague curiosité pour l'esprit sans aucun résultat utile. Il comprit que les intérêts de la science et de la société étaient liés ensemble. Il voulait une science active et opérative, comme il le dit, une science qui, apprenant à l'homme les lois de la nature, lui permit de reproduire cette nature et devint pour lui un nouveau moyen de domination et de puissance [1]. Bacon a donc puissamment contribué à débarrasser les sciences de l'obscurité dont les avait entourées le moyen-âge et à les pousser dans une voie nouvelle et lumineuse. Mais je ne puis pas admettre pour cela, avec certains baconiens exagérés, que Bacon ait créé une philosophie scientifique à laquelle nous sommes redevables de toutes les découvertes et de tous les progrès qui ont

1 RIAUX, *Introduction.*

Claude Bernard

été réalisés depuis lui. Le mouvement de la science expérimentale était donné et il suffit pour le prouver de citer quelques-uns des savants et des philosophes célèbres qui furent les contemporains de Bacon ou qui le touchèrent de près, tels que Copernic, Tycho-Brahé, Képler, Viette, Fermat, Grégoire de Saint-Vincent, Boyle, Kook, Galilée, Descartes, Grégory, Borelli, Kirch, etc.

Les grands hommes sont ceux qui mettent en lumière une idée importante au moment où elle est dans le sentiment de tous. Bacon a eu la gloire de comprendre qu'il fallait prêcher l'expérience pour l'étude des sciences. Mais l'évolution de l'esprit humain au point de vue scientifique comme à tous les autres, ne dépend de personne ; elle est fatale. Les hommes qui prétendraient l'arrêter seraient bientôt brisés dans leurs prétentions insensées ; ceux qui prétendraient la provoquer se feraient illusion. Les plus habiles sont ceux qui la suivent en cherchant à éviter les écueils, et dès lors ils paraissent la diriger.

La méthode expérimentale est opposée aux conceptions métaphysiques qu'elle éteint dans lés sciences à mesure qu'elle y pénètre. Et, aujourd'hui que la méthode expérimentale est en grand honneur, au lieu d'apprendre comme autrefois les sciences aux idées métaphysiques et religieuses, on voudrait au contraire accrocher ces dernières aux sciences expérimentales et historiques. Il en résulte pour le moment une sorte d'éclipse de la partie métaphysique au profit de la partie physique. Mais cela ne me semble devoir être que momentané. Le métaphysique doit finalement dominer le physique, mais à condition de le représenter exactement. Les conceptions métaphysiques *a priori*, fondées sur le sentiment intuitif des choses, ne pouvaient être que provisoires ; elles représentaient un principe vrai mais revêtu d'une forme fausse. Les conceptions théoriques, c'est-à-dire métaphysiques *a posteriori*, qui se seront élevées en passant par la méthode expérimentale, seront définitives, parce qu'elles seront vraies dans la forme, comme dans le principe.

Pour qu'on ne se méprenne pas sur ma pensée relativement à ce qui précède et à ce qui pourra suivre, je dois déclarer de suite que je reste ici dans le domaine exclusif de la science. Je n'ai nullement l'intention de confondre deux choses que je considère comme essentiellement distinctes. Les sentiments religieux de chacun sont respectables et sacrés, mais les opinions scientifiques de tous sont discutables. Le premier principe scientifique, c'est de ne pas croire sans démonstration et de croire que la science est toujours en voie de progrès, et de démonstrations nouvelles. Je n'admets donc pas que la science cherche un appui dans les idées métaphysiques et religieuses ; je n'admets pas non plus que la religion cherche des arguments dans des résultats et des théories scientifiques qui, n'étant jamais que provisoires et relatifs à nos connaissances actuelles, restent toujours mobiles et soumis à la discussion. Une telle alliance ne fortifie ni les idées religieuses ni les opinions scientifiques. Loin de là, je dirai même qu'elle étouffe les unes et ébranle les autres.

Toutes les sciences ne se dégagèrent pas avec une égale facilité de leurs entraves philosophiques pour entrer dans la voie expérimentale. Les sciences physico-chimiques plus simples que les sciences biologiques se dégagèrent les premières et depuis longtemps elles sont entièrement entrées dans la voie expérimentale. Mais la médecine est restée en arrière, à cause de la complexité des phénomènes de la vie et de la maladie. Elle est restée plongée dans les systèmes métaphysiques stériles pendant qu'à côté d'elle d'autres sciences marchaient à grand pas, à la voix de Bacon, dans la voie de l'expérience. Aujourd'hui encore nous retrouvons en médecine les reflets affaiblis et presque éteints des anciennes idées métaphysiques qui y régnèrent autrefois en maîtresses. Il existe encore des médecins d'un grand mérite qui perdent leur temps à discuter le vitalisme, *l'animisme, l'organicisme,* etc. Ce sont là les restes historiques d'une autre époque.

On ne peut pas comprendre aujourd'hui que la vérité ait plusieurs noms et ces idées achèveront de s'éteindre dans le scepticisme qui, en médecine, servira de transition à la méthode expérimentale. Comme on le voit, à mesure que la méthode expérimentale tend à s'introduire dans les sciences biologiques, elle dissipe et chasse devant elle les fantômes de la Scholastique ancienne. Elle a déjà pénétré dans les parties relativement moins complexes de la biologie, dans la physiologie ; c'est maintenant par la physiologie que la méthode expérimentale pénètre avec tous ses moyens auxiliaires physico-chimiques dans la médecine proprement dite.

Il ne faudrait pas s'imaginer que toutes ces évolutions scientifiques se font par étapes régulièrement successives. Il y a dans le progrès des sciences comme dans tous les progrès de 'l'humanité une série de tâtonnements et d'oscillations qui finissent par pousser à la surface les idées qui réalisent le progrès. Mais ces idées existaient et de tout temps quelques hommes d'élite les ont représentées. Seulement elles étaient étouffées et restaient en quelque sorte à l'état de germe. Ainsi, au temps où florissaient les systèmes métaphysiques dans la biologie, la physiologie expérimentale existait [1]. Galien, Harvey, Pecquet représentèrent de loin en loin l'expérience en physiologie. Plus près de nous Haller, Bichat, et, de nos jours, Magendie, qui contribua le plus à introduire l'expérimentation en physiologie. Aujourd'hui, tous les physiologistes sans exception sont expérimentateurs.

Parmi les médecins, Si les jeunes générations ont une tendance progressive et expérimentale évidente, il existe cependant un certain nombre d'entre eux qui représentent encore les anciennes traditions métaphysiques qu'il convient de déraciner d'une manière complète pour débarrasser la voie expérimentale d'un de ses plus grands écueils.

Les hommes que j'appelle métaphysiciens sont, ai-je dit, ceux qui construisent des hypothèses relatives aux *causes premières* des phénomènes qu'ils observent. Par cela seul ils excluent la méthode expérimentale puisqu'ils font des hypothèses indémontrables par elle ; au lieu de rester dans l'observation pure des faits et de rechercher laborieusement la raison des phénomènes morbides dans l'étude de leurs causes prochaines, les médecins auxquels je fais allusion se laissent entraîner par leur imagination à des systématisations plus faciles et qui dispensent du travail opiniâtre de l'expérimentateur. Les médecins se paient de mots; ils se font des représentations générales et *a priori* des choses. Ils croient avoir avancé la Science quand ils ont caractérisé la vie d'une certaine manière, et qu'ils l'ont considérée comme une force qui, séparée de la matière, en règle toutes les manifestations en agissait sur les organes ou sur les diverses parties du corps qui ne seraient que des *substrata* de cette force mystérieuse. Ces médecins admettent généralement l'intervention de forces spéciales pour la production des maladies ; ils croient à ce qu'ils appellent des entités, des

---

1 V. *Historique de* RAYER.

êtres morbides, à des entités thérapeutiques. Enfin ils discutent, ils combinent de mille et mille manières ces idées dites vitalistes ou autres qui sont censées représenter la vérité pure, *a priori* et générale qui doit dominer les faits. D'autres médecins combattent les hypothèses précédentes en les taxant de subtilités imaginaires et ils veulent que la vie ne soit que le résultat pur et simple des propriétés de la matière, et qu'il n'y ait aucune force spéciale dans les êtres vivants considérés soit à l'état de santé, soit à l'état de maladie.

Cette manière de considérer les choses qu'on désigne sous le nom général de *matérialisme* n'est pas moins systématique que la première et impossible à démontrer expérimentalement. Par conséquent, pour nous, les matérialistes sont également des métaphysiciens. Si cette épithète n'est pas orthodoxe philosophiquement, elle rend notre idée en montrant que les matérialistes aussi bien que les vitalistes sont en dehors de la méthode expérimentale. Ce sont des systématiques et ils ne sauraient différer philosophiquement par la raison qu'ils soutiennent des systèmes opposés.

En résumé, le métaphysicien s'attaque à la cause métaphysique ou première des phénomènes qui lui échappera toujours. L'expérimentateur ou le physicien recherche la cause physique des phénomènes qu'il peut atteindre à l'aide de l'observation et de l'expérimentation. Les médecins systématiques se passent de la méthode expérimentale pour vérifier leurs hypothèses, mais ils ne repoussent pas cependant les résultats obtenus par les expérimentateurs ; au contraire, ils les enregistrent et les choisissent avec soin dans la pensée de les mettre d'accord avec leurs conceptions *a priori*. Ils cherchent même souvent à établir une alliance entre les conquêtes modernes des sciences expérimentales et les systèmes surannés qu'ils soutiennent. Mais c'est là un rajeunissement impossible et une alliance incompatible. Un résultat expérimental s'altère toujours dans de pareilles interprétations. J'ai vu souvent, pour ma part, que des faits que j'avais avancés dans la Science étaient interprétés à la fois par des vitalistes et par des matérialistes comme étant à l'appui de leurs opinions. Je dois déclarer cependant qu'en faisant mes recherches ainsi appréciées, je n'avais l'intention de soutenir ni le matérialisme, ni le vitalisme et encore moins les deux à la fois.

Claude Bernard

De tout temps, les systèmes ont été plus ou moins ambitieux et instinctivement orgueilleux ; aussi voit-on souvent les hommes systématiques se placer au-dessus des expérimentateurs. On les entend fréquemment accuser les expérimentateurs de se perdre dans le détail des faits, tandis que, eux, généralisent et construisent. Ils seraient en un mot les architectes de la science tandis que les expérimentateurs n'en seraient que les maçons. Ce sont là de pures illusions accompagnées d'une comparaison qui prouve que ceux qui la font n'ont pas un sentiment exact de la science. Je ne trouve rien de plus faux que cette perpétuelle comparaison des architectes et des maçons. L'homme, en effet, n'invente pas la science ; mais il la découvre à l'aide de l'observation et de l'expérience. Le savant peut être comparé à un homme qui, guidé par des idées connues, fouille dans le sein de la terre pour y découvrir un monument qu'il y sait être enfoui, mais dont il ignore la forme et la disposition. À mesure qu'il arrive à trouver quelques parties du monument, il les observe, fait des conjectures sur leurs rapports avec les parties encore cachées, et, d'après cela, expérimente et dirige ses fouilles dans divers sens. Quand il a fini par découvrir un pan de mur, il peut faire une conjecture plus générale sur la disposition du bâtiment ; il relie les résultats de ces recherches avec ceux obtenus par d'autres expérimentateurs et il s'avance ainsi laborieusement et pas à pas dans une voie qui le conduira tôt ou tard à une connaissance générale de ce grand monument qui n'est autre que la nature elle-même. Ceux qui dédaignent de s'astreindre à ce travail de recherche se dispensent de fouiller dans l'observation des faits et trouvent plus commode d'inventer systématiquement le monument dont nous parlions tout à l'heure ; ceux-là peuvent à bon droit s'en considérer comme les architectes. Mais, architectes de l'erreur, leur oeuvre lie vivra que ce que peut vivre un système erroné, tandis que les opinions plus modestes de l'expérimentateur resteront éternellement vraies, parce qu'elles sont appuyées sur l'observation de la nature.

Tout ceci s'applique à la médecine comme à toutes les sciences. Les systèmes de médecine qui remontent aux causes premières des phénomènes ne peuvent être que des conceptions erronées utiles tout au plus dans la limite des hypothèses, mais ne conduisant qu'à des discussions oiseuses et sans fin quand on les considère comme l'expression de la vérité.

Ce qui a pu en imposer aux médecins métaphysiciens relativement à la légitimité de leurs conceptions, c'est que les Savants qui cultivent les forces physico-chimiques admettent aussi des forces pour expliquer les phénomènes qu'ils étudient. Donc, dira-t-on, s'il faut des forces pour expliquer les phénomènes de la matière brute, il en faut pour expliquer les phénomènes de la matière vivante.

Sans aucun doute, toutes les sciences doivent rechercher leurs explications par des procédés philosophiques semblables. Mais> relativement à la biologie, ce serait une grave erreur que de croire la simplifier par cela seul qu'on l'assimilerait aux sciences physico-chimiques. On la dénaturerait en la simplifiant trop et on arrive alors à expliquer par un principe unique des phénomènes inconnus qui, comme on le conçoit, n'en deviennent pas plus clairs pour cela. Les vitalistes, aussi bien que les matérialistes, sont victimes de cette illusion. Barthez tombe complètement dans cette erreur quand il croit éclaircir quelque chose en cherchant à établir la nécessité d'un principe vital pour expliquer les phénomènes de la vie. Barthez n'est pas expérimentateur et par suite n'a pas du tout le sentiment de la complexité des phénomènes de la vie. Il se séduit lui-même par une prétendue simplicité qu'il introduit dans le raisonnement en calquant la physiologie sur la forme des sciences physico-chimiques.

La bonne méthode de philosopher dans chaque science naturelle, dit Barthez, y fait admettre des causes générales occultes, et doit fixer le nombre de ces causes suivant l'état actuel de cette science... Les noms de ces facultés occultes étant alors employés comme les lettres le sont dans l'algèbre, aucune opinion préjugée n'entrave la recherche des causes prochaines et immédiates des faits... D'après cette méthode de philosopher, ajoute-t-il, on doit considérer toutes les fonctions de la vie dans l'homme et dans les animaux, comme étant produites par les forces propres, suivant les lois primordiales d'un principe vital. » (*Nouvelle mécanique*, p. 11.)

« Dans ses *Nouveaux éléments de la science de l'homme*, Barthez paraît très bien raisonner quant à la manière d'obtenir ces principes et on croirait qu'il s'en rapporte à l'expérience, si ses conclusions ne venaient pas prouver le contraire. « La philosophie naturelle, dit Barthez, a pour objet la recherche des causes des phénomènes de la nature, mais seulement en tant qu'elles peuvent être connues d'après l'expérience. » (Nouveaux *éléments de la science de l'homme,* p. 5.) Barthez ajoute ensuite: « De là il suit que dans la philosophie naturelle on ne peut connaître les causes générales que par les lois que l'expérience réduite en calcul a découvertes dans la succession des phénomènes. On peut donner à ces causes générales, que j'appelle expérimentales, ou qui ne sont connues que par les lois que donne l'expérience, les noms synonymes et pareillement indéterminés de principe, de puissance, de force, de faculté, etc. » Or, l'erreur de Barthez, c'est de croire que ces causes ou principes sont des forces réelles que l'expérience démontre, et que dans cette opinion il appelle des *causes expérimentales. Ainsi,* il croit que *l'attraction* est une cause expérimentale, que *l'électricité,* que l'affinité est une cause expérimentale ; pour les êtres vivants, il admet une foule de forces, les unes générales, la force de l'âme pensante, la force vitale, puis des forces spéciales distinctes des premières. Ainsi, dans les muscles, il admet une force de *situation* fixe. Il considère toutes ces causes comme des causes expérimentales.

Puisque Barthez explique toutes les fonctions par le jeu du principe vital, il doit expliquer les maladies de la même manière ; en effet, il ajoute : « D'après ma théorie, les maladies sont essentiellement les suites d'affection du principe de la vie dans l'homme, qui ne sont que par de; accidents rares corrélatives aux volontés de l'âme pensante... » Barthez, en admettant des forces vitales pour expliquer les phénomènes vitaux, s'imagine ressembler aux physiciens qui expliquent les phénomènes physiques à l'aide de forces physiques. Mais il en diffère essentiellement par deux raisons. La première, c'est que les physiciens n'appliquent leur force que pour expliquer des phénomènes simples,bien connus, bien analysés expérimentalement, tandis que Barthez explique par le principe vital des phénomènes obscurs, complexes et non analysés. La deuxième raison, pour le moins aussi grave, c'est que Barthez prend son principe vital et ses forces vitales pour une réalité, tandis que jamais les physiciens n'ont considéré les forces physiques ou chimiques comme ayant une existence réelle.

En effet, les mots de forces, parmi les physiciens, ne sont que des conventions pour la commodité du langage et la facilité des explications ; aucun mécanicien ne croit à la réalité des forces dont il parle quoiqu'il en calcule les effets auxquels seuls il croit. Des mathématiciens ont fait des mécaniques rationnelles sans y introduire la notion de forces [1]. La démonstration des effets s'obtenait également ; seulement elle était moins facile à exposer et à saisir qu'en faisant l'hypothèse d'une force qui meut la matière inerte.

Quand, à la suite des observations et des expériences de ses prédécesseurs, Newton est arrivé à trouver la loi expérimentale et mathématique de la chute des corps et du mouvement de tous les corps célestes, il a dit que la force qui effectuait tous ces mouvements était l'attraction ou la gravitation universelle.

Newton nous apprend lui-même qu'il n'a jamais eu l'idée de croire à la réalité d'une force quelconque. Il a trouvé la loi expérimentale et mathématique du mouvement des corps, qui s'exprime en disant : que les corps sont attirés en raison inverse du carré de la distance et en raison directe de la masse. Il n'y a que cela de vrai ; c'est le fait qu'il faut croire. Maintenant, quant à la cause qui opère ce rapprochement des corps en raison de la masse et de la distance, Newton ne la connaît pas, seulement il ajoute que les choses se passent comme s'il y avait une attraction vers le centre de la terre, *quasi esset attractio*. Dès lors il s'ensuit que, pour la commodité du langage, on parle de l'attraction comme d'une propriété des corps ou comme d'une force dont on expose les lois. Ce n'est là qu'une simple convention scientifique. Il en est de même de toutes les forces physiques qu'on peut imaginer. On parle d'électricité vitrée et d'électricité résineuse ; aucun physicien ne croit à leur réalité ; il ne croit qu'aux faits qu'il trouve plus commode d'expliquer par cette hypothèse que par une autre. Il en est de même de tous les effets que l'on attribue à la chaleur, à la lumière, à l'affinité ; il n'y a que les faits qui soient vrais ; les forces qui expliquent ne sont que conventionnelles, mais nécessaires pour l'intelligence des choses. L'expérience donne le phénomène de la chute des corps, mais l'attraction est une fiction de l'esprit.

L'expérience montre qu'en frottant un bâton de cire, cette

---

1 Carnot, au dire de Bienaymé ; lire Carnot et Monge. *Discours sur la géométrie* (Note de Claude Bernard.)

substance attire un corps léger, mais l'électricité est une fiction de l'esprit. L'expérience apprend que les phénomènes. des êtres vivants s'accomplissent dans certaines conditions, mais la vie est une fiction de l'esprit. L'observation avait montré à Barthez, ainsi qu'à beaucoup d'autres avant lui, que les muscles conservent à l'état de repos une certaine tonicité, mais la force de situation fixe de Barthez est une fiction de son esprit et il a le tort de croire que c'est une réalité. Les mots dont nous nous servons pour expliquer les choses ne sont généralement que des approximations qui sont encore bien éloignées. On voit tous les jours discuter des hommes qui en se servant des mêmes mots ont en vue des idées certainement différentes. Mais ce sur quoi nous nous accordons le plus, c'est de représenter les choses par leur apparence et cette tendance est Si puissante en nous que nous conservons ces locutions fondées sur l'apparence des choses, même quand nous avons appris que cette apparence est trompeuse. Ainsi nous disons tous les jours que le soleil se lève et se couche ; les astronomes eux-mêmes s'expriment ainsi et cependant tout le monde sait que le soleil ne se couche, ni ne se lève ; mais c'est plus commode de parler ainsi qu'autrement. Ainsi un des écueils de la méthode expérimentale est de prendre les apparences pour des réalités.

Notre esprit est convaincu - car il ne peut pas comprendre les choses autrement - qu'il y a une cause première à tout phénomène. Seulement, ce qu'il faut savoir en méthode expérimentale, c'est que cette cause première que nous ignorerons toujours dans son essence ne nous est traduite que par les apparences que nos sens nous révèlent. Par conséquent, si nous pouvons regarder la notion de la cause première en elle-même comme une vérité métaphysique qui fait partie de notre être, nous devons considérer la forme que nous lui donnons comme empreinte de toutes les imperfections de notre nature et par suite susceptible d'être discutée et perfectionnée.

Dans les sciences, le mot *force* indique à la fois la cause première en elle-même et désigne la forme que nous lui donnons. Quant à la cause première en elle-même, nous n'avons pas à nous en préoccuper. Newton dit que, par cela seul qu'un homme se livre à la recherche des causes premières, il prouve qu'il n'est pas un homme de science. En effet, le savant ne peut connaître que les phénomènes et leurs *causes prochaines,* c'est-à-dire leurs conditions d'existence. Cette connaissance Seule constitue la science et permettra à l'homme d'étendre sa puissance sur la nature qui l'entouré. Quant à la forme apparente de cette cause première, que nous l'appelions vitalité, électricité, attraction, affinité, nous ne devons jamais la regarder, je le répète, que comme une convention de langage susceptible d'être modifiée avec les progrès de la science. Mais cette convention de langage qui ne nous apprend rien sur la nature de la *cause première,* exprime, ainsi que nous le verrons, ce que nous connaissons relativement aux *causes prochaines* des groupes de phénomènes que nous classons Sous ces dénominations de forces diverses.

Nous pouvons concevoir qu'il y a dans les êtres vivants des manifestations qui leur sont spéciales, qui nous caractérisent ce qu'on appelle la *vie.* Il y a des idées finalistes dont le biologue ne peut guère se défendre ; il voit un but apparent en tout, tandis que le physicien et le chimiste n'ont pas à faire la cause finale de la chaux. En biologie, toute recherche sur la vie et la cause première est Don seulement oiseuse, mais encore nuisible à l'avancement de la science. Le médecin qui voudra être vraiment savant et expérimentateur devra donc se débarrasser de toutes ces prétentions stériles de connaître la vie et les forces vitales. Je ne nie pas une cause supérieure que nous appellerons vie, si l'on veut. Ma négation serait l'affirmation du matérialisme. Je m'expliquerai dans un autre temps sur ce sujet ; ce n'est pas ici le lieu, où nous ne parlons que de la méthode scientifique d'investigation ; or, en restant à ce point de vue, je dis que le savant n'a sous les yeux que des phénomènes dont il doit chercher les conditions d'existence, sans pouvoir dire qu'ils dépendent des propriétés de la matière ni autre chose, et les rapports, c'est-à-dire les lois. Cette connaissance, quand il l'aura, peut seule le mettre à même d'agir sur les phénomènes propres aux êtres vivants et à les régler comme les physiciens et les chimistes ont appris à se rendre maîtres des phénomènes de la matière brute.

Par ce qui précède, je ne prétends pas dire qu'il faille exclure toute considération théorique sur la vie et sur les lois qui régissent les phénomènes propres aux êtres vivants. Bien loin de là. En raisonnant sur la manière dont on comprend la vie, on indique le point de vue auquel on est placé et la direction que l'on donne

Claude Bernard

à ses recherches. Il est donc utile d'avoir une théorie sur la vie. Il est bon de chercher à grouper les phénomènes et de leur trouver une cause ou force commune qui s'exprime par une loi. Mais ce que je veux, c'est qu'on ne prenne pas toutes les considérations théoriques comme des choses démontrées par cela seul qu'on les a imaginées. Nous n'arriverons jamais à connaître la cause première de la vie pas plus que les autres. Le mot force, en même temps qu'il indique la cause du phénomène, exprime aussi un rapport numérique entre cette cause et son effet. Ce rapport constitue la loi du phénomène. De sorte que chaque force suit ou doit suivre une loi mathématique. Dans les phénomènes biologiques complexes, cette loi est impossible à formuler. On ne pourrait y arriver qu'après avoir simplifié extraordinairement les phénomènes au moyen de l'analyse expérimentale. Cette loi est mathématique dans les phénomènes physiques les plus simples ; c'est pourquoi il est nécessaire de savoir que les physiciens ou mécaniciens attachent au mot force un sens dont la précision ne peut plus être admise en biologie.

Il est remarquable sous ce rapport de voir comment les hommes qui sont habitués à considérer les forces dans des phénomènes simples se trouvent embarrassés et reculent quand ils veulent aborder les phénomènes complexes de la biologie.

Dans un article sur les propriétés de la matière dans les êtres vivants [1], M. Chevreul considère que cette matière ne développe que des phénomènes qui lui sont inhérents comme des propriétés. À propos de cette publication et à la suite d'une conversation avec M. Chevreul, Cauchy publie ses opinions sur les forces considérées en général et en rapport avec ce qu'on appelle les propriétés qui sont inhérentes aux corps. D'abord Cauchy admet que la force qui produit un phénomène est immatérielle et cri dehors de la matière ; cependant on peut la calculer, ajoute-t-il.

Cauchy admet trois ordres de forces connues et trois ordres de phénomènes :

1° les forces physiques, c'est la chute d'un corps

2° les forces intellectuelles, c'est Newton

1 Claude Bernard. Académie des Sciences, t. XXI, p. 142.

3° les forces morales, c'est la jeune fille.

Quant à la force physique, Cauchy la définit en disant : une force physique appliquée à un corps ou à un être matériel est l'expression d'une loi établie par le Créateur. Il aurait dû ajouter . une loi numérique, car, pour les mécaniciens, la force n'est autre chose qu'une mesure évaluée numériquement. La force physique, ajoute Cauchy, est la loi, et cette loi est en quelque sorte une propriété conférée à l'être matériel. On voit donc que Cauchy est obligé de rapprocher la loi de la propriété des corps. Quand il arrive aux forces intellectuelles et morales, Cauchy est évidemment très embarrassé, non seulement à cause de la complexité des phénomènes, mais à cause de la. spontanéité qu'ils offrent dans leurs manifestations, ce qui semble en contradiction avec la loi naturelle dont l'essence est d'être fatale. Cauchy fait en effet remarquer que les lois physiques sont fatales, parce qu'elles s'appliquent à des êtres inertes, tandis que les lois humaines s'appliquent à des êtres libres. Et enfin Cauchy promet sur la force vitale des développements qu'il n'a jamais donnés. Il est évident pour moi que Cauchy a reculé devant les difficultés de ce sujet ; il a été embarrassé de trouver l'alliance d'une loi fatale avec la liberté des phénomènes intellectuels et moraux. Je reviendrai bientôt sur cette question en examinant les divers attributs de la force.

1° *La force est immatérielle.* - *C'est* là un caractère qui ne définit pas la force, car on pourrait en dire autant du phénomène lui-même. En effet, je considère le phénomène comme le conflit des propriétés de la matière. Les phénomènes de l'attraction, de l'affinité, de l'électricité, de la flamine, de la vie même ne se produisent que par le contact ou par l'influence à distance de deux corps l'un sur l'autre. Quand un seul corps existe, où sont les phénomènes dont nous venons de parler ? On pourrait parfaitement établir que tous ces phénomènes sont immatériels en ce sens qu'ils n'apparaissent que par un conflit et disparaissent quand ce conflit cesse. On peut donc admettre si l'on veut dans ce sens que la force est immatérielle. Ainsi la condition d'existence de l'attraction de deux corps. Si l'on suppose un seul corps, il n'y a plus d'attraction, la force s'évanouit. (Comme la condition d'existence de l'électricité est la présence de deux corps ; s'il n'y a qu'un corps, l'électricité n'agit plus.) La *force* d'attraction, c'est la mesure numérique du mouvement d'attraction en rapport avec les masses et les distances de ces masses. Cette mesure de l'attraction nous donne la loi, parce qu'elle nous fait prévoir ce qui arrivera quand nous aurons deux masses déterminées, à distances déterminées, dans des conditions déterminées. Mais, quant à la cause, nous ne la connaissons aucunement, comme dit Newton, et nous n'avons pas besoin de la connaître.

En physique et en chimie, la *force* est toujours quelque chose d'idéal, d'immatériel, à cause d'un phénomène mesuré en rapport avec les conditions d'existence ; ainsi il y a la force d'affinité, la force de cohésion, de combinaison. Toutes ces forces qui s'exercent au contact des corps disparaissent et s'évanouissent quand les corps sont séparés. La force calorifique de la flamme qui naît du contact de deux corps disparaît quand le contact cesse. Cette force est donc immatérielle.

En biologie, la vie est un résultat du contact de l'atmosphère avec l'organisme. Si on supprime l'une de ces conditions, la manifestation de la vie disparaît. On pourrait à ce point de vue considérer la force vitale comme immatérielle et en dehors de la matière, à l'égal de toutes les autres.

2° *La force se mesure et se calcule.* - La *force,* admise dans le sens de mesure, ne peut s'appliquer qu'à des phénomènes extrêmement simples et calculables. Cela est possible en astronomie et dans certaines parties de la physique, mais en chimie même, cela n'est plus applicable et à plus forte raison en biologie. Ce n'est pas à cause de la nature même des phénomènes biologiques, mais uniquement à cause de leur complexité.

En biologie, en médecine on pourrait aussi appliquer le mot force vitale comme les mécaniciens et les chimico-physiciens. On ne saurait essayer de mesurer l'intensité des phénomènes propres à l'être vivant en rapport avec les conditions d'existence du phénomène et les variations qu'il subit en rapport avec les variations de ces causes d'existence. On peut peut-être mesurer la force locomotrice d'un cheval, d'un animal quelconque, la force végétative d'un végétal quelconque. Mais si l'ensemble de l'être considéré dans une condition extérieure très simple peut quelquefois donner des résultats satisfaisants, il ne saurait en être ainsi quand on descend dans le détail des phénomènes internes et qu'on veut mesurer la force du cœur, des muscles, des nerfs, etc. On n'obtient que des valeurs qui ne peuvent pas servir à être calculées. C'est le cas des lois générales du mouvement de la terre en masse qui ne s'applique plus aux lois des mouvements qui se passent à la surface parce qu'ils sont plus complexes.

C'est donc un écueil très grand en méthode expérimentale de croire qu'on peut mesurer mathématiquement les phénomènes. On introduit par ce moyen de fausses précisions dans les phénomènes. Depuis longtemps je dis qu'il vaut mieux s'appliquer à la recherche qualitative des phénomènes. Il suffit de connaître les limites des conditions des phénomènes et le sens dans lequel ils peuvent varier, mais les nombres ne sont en général que des illusions, et le fanatisme de l'exactitude quantitative est un grand écueil de la méthode expérimentale, pour aujourd'hui tout au moins. Il faut avoir le fanatisme de l'exactitude qualitative dans la recherche des faits nouveaux. En effet, dès qu'il y a deux éléments à introduire dans un calcul, cela devient impossible. C'est ce qui a lieu pour la lune ; il faut calculer pendant quatorze ans et encore on n'est pas Sûr. Sans doute, si l'on pouvait séparer un élément unique et simple dans les phénomènes vitaux, on pourrait le considérer et le calculer ainsi ; on pourrait peut-être calculer le rapport entre les phénomènes chimiques et vitaux, mais dans un cas très circonscrit, c'est à-dire idéal, peut-être en prenant la marche de l'être en tirer comme une force vitale qui s'accroît et décroît. Mais il faudrait pour cela pouvoir saisir un seul rapport simple et ne considérer que lui en faisant abstraction des autres.

Du reste, quand il s'agit de phénomènes complexes et qu'il faut les réduire à l'état idéal pour les calculer, cela n'apprend rien pour la pratique. C'est le cas même des ingénieurs qui idéalisent les conditions pour pouvoir les calculer, à savoir que les matériaux sont homogènes, ce qui ne se peut. Enfin dût-on dans les phénomènes vitaux avoir toutes les conditions exactes d'un phénomène, le temps qu'il faudrait pour le calculer serait absurde. Il sera toujours plus court de faire l'expérience.

En un mot, la force est une cause mesurable ; pour les mécaniciens et les physiciens elle devient une simple mesure (sans rien préjuger ni rien conclure d'ailleurs relativement à la cause première de cette force) appliquée à un phénomène dont la cause première est inconnue, mais dont les conditions d'existence entrent pour la détermination de la mesure comme cause prochaine.

La force, ainsi comprise comme cause mesurable, exige nécessairement la connaissance expérimentale des phénomènes qu'on veut mesurer. Autrement, si on ne connaît pas les conditions d'existence des phénomènes dont on parle, la force n'exprime qu'une hypothèse inutile à la science. C'est là l'illusion des vitalistes qui ont admis une force vitale avant de connaître expérimentalement les phénomènes de la vie. C'est là l'illusion de Barthez qui a cru qu'on pouvait calculer le principe vital comme l'abstraction.

Les forces peuvent être multipliées comme les phénomènes eux-mêmes. En physique, on admet les forces d'attraction, de capillarité, d'affinité, de cohésion et même d'inertie. En biologie, on a admis autant de forces que de propriétés de tissus.

Bichat les a multipliées outre mesure ; aujourd'hui, il faut chercher à les réduire, comme on cherche en physique à réduire la lumière, l'électricité et la chaleur en une seule force.

3° *La force représente la loi naturelle qui est fatale ou déterminée.* - Cette proposition sera certainement admise par tous les savants quand il s'agit des phénomènes physico-chimiques de la matière brute. En effet, il n'y aurait pas de loi et par suite pas de science, si l'on n'admettait pas que les phénomènes sont nécessairement les mêmes quand les conditions d'existence de ces phénomènes sont les mêmes. De sorte que *la force* est, soit primitivement, soit consécutivement, l'expression forcée de la matière. Il y a là un parallélisme absolu.

En biologie, il faut également admettre cette proposition ; sans cela, on nie la science. Mais là se trouvent des difficultés qui ont jeté de tout temps les biologues dans des écueils qui ont considérablement nui à l'application de la méthode expérimentale aux phénomènes de la vie.

Quand un physicien ou un chimiste étudie les phénomènes des corps bruts, il n'a pas besoin de se poser la recherche des causes finales, c'est-à-dire la raison harmonique ou intelligente des phénomènes dont il cherche les lois en rapport avec un but déterminé. En biologie, il en est tout autrement. L'organisme constitue un tout dans lequel existe une harmonie préétablie.

Chaque propriété, chaque acte, chaque fonction paraissent être produits sous l'influence d'une force intelligente, d'apparence inconsciente dans beaucoup d'êtres vivants, mais évidemment consciente et libre chez un grand nombre d'entre eux. Aussi beaucoup de physiologistes et de médecins ont-ils admis que la force vitale n'avait rien de fatal, qu'elle était immatérielle, libre et intelligente. Van Helmont lui donne le nom d'archée, Stahl, d'âme. (Lire dans Barthez tous ces systèmes.)

Les médecins qui ne caractérisent pas la force et la loi ainsi attachent au mot force une tout autre signification : la force est une entité, un être qui dirige, mais c'est une mauvaise acception du mot force. Alors la loi devient nécessairement arbitraire et, en effet, ils croient que la force vitale est en contradiction avec les lois de la nature. Ils admettent des forces morbides distinctes des forces vitales. Ils ont admis que les forces vitales qui sont spéciales sont totalement opposées aux forces physico-chimiques. Tels sont Stahl, Bichat, etc.

On ne saurait nier la valeur de certains des raisonnements qui précèdent, mais on ne saurait non plus admettre toutes les conséquences fausses et absurdes de semblables idées ; il faut les déraciner absolument si l'on veut que la biologie devienne une science. Il y a encore parmi les médecins des hommes qui croient à cette spécificité libre et intelligente de la force vitale et ils nient purement et simplement la science en exprimant leur opinion.

Je raconterai à ce sujet ce qui m'est arrivé à la Société philomatique avec un professeur de l'école de Médecine de Paris qui avait les idées faussées par le vitalisme. Je faisais devant la Société philomatique l'exposition critique des expériences de Magendie et Brodie sur la ligature du canal cholédoque et je montrais que les résultats différents que ces deux auteurs avaient obtenus relativement à la digestion de la graisse et à la formation du chyle tenaient à ce que l'un d'eux, Brodie, avait fait l'expérience sur des chats et lié à la fois le canal cholédoque et le canal pancréatique qui sont unis chez cet animal, tandis que l'autre expérimentateur, Magendie, ayant pratiqué son expérience sur des chiens, avait lié le canal cholédoque bans comprendre le canal pancréatique principal qui se trouve isolé et s'insère plus bas sur le duodénum chez cet animal. Il résultait de là que ce n'était plus la même expérience et que les résultats contradictoires s'expliquaient. Magendie avait vu qu'après la ligature du canal cholédoque chez le chien, la graisse se digère de même et le chyle se produit ; il en avait conclu que la bile n'a pas d'influence, sur la digestion de la graisse. Brodie avait avancé au contraire qu'après la ligature du canal cholédoque, chez le chat, le chyle ne se produit plus, d'où il avait conclu à tort que la bile exerce une influence directe sur la digestion de la graisse. Les deux expériences étaient exactes en elles-mêmes, mais les deux conclusions ne l'étaient pas et il fallait restituer au suc pancréatique l'influence sur la formation du chyle que cet expérimentateur attribuait à la bile.

J'ajoutais, après cet exposé, que les expériences en physiologie sont souvent contradictoires en apparence, parce qu'elles sont plus complexes que partout ailleurs, qu'elles peuvent présenter des différences suivant les espèces animales sur lesquelles on expérimente et suivant une foule d'autres circonstances. Mais que si l'on prend soin de rendre toutes les conditions expérimentales identiques, les résultats sont toujours concordants et que les expériences de physiologie sont susceptibles d'être aussi précises que des expériences de physique et de chimie, parce que dans toute science expérimentale, les conditions identiques donnent naissance à des phénomènes identiques.

Alors le professeur, qui m'avait écouté avec beaucoup d'attention, prit la parole pour attaquer mes conclusions. « Je ne conteste pas, dit-il, la conclusion particulière relative à la ligature du canal cholédoque chez le chien et le chat. Je reconnais qu'elle donne une explication satisfaisante pour ce cas spécial. Mais je m'élève contre la conclusion générale que vous en déduisez relativement à l'identité constante des phénomènes vitaux dans des conditions identiques. Cela est vrai, continua-t-il, pour la nature brute, pour la matière inerte. Alors, toutes les fois que vous avez des conditions matérielles semblables, vous avez les mêmes résultats, parce que les propriétés et les lois de la nature brute sont fatales et liées à la matière elle-même, mais quand il s'agit de la matière vivante, tout cela devient faux ; la force vitale modifie à l'infini les phénomènes et très souvent dans des conditions en tous points semblables, vous avez des résultats dissemblables. En effet, tous les jours, je donne un même médicament à deux malades atteints de la même maladie ; il agit chez l'un et pas chez l'autre. Aujourd'hui, un homme mange impunément une substance qui demain lui donnera une indigestion. Je fais la même opération chez deux malades ; l'un meurt l'autre guérit. Il faut donc établir une distinction fondamentale entre les phénomènes des êtres bruts et les phénomènes des êtres vivants. Chez les premiers, identités de conditions, identité de phénomène ; chez les seconds, variété infinie des phénomènes, malgré l'identité des conditions. »

Je répondis à ce vénérable professeur de chirurgie que ce qu'il disait était la négation même de la science, que la distinction qu'il voulait établir entre les êtres vivants et les êtres bruts n'était vraie qu'en tant que les êtres vivants présentaient des phénomènes beaucoup plus complexes dont il nous est impossible le plus souvent de connaître, de saisir les conditions ; mais que, quand nous avons affaire à des phénomènes très simples de la nature vivante, que nous pouvons toujours ramener à une condition identique, nous voyons que ces phénomènes deviennent aussi constants et aussi rigoureux que ceux de la nature brute ; que dans les êtres bruts, il y a aussi des phénomènes très complexes que nous trouvons très variables parce que les conditions ne nous en sont pas encore toutes connues, que par conséquent s'il avait donné le même médicament à deux malades atteints de la même maladie et si l'un avait guéri tandis que l'autre était mort, j'en devais conclure que ces deux malades qu'il considérait comme identiques ne l'étaient pas ; l'âge, la constitution et une foule de circonstances les faisaient différer, indépendamment de la maladie qui pouvait bien n'avoir pas le même degré d'intensité chez les deux. D'ailleurs, comment savait-il si son médicament avait guéri le malade qui n'était pas mort ? Dans des cas aussi complexes, dans lesquels tout est obscur, il est donc de toute impossibilité d'établir une identité de conditions et quand on voit des variations survenir dans des phénomènes qu'on croyait dans des conditions semblables, la vérité scientifique veut qu'on avoue son ignorance et qu'on conclue qu'il y a, outre ce qu'on sait, d'autres conditions qui nous échappent et qui font varier le

Claude Bernard

phénomène. Qu'en un mot, toute science, qu'elle soit vitale ou non, est fondée sur ce principe unique, *d'un rapport nécessaire entre les phénomènes et leurs causes prochaines ou conditions d'existence ;* que, par conséquent, quand tout est identique dans les conditions, tout est identique dans les résultats.

J'eus beau épuiser mes arguments, ainsi que plusieurs autres membres de la Société qui parlèrent dans mon sens, nous ne pûmes pas convertir le vitaliste qui se rejetait toujours, pour cacher son ignorance et expliquer ce qu'il ne savait pas, sur la force vitale qui dirigeait à son gré et par des ressorts mystérieux en dehors de toute détermination matérielle tous les actes de l'organisme.

Le vitalisme, qui peut avoir autant de nuances que d'individus, est donc la négation de la Science et l'abandon de toute espèce de recherches pour se livrer aux fantaisies de l'imagination. En effet, si une force vitale agit à son gré sans être soumise à des conditions de la matière que nous pouvons déterminer, à quoi sert de chercher a connaître par un labeur incessant ces conditions en analysant péniblement les phénomènes. La paresse naturelle de l'homme y trouve son compte et je suis persuadé que beaucoup se font ou restent involontairement vitalistes par paresse.

Si nous voulons admettre dans les êtres vivants une force vitale ou organique, ce que j'admets, comme je le développerai ailleurs, ce n'est donc point dans le sens que nous venons de dire. La force vitale, comme toutes les forces de la nature, est liée d'une manière intime et nécessaire aux conditions matérielles qui sont indispensables, non seulement à ses manifestations en général, mais qui sont spéciales pour chacune de ses manifestations spéciales. Cette force est donc fatale ; elle est saisissable par ses conditions d'existence et si nous parvenons à connaître ces conditions et à nous en rendre maîtres, nous maîtrisons la force par cela même, c'est-à-dire que nous la dirigeons à notre profit d'après une loi que nous pouvons arriver à connaître.

Cette fatalité ou ce déterminisme dans les manifestations de la force vitale, qui est impliqué par la science même, car Sans cela il n'y aurait pas de loi, cette fatalité, dis-je, a paru incompatible pour certains esprits avec la spontanéité de beaucoup d'êtres vivants et surtout avec la liberté humaine. Il n'en est rien, suivant moi, et bien que ce ne soit pas ici le lieu de traiter des questions philosophiques aussi élevées, je dirai cependant quelques mots pour indiquer mon idée.

La liberté humaine est une vérité de fait contre laquelle il n'y a pas à s'élever. Mais cette liberté dont jouit notre être n'a rien à faire avec le mécanisme même de notre organisme. Le jeu de nos organes n'en reste pas moins réglé d'une façon absolue par des conditions organiques matérielles qu'on peut déterminer. L'âme, qui a conscience de cette liberté et la dirige, reste également étrangère aux lois de notre organisme. J'ai souvent raisonné de ces choses avec des philosophes et jamais il ne m'a paru nécessaire de faire pénétrer dans nos organes une âme libre et raisonnante, ou même une âme instinctive, pas plus qu'il n'est nécessaire d'en supposer une dans les organes d'une machine à vapeur. Nous sommes conscients et libres et nous agissons librement d'après notre conscience qui oserait le nier ? Mais tous nos organes sont inconscients et liés aux conditions matérielles déterminées qui provoquent l'action ; personne ne saurait le contester. La volonté, qui est le pouvoir exécutif de notre âme libre ou conscience, si l'on veut l'appeler ainsi, n'est que la cause déterminante primitive d'une foule de mécanismes auxquels elle reste d'ailleurs complètement étrangère. De même que, quand nous lâchons la détente d'une machine compliquée, il s'en suit une foule de mécanismes auxquels nous sommes étrangers ; de même, quand notre volonté introduit dans notre estomac un morceau de viande, notre volonté et par suite notre âme reste étrangère à tous les mécanismes et à toutes les sécrétions de liquides déterminées par le contact de la viande et par lesquels ce morceau de viande parvient à se digérer et à nourrir le corps. Elle y reste tellement étrangère qu'à l'aide d'opération on peut placer le sue gastrique et cette viande en dehors du corps à une température convenable et il continue à se digérer. Il y a si peu d'intelligence dans l'estomac que si on introduit une pierre à la place de la viande, le sue gastrique se sécrétera de même.

Ainsi donc tous nos organes, tous nos tissus agissent en vertu de leurs propriétés. Les propriétés étant indéterminées, l'action est fatale et ici Je n'emploie pas le mot fatal à l'effet de nier un but providentiel ou une cause finale, je veux seulement dire que l'action est nécessaire ; mais il y a toujours à tout phénomène

Claude Bernard

vital un but harmonique avec le corps. L'âme, par l'influence de la volonté, détermine cette action dans un but de finalité normale ou anormale ; le début est libre, mais, ce seuil franchi, tout le reste est irréparable et nécessaire. Ainsi l'homme est libre de mettre dans son estomac un bon aliment ou un poison. Mais, une fois l'aliment ou le poison introduit, il n'est plus libre d'arrêter la digestion ou l'empoisonnement. ,

L'intelligence, la conscience et la liberté ne sont elles-mêmes que des fonctions de l'organisme destinées à mettre en rapport avec le monde extérieur et à lui permettre d'étendre sa puissance sur lui.

Il s'agit surtout de remonter au point de départ de tout cet ensemble de mécanismes. Or, je crois que c'est la sensibilité et la conscience qui sont le point de départ de tout. Dans tout cela nous ne créons rien ; l'intelligence n'accompagne que des organismes complexes et elle est comme une flamme qui résulte de tout l'ensemble organique et qui éclaire l'organisme ; notre liberté même nous ne la créons pas. Nous sommes fatalement libres, c'est-à-dire d'une manière nécessaire (dans le *Sentiment et raison pure*) ; c'est une propriété de notre organisme dont nous ,nous servons. Mais nous ne sommes pas libres d'empêcher notre libre arbitre d'agir pas plus que nous ne pouvons empêcher toute autre fonction de corps de s'accomplir suivant ses lois. Nous ne sommes pas libres de ne pas être libres ; nous nous croyons libres comme nous croyons que nous vivons. Cependant nous mourons quand nous vivons. Ce sont des illusions comme nous croyons que le soleil se couche et se lève.

On pourra donc concevoir comment l'homme peut s'occuper de son corps quoiqu'il ne descende pas dans chacun de ses rouages (pas plus que Dieu ne s'occupe de nous : Dieu est nécessairement Dieu ; il n'est pas libre d'être le diable). C'est une machine qui sert de support à toutes ses facultés et qu'il conserve par suite de l'exercice même de ses facultés.

La connaissance et la liberté existent dans l'homme. Mais néanmoins si tout n'est pas prévu, comme le pensait Leibnitz, tout est fixé dans les lois d'un déterminisme nécessaire. La volonté de l'homme s'applique en dehors de lui, non pas pour maîtriser les phénomènes, mais pour leur obéir. La volonté de l'homme s'applique aux facultés ou fonctions de son corps non pas pour les maîtriser, mais pour leur obéir. De même, un homme qui en maîtrise un autre lui obéit, parce qu'il est obligé de maîtriser son caractère, Soit par l'intimidation ou la douceur suivant sa nature.

En résumé, la liberté humaine elle-même a donc son déterminisme et ses lois ; elle n'est nullement incompatible avec le déterminisme que la science poursuit ; elle en fait au contraire partie en quelque sorte. Nous sommes fatalement libres, c'est-à-dire d'une manière nécessaire. Ce serait donc une grande erreur, un grand écueil pour la Science de croire, avec les vitalistes, que tout est livré au caprice d'une ou plusieurs entités imaginaires ou de prétendre, avec les matérialistes, que tout est le résultat fortuit du hasard. Il y a un déterminisme nécessaire et soumis à des lois que le savant doit chercher à connaître afin de les maîtriser en leur obéissant.

Après cette digression, revenons à l'idée de la force en elle-même dans laquelle doit rentrer, suivant nous, la force vitale elle-même avec cette différence qu'elle est la plus difficile de toutes à obtenir, parce qu'elle renferme les phénomènes les plus complexes.

En résumé, toutes les forces sont des phénomènes mesurés et dont on cherche à déterminer la loi d'existence de manière à prévoir dans tous les cas sans faire d'expériences. Cela ne se peut pas en physique ni en chimie, ni en biologie, il faut toujours faire l'expérience. Toutes les forces ne sont que des réactions réciproques ; il faut toujours deux corps pour la manifestation d'une force quelconque ; un corps organique ou inorganique est toujours inerte par lui-même ; l'élément histologique ne manifeste les propriétés que par quelque chose d'extérieur ou par un mouvement intérieur. C'est, comme le dit Hegel, la non identité qui est la cause déterminante, et l'identité amène le repos, c'est l'indifférence chimique [1]. Pour l'attraction même, le phénomène le plus simple, il faut deux corps agissant réciproquement.

Les forces ne sont donc que les mesures de ces phénomènes, et la loi, leurs rapports absolus avec leurs conditions d'existence, mais jamais il ne faut aller au delà.

Quand on est parvenu à avoir *la loi* d'un phénomène et qu'on peut la calculer, on a *la loi* absolue, le principe dont *on déduit tout*. On

---

1 Cela est vrai aussi pour les facultés intellectuelles ; il suffit d'une non-identité survenue pour provoquer le phénomène. (Note de Claude Bernard.)

obtient l'équation et on dit que c'est une vérité adéquate à l'esprit.

Mais quand on n'a pas pu arriver à obtenir cette loi, à cause de la complexité des conditions d'existence des phénomènes, on a ce qu'on appelle *une théorie, c'est-à-dire* une loi provisoire expérimentalement obtenue de telle façon qu'on peut se guider d'après cette théorie par *induction,* mais jamais par *déduction ; alors* il faut toujours rester dans la méthode dite inductive.

Un des plus grands écueils que présentent les sciences biologiques, c'est qu'on prend des théories pour des lois et qu'on en déduit des conséquences logiques sans recourir à l'expérience. C'est là un des écueils les plus fréquents parmi les hommes qui ne sont pas bien imbus des principes de la méthode expérimentale. Ils donnent aux résultats plus de certitude qu'ils n'en comportent ; mais ils ne se trompent pas de méthode scientifique, comme on a pu le dire. En effet, je ne crois pas qu'il y ait deux méthodes scientifiques. J'ai déjà dit que l'induction et la déduction ne diffèrent que par le degré d'affirmation et je pense que les méthodes d'induction et de déduction ne sont que les deux côtés de la méthode expérimentale.

Les philosophes ont cru devoir distinguer deux méthodes dans les sciences, l'une qu'on appelle méthode expérimentale ou *a posteriori,* l'autre méthode non expérimentale, dite *a priori.* Ils ont encore appelé la première, qui appartient à toutes les sciences physico-chimiques et naturelles, du nom de méthode *inductive,* parce que dans ces sciences l'induction nous conduirait du particulier (observation) au principe général (loi ou théorie) en passant par l'expérience. La seconde, qui appartient exclusivement aux sciences mathématiques, serait la méthode *déductive,* parce que c'est à l'aide de la déduction que nous descendons du principe général (axiomes) au cas particulier (théorème), sans avoir besoin d'aucune expérience. Tout ceci revient à dire que dans la méthode *a posteriori* nous ne pouvons rien savoir sans expérience, tandis que dans la méthode *a priori* nous déduisons tout sans avoir besoin de recourir à l'expérience ; la logique suffit.

Or, je répète que je ne vois pas là deux méthodes de raisonner ce ne sont que deux cas particuliers d'une méthode unique, qui est la méthode expérimentale.

Il faut toujours un critérium à l'homme pour se guider dans

ses recherches ; or, il y a deux cas dans lesquels les hommes sont nécessairement placés. Ils savent certaines choses et en ignorent d'autres. Quand l'homme va du connu à l'inconnu et qu'il a pour se guider la lumière de principes absolus et vrais, antérieurement établis, alors il déduit logiquement et sûrement en vertu de la certitude de la clarté du point de départ. Mais, quand l'homme aborde un sujet obscur dans lequel tout est obscur pour lui ou dans lequel il n'a pour se guider que la lueur trompeuse de quelques notions incertaines, alors l'homme n'a plus de critérium ; il va alors réellement de l'inconnu à l'inconnu ; il faut alors qu'il fasse une supposition et qu'il suppose connu ce qui ne l'est pas pour avoir un point de départ ; il raisonne toujours logiquement, mais avec doute, avec interrogation, et il appelle l'expérience à son secours.

Goethe, dans son *Discours sur la méthode intermédiaire à l'algèbre,* exprime très bien aussi comment l'expérience doit répondre au doute et à l'incertitude dans lesquels l'esprit se trouve plongé lorsqu'il veut chercher la vérité sur des choses qui lui sont extérieures ; alors tout terme de comparaison lui manque, et l'expérience est le seul moyen de faire parvenir les choses à son esprit en les faisant passer par l'analyse expérimentale qu'il fait au moyen de ses sens.

En résumé, on peut dire que l'on déduit toutes les fois que l'on s'appuie sur des principes, certains absolument ou admis comme tels et qu'on induit toutes les fois qu'on part de principes plus ou moins incertains ou admis comme tels. Mais l'homme raisonne toujours de même au fond. Un homme qui marche sur un terrain qu'il sait être solide, marche résolument et arrive directement au but ; un homme qui marche sur un terrain mouvant, environné de précipices et d'écueils, marche lentement, interroge du pied le chemin à droite, à gauche, en avant, en arrière, se dirige alors vers le but comme il peut, en tâtonnant, en expérimentant jusqu'à ce qu'il trouve un sol ferme pour prendre un point d'appui, afin de faire un autre pas en avant. Ces deux hommes n'ont pas chacun deux méthodes pour marcher ; ils se meuvent avec des jambes identiques, mises en mouvement par des muscles identiques ; la différence n'est donc pas dans les instruments de la marche ; elle est dans la difficulté du chemin qu'elles parcourent. De même, l'homme qui déduit et celui qui induit n'ont pas deux méthodes de raisonnement ; la différence n'est pas dans l'esprit ; elle réside uniquement dans la difficulté du sujet auquel il s'applique.

L'induction baconienne est devenue célèbre et on en a fait le principe fondamental de toute philosophie scientifique. J'ai cherché, par la lecture des ouvrages de Bacon, à me rendre compte aussi exactement que je l'ai pu de ce qu'il fallait entendre par ce soi-disant nouveau procédé intellectuel appelé *induction ; je* vais dire en quelques mots ce qu'il m'est resté de cette lecture.

L'idée baconienne de la grande restauration des sciences est une idée sublime ; on est séduit et entraîné malgré soi par la lecture du *Novum organum* et de *l'Augmentum scientiarum,* et on reste dans une admiration soutenue en face de cet amalgame des vérités scientifiques les plus saisissantes revêtues des formes poétiques les plus élevées.

Bacon s'est véritablement posé en législateur dans le domaine des sciences et il est impossible de parler philosophie scientifique sans le citer perpétuellement. Mais, pour en revenir à l'induction, je dois dire que je n'ai pas saisi ce que c'est de particulier, Je suis sur ce point de l'avis du comte J. de Maistre [1] et de M. Charles de Rémusat [2]. Je ne vois pas que Bacon ait donné un nouvel instrument à l'esprit humain et je pense que l'induction ne diffère pas au fond du syllogisme. J'ajouterai même que Bacon, qui a conçu si puissamment et si clairement l'importance et le but de la méthode expérimentale dans les sciences, n'en a pas compris le mécanisme, aussi a-t-il été malheureux quand il a mis l'expérimentation en pratique. En effet, il recommande de fuir les hypothèses et les théories qui sont les auxiliaires indispensables de la méthode expérimentale comme les échafaudages sont nécessaires pour construire une maison [3].

Quand Descartes, qui était philosophe et savant praticien, dans son *Discours sur la méthode* part du doute universel, il donne des préceptes bien plus pratiques pour l'expérimentateur que ceux de Bacon. Car c'est le doute qui donne au raisonnement expérimental sa forme particulière.

Je crois que l'homme ne peut procéder dans son raisonnement

1 J. de MAISTRE, *Examen de la philosophie de Bacon,* 2 volumes.
2 Ch. de RÉMUSAT, *Bacon, sa vie et son temps.*
3 RIAUX, *Introduction,* p. 30.

jamais que par syllogisme, c'est-à-dire du connu à l'inconnu. L'homme ne cherche que des principes qui régissent les cas particuliers. Le cas est très simple quand on part d'un principe connu ou admis ; on déduit par un simple syllogisme. Mais quand on part de l'inconnu, c'est-à-dire d'un cas particulier pour aller à la recherche d'un principe inconnu, le raisonnement n'est plus possible à moins qu'on ne suppose connue une proposition qui ne l'est pas. C'est là le rôle de l'hypothèse ; autrement il n'y aurait plus de raisonnement possible. L'induction est donc un syllogisme incertain, dubitatif, dont la conclusion doit être vérifiée par l'expérience, mais au fond c'est un syllogisme. En faisant des recherches inductives physiologiques, on raisonne par syllogisme. Ainsi, pour rappeler un exemple que j'ai déjà cité naguère, quand j'ai vu sur les lapins les vaisseaux chylifères commencer à être remplis de chyle au niveau de l'insertion du canal pancréatique, j'ai raisonné ainsi et, pour ainsi dire, à mon insu : le chyle blanc est constitué par une émulsion de graisse ; or le chyle blanc commence au niveau du déversement du suc pancréatique ; donc le suc pancréatique produit le chyle blanc en émulsionnant la graisse. Seulement il fallait vérifier expérimentalement parce que la proposition générale qui m'avait servi de point de départ n'avait pas le caractère d'une vérité absolue. Quand j'ai empoisonné un animal par l'oxyde de carbone, pour arriver à connaître le mécanisme de cet empoisonnement sur lequel je n'avais aucune idée préconçue qui pût me servir de point de départ, j'ai cependant encore agi en vertu d'un raisonnement qui n'était qu'un syllogisme. J'ai instinctivement raisonné de la manière suivante : il n'y a pas d'effet sans cause et pas d'empoisonnement sans une lésion particulière, spéciale au poison employé, déterminable et nécessaire. Or, l'oxyde de carbone doit produire la mort par une action toxique qui lui est propre et suivant un mécanisme qui lui est spécial. Donc, en empoisonnant un animal par l'oxyde de carbone, je déterminerai la lésion spéciale qui doit exister et que j'ai à étudier.

L'esprit raisonne donc toujours de même. Le physiologiste, comme le médecin, partent toujours d'une proposition générale. Seulement le mathématicien dit : « Cela étant » ; le physiologiste dit : « Si cela était. » On comprend dès lors que la conclusion appelle l'expérience dans le second cas et que, dans le premier, la logique suffise et se passe de la preuve expérimentale.

J'admets en définitive qu'il n'y a qu'une seule méthode scientifique ; c'est la méthode expérimentale. Ce qu'on appelle déduction et induction ne sont que des cas particuliers ; et même ces cas particuliers ne sont-ils pas toujours distincts ; de telle sorte que la pratique montre qu'on peut avoir dans les mêmes sciences et dans les mêmes questions un mélange incessant d'induction et de déduction. C'est ce que je vais essayer d'établir dans ce qui suit. Je pense, avec tout le monde sans doute, que l'homme a dû apprendre tout ce qu'il sait. Or, toutes les notions qu'il possède ont eu nécessairement un point de départ expérimental. Les mathématiques elles-mêmes ont été dans ce cas. Les mathématiciens ont procédé et procèdent encore comme tous les savants quelconques et même comme les biologues. Quand ils cherchent leurs principes, ils induisent, et puis, quand ils ont trouvé, ils déduisent. Il est bien facile de donner les preuves clé ce que j'avance. Voici comment Euler s'exprime dans son mémoire intitulé : *De inductione ad plenam certidudinem evehendô* : « Notum est plerumque numerorum proprietates primum per solam inductionem esse observatas, quas deinceps Géométrie solidis demonstrationibus corifirmare elaboraverunt. Fermatius summo studio et satis felici successu fuit occupatus. » (Acta academiae scientiarium imperialis petropolitanae, pro anno MDCCLXXX, pars posterior, p. 38.)

Un de nos géomètres contemporains les plus habiles, mon confrère et ami M. Bertrand, dont j'ai invoqué la science pour ces questions, m'a remis la note suivante : « En mathématique les propriétés et les phénomènes étudiés sont si simples que très vite les principes mathématiques ont été réduits à de la logique pure et transmis dans leur vérité absolue. Cette vérité simple renferme en elle d'une manière évidente et consciente toutes ses conséquences. Nous ne la discutons plus parce qu'elle nous apparaît avec la sensation de l'évidence. Il est donc tout naturel qu'avec de tels points de départ la logique suffise au mathématicien. Mais, dans certaines parties des mathématiques, les principes ne sont point encore trouvés ; c'est dans ce cas que le mathématicien raisonne par induction.

Le physicien mathématicien, le mécanicien rationaliste et l'astronome se rapprochent beaucoup du mathématicien en ce Sens qu'ils déduisent logiquement une grande partie de leur science de certains principes sûrs et vérifiés par le calcul. Ici l'instrument logique ou mathématique s'applique à des principes dont tout le monde reconnaît l'origine expérimentale ; telle est, par exemple, la gravitation universelle.

Les physiciens expérimentateurs, à mesure qu'ils descendent dans l'étude de phénomènes plus complexes, voient l'importance de la logique et du calcul diminuer parce que leur application n'est plus possible dans des conditions simples. Alors, la logique aveugle de l'analyse ne peut plus rien, si l'expérience ne vient pas à chaque pas la vérifier. » (Bertrand, Discours sur Sénarmont, 1862.)

Quand un mécanicien ou un astronome trouvent une observation qui ne concorde pas avec la théorie, ils rejettent l'expérience comme mauvaise pour conserver la théorie dont le calcul a démontré la certitude. Mais, dès que le calcul ne peut plus vérifier les théories ce ne sont plus que des théories provisoires qui sont destinées à être modifiées à mesure que les faits nouveaux qui n'y rentrent pas apparaissent. On doit alors garder les faits bien observés et repousser la théorie mal fondée.

Que devons-nous penser dès lors des théories qu'on rencontre en physiologie et en médecine ?

Ces théories se rapportent aux phénomènes les plus complexes de la nature ; elles ne sont aujourd'hui que des théories tout au plus bonnes relativement aux faits que nous connaissons et utiles pour les représenter ; mais nous devons les considérer comme n'ayant aucune certitude absolue parce que nous ignorons trop de faits qu'elles devraient comprendre pour être bonnes.

Mais de ce que le biologue part de théories qu'il sait être empiriques et incertaines, en résulte-t-il qu'il doive raisonner autrement que le mécanicien ou l'astronome qui partent de théories absolues vérifiées par le calcul, et qu'il doive, ainsi que le pensent certains philosophes, employer une méthode parti- culière de raisonnement ? Non, évidemment ; le biologue raisonne comme le mathématicien, et le mathématicien comme le biologue. L'esprit de l'homme marche toujours de même ; il procède toujours *a priori*, et je ne pense pas qu'il puisse procéder autrement, parce que je n'admets pas qu'un même organe puisse fonctionner de deux manières différentes, par cela seul qu'il agit dans des conditions différentes ; il doit s'accommoder au milieu, et voilà tout.

Suivant moi, entre le mathématicien et le biologue toute la différence consiste en ce que l'un, le mathématicien, ayant conscience de la certitude de son point de départ qu'il débarrasse même de toute incertitude en construisant les conditions du problème d'une manière idéale, conclut d'une manière absolue en vertu de la logique seule qui lui suffit sans qu'il soit obligé d'avoir recours à la confirmation expérimentale. » L'autre au contraire, le biologue, s'appuyant sur un point de départ qui peut être plus ou moins probable, mais incertain et non susceptible d'être vérifié par le calcul, ne peut raisonner et tirer une conclusion certaine par la seule force de la logique. Son raisonnement doit toujours exprimer l'incertitude de son point de départ. La logique ne lui suffira donc plus et il faudra qu'à chaque pas, il appelle à son secours la vérification expérimentale.

Mais c'est là que se présente l'écueil le plus grand pour la méthode expérimentale. Si le mathématicien et le biologue n'ont pas bien exactement le sens de leur position et le sentiment de la nature et de la complexité des diverses sciences dont ils parlent et de la certitude ou de l'incertitude de leur point de départ, ils tombent dans les plus grandes erreurs. Ils sont comme des fous qui raisonnent logiquement, mais qui sentent faux et, par conséquent, raisonnent faux. C'est pour cela que les mathématiciens qui n'ont aucune notion des sciences biologiques, les considèrent comme trop simples et donnent aux propositions de ces sciences une certitude toute idéale et en dehors de la réalité; aussi, quand ils parlent de ces sciences, ils raisonnent logiquement, mais ils tombent bientôt dans l'absurdité.

Or l'homme est toujours enclin à prendre pour vérité absolue ce qu'on lui transmet ; il n'y a que les biologues consommés, ceux qui ont touché la nature, qui savent douter et donner aux connaissances acquises le degré de certitude qu'elles doivent avoir. L'expérience n'est pas naturelle à l'homme, ainsi que je l'ai déjà dit ; il a toujours de la tendance à s'en passer. Dès lors, il donne aux théories provisoires de la science et même aux hypothèses une vérité absolue et il déduit tout et devient ce que j'appelle un systématique. Il est bon de nous arrêter quelques instants sur cet écueil qui est capital. C'est l'écueil relatif à l'emploi des théories et

242

qui est extrêmement fréquent parmi les médecins.

Avec un point de départ hypothétique ou théorique, il faut toujours raisonner dubitativement ou par induction. Les biologues systématiques sont ceux qui raisonnent comme les mathématiciens, c'est-à-dire affirmativement ou par déduction, en regardant comme vraies les théories qui ne le sont pas et qui ne peuvent pas l'être à cause de la complexité des phénomènes. Les hypothèses, les idées préconçues et les théories en méthode expérimentale ne sont, ainsi que nous l'avons dit souvent, que des instruments pour aider le raisonnement et le rendre plus sûr. Mais, de même que nous apprenons à nous servir des instruments qui aident nos sens dans la recherche des faits, de même il faut apprendre à nous servir des théories et des anticipations de l'esprit qui doivent nous guider dans la recherche de la vérité.

Les théories sont fausses d'une manière absolue ; pour qu'elles fussent vraies, il faudrait admettre qu'elles comprennent tous les faits passés, présents et futurs : la science serait terminée. Cette vérité incontestable paraît de nature à diminuer l'amour-propre des hommes systématiques et leur ôter l'envie de faire des généralisations et des synthèses actuellement impossibles. Cet aveu doit aussi montrer que ceux qui aujourd'hui, en biologie, découvrent des faits, rendent plus de services que ceux qui font des systèmes. Les théories représentent l'état de nos connaissances et, aujourd'hui, nos connaissances en sciences vitales sont loin de la vérité absolue. Ce ne sont donc que des vérités très relatives et dont il faut toujours douter quand on veut déduire un résultat expérimental, Il faut donc savoir qu'en biologie nous n'avons point de loi ; les théories que nous avons sont précaires. Si nous raisonnions sur elles comme sur des vérités démontrées, nous serions conduits à l'absurde, comme les mathématiciens qui raisonnent biologie sans en avoir le sentiment. Il n'est pas rare de voir en effet des hommes d'un grand génie dire des absurdités en biologie, précisément parce qu'ils n'ont pas le sentiment que leur point de départ est faux. Biot avait ce sentiment ; cependant de la Rive ne l'a pas ; voir ce qu'il dit.

Cette trop grande confiance dans les théories, qui cause tout le mal, vient souvent d'une mauvaise éducation scientifique, dont le savant doit ensuite se corriger. Mieux vaudrait souvent qu'il fût ignorant. Il n'a plus l'esprit libre ; il est enchaîné par des théories qu'il regarde comme vraies absolument. Un des plus grands écueils que rencontre l'expérimentateur, c'est donc d'accorder trop de confiance aux théories. Ce sont les gens que J'appellerai des systématiques. L'enseignement contribue beaucoup à produire ce résultat.

Il arrive généralement que dans les livres et dans les cours on rend la science plus claire qu'elle n'est en réalité. C'est même là le mérite d'un enseignement de faculté de présenter la science avec un ensemble systématique dans lequel on dissimule les lacunes pour ne pas rebuter les commençants dans la science. Or, les élèves prennent le goût des systèmes qui sont plus clairs et plus simples pour l'esprit, parce qu'on a simplifié sa science et élagué tout ce qui était obscur, et ils emportent de là l'idée fausse que les théories de la science sont définitives et qu'elles représentent des principes absolus dont tous les faits se déduisent. C'est en effet ainsi qu'on les présente systématiquement. L'élève, ainsi instruit, ne voit plus de progrès à réaliser dans la science ; il ne voit plus rien à chercher ; la science lui paraît complète et devoir se borner désormais à étendre les principes de vérité absolue en les généralisant.

L'enseignement du Collège de France est destiné à former un contrepoids très utile à celui des facultés. Ici nous devons dépouiller la science de tous ses ornements systématiques et mensongers. Nous devons voir la science dans son présent et dans son avenir et nous sommes obligés de convenir que tout est à faire en médecine puisque la médecine n'est pas encore entrée pleinement dans la voie expérimentale qui est la seule voie scientifique.

À raison même de cet état arriéré de la médecine qui doit encore s'arrêter à chaque opinion individuelle parce qu'elle n'a encore aucun critérium sûr pour la juger, l'enseignement de la médecine n'a aujourd'hui aucune homogénéité. On voit un professeur apprendre aux élèves que ce qu'un voisin leur enseigne ne sert à rien. On voit encore - vestiges du moyen âge -la Faculté de Médecine de Montpellier et la Faculté de Médecine de Paris, soutenir chacune ce qu'elles appellent leurs doctrines, comme si la Faculté des Sciences de Paris et celle de Montpellier avaient des doctrines différentes !

L'enseignement de la médecine ne pourra être homogène dans toutes les facultés et parmi tous les professeurs que lorsqu'elle sera entrée dans la voie expérimentale et qu'elle aura une base identique. Ce n'est que par son contact avec les autres sciences expérimentales et en empruntant leur secours que la biologie deviendra expérimentale. C'est ce que comprenait sans doute Laplace quand, à la réorganisation de l'Institut, il fit une Section de médecine et de chirurgie dans l'Académie des Sciences. « Comment, lui disait-on, mettez-vous des médecins dans l'Académie des Sciences ; ce ne sont pas des savants puisque la médecine n'est pas une science et est encore réduite à l'état d'empirisme ? - Je ne mets pas les médecins à l'Académie des Sciences, répondit Laplace, parce qu'ils sont des savants, mais pour qu'ils soient avec des savants. »

C'est donc par l'étude des sciences physico-chimiques dans lesquelles s'épanouit aujourd'hui la méthode expérimentale qu'il faut faire l'enseignement expérimental. Depuis un certain nombre d'années on a donné avec raison une large part aux sciences dans l'enseignement de la jeunesse. Mais on a peut-être outrepassé sans l'atteindre le but qu'on s'était proposé. En effet, une instruction philosophique sans les faits est vide et stérile ; mais, d'un autre côté, un trop grand nombre de faits entassés pêle-mêle, sans un lien philosophique qui les éclaire et les unit, devient une surcharge qui étouffe l'esprit, l'étiole et l'obscurcit. Ce qu'il faut voir avant tout dans l'instruction de la jeunesse, c'est qu'on prépare un instrument intellectuel pour l'avenir et qu'il ne faut pas le fatiguer et l'épuiser sous prétexte de le développer. Il faut apprendre de bonne heure à l'esprit à s'exercer et à raisonner sur les faits réels ; c'est là l'enseignement de la méthode expérimentale. Pour cela il faut lui fournir un certain nombre de faits, comme exemples de sciences diverses ; mais ce n'est pas une raison pour le surcharger par des programmes immenses hérissés de questions de détails techniques et spéciales. Il ne faut pas s'imaginer qu'on doit avoir en sortant des lycées des encyclopédistes. Il faut surtout apprendre à apprendre. Sans doute on peut être étonné de voir des jeunes gens encore sur des bancs répondre imperturbablement dans un même examen en une demi-heure ou trois-quarts d'heure sur toutes les mathématiques, sur la cosmographie, sur toute la physique, sur toute la chimie, sur les sciences naturelles, minéralogie, botanique, zoologie, sur la littérature et les langues anciennes et modernes, la logique, l'histoire, la géographie, etc. Mais si l'on veut descendre au fond de cet ensemble de connaissances étonnantes, on voit constamment (et il ne saurait en être autrement) que la mémoire en a fait tous les frais, et que la compréhension philosophique et raisonnée des choses fait entièrement défaut ; il (l'élève) ne comprend pas le degré de certitude relative des sciences diverses sur lesquelles il a été interrogé, et il place sur le même rang la démonstration d'une théorie mathématique et d'une vérité physique ou naturelle. Dès lors ce jeune homme ne s'accroîtra plus ; il perdra au contraire, parce que les principes scientifiques manquent, à moins qu'il ne se fasse lui-même ou par d'autres maîtres l'éducation de son esprit.

A notre époque les sciences ont fait de si grands progrès et ont tant de points de contact avec notre industrie et notre civilisation que l'on a compris avec raison que les anciens systèmes d'éducation n'étaient plus en harmonie avec ces exigences. On a considéré que, au lieu d'apprendre aux enfants des choses littéraires plus ou moins inutiles de l'antiquité, il valait mieux exercer leur intelligence sur des choses scientifiques utiles et appartenant à notre époque. Sans doute tout ce qui touche à l'homme doit se modifier ; mais ici, en voulant éviter un excès, on est tombé dans un autre. Sous prétexte de faire apprendre aux enfants des choses utiles, on leur a appris des choses qu'ils ne comprenaient pas et qu'ils ne pouvaient pas comprendre. En effet, les facultés de l'esprit nécessaires pour l'intelligence des sciences et surtout de la méthode expérimentale, le jugement ne se développe que tardivement. D'où il résulte que les sciences apprises trop tôt ne peuvent être fondées sur le jugement ; dès lors elles doivent être oubliées et elles sont elles-mêmes d'une inutilité complète, tandis que les langues, qui n'exigent pas les mêmes qualités de contention d'esprit, sont utiles parce que les mots restent et parce qu'elles constituent une excellente gymnastique de l'esprit ; elles laissent les facultés raisonnantes se développer sans les fatiguer. En apprenant les Sciences trop vite, on fatigue donc des facultés de l'esprit qui ne sont point encore développées ; si on veut exercer ces facultés par un exercice trop précoce, on les fatigue et on les étiole.

Il en est de même au moral qu'au physique. Si au lieu de développer le corps par la gymnastique et des exercices absurdes au point de vue utilitaire, on charge le corps des enfants ou si on les utilise dans des travaux d'atelier qui ne sont point de leur âge, on pourra être étonné pour le moment actuel des résultats utiles d'un pareil travail ; mais cela est une illusion, le corps ne se développe plus et on aura arrêté sa vigueur pour l'avenir. Il faut savoir qu'il est nécessaire que les organes se développent ; ils ne se développent que pendant le repos uni à un exercice modéré et sans fatigue ; on obtient ainsi des organisations vigoureuses qui ont leur caractère parce qu'elles ont pu se développer librement au lieu d'être toutes calquées dans le même moule.

En résumé, il faut laisser se développer l'esprit avec liberté, lui conserver son indépendance qui constitue l'originalité dans les sciences. Je ne suis pas partisan du travail outré dans la jeunesse, et surtout de ce travail où l'on apprend plus qu'on ne peut comprendre. Il vaut mieux savoir moins et bien comprendre que de savoir beaucoup et ne pas comprendre. Tout ce que je dis là n'est pas neuf ; Rabelais nous retrace les inconvénients de cette surcharge de savoir et les avantages de l'esprit qui a conservé sa liberté d'action dans l'histoire de Gargantua.

Il en est de même dans la médecine. On tend trop à surcharger les études de détails et de minuties aux dépens de l'esprit. On tombe dans les faits et on néglige les principes de la science. On ne saurait avoir la prétention de faire dans les Écoles des praticiens consommés ; il faut faire de bons médecins, leur apprendre les faits principaux et leur donner une bonne méthode d'étude, afin qu'ayant bien appris à apprendre, ils puissent se développer et grandir pendant toute leur carrière en étant utiles à la fois à l'humanité et à la science qu'ils honoreront. C'est un sol qu'il faut préparer et ensemencer afin qu'ultérieurement il y pousse des idées utiles à l'humanité et à la science. Il est donc de la plus grande importance d'avoir un bon enseignement médical.

Un enseignement qui donnera une trop grande confiance dans les théories fera des expérimentateurs Systématiques qui, prenant leur point de départ comme rigoureux, raisonneront logiquement et voudront critiquer l'expérience avec la théorie au lieu de critiquer la théorie avec l'expérience. C'est pour cela qu'un enseignement fait par un homme supérieur vraiment savant est toujours plus profitable aux élèves, même quand il parle mal, parce qu'il s'adresse à leur esprit et parce qu'il leur fait sentir la saveur de la science, tandis qu'un professeur qui parle bien, mais qui n'a que cela, fait l'effet d'un livre qu'on lit tout haut.

C'est cette fausse interprétation des procédés auxiliaires de l'esprit et cette confiance absolue ou trop grande dans les théories ou dans les hypothèses qui engendrent dans tous les temps les systèmes qui ont nui à l'avancement de la science, constitué un des plus grands écueils de la méthode expérimentale. Ces égarements de l'esprit qui se complait dans les théories et dans les fruits de sa propre imagination au lieu de suivre la voix de la nature, se manifestent avec des nuances infinies depuis l'expérimentateur le plus faux jusqu'à l'expérimentateur le plus vrai.

L'expérience n'est point naturelle à l'homme ; il ne l'apprend que par l'usage de la vie ou par l'éducation qui nous transmet les connaissances et l'expérience acquise de nos devanciers.

On peut donc dire que tous les hommes qui abordent une science se ressemblent ; mais ils diffèrent ensuite en ce que, étant plus ou moins expérimentés dans cette science, ils reflètent dans leur conduite exactement l'état de leur esprit. N'ayant pas été dirigé de suite dans la voie expérimentale, je me souviens avoir passé moi-même par tous ces états de l'esprit qu'on peut rencontrer depuis le moment où, jeune homme, l'on débute dans l'étude des phénomènes de la vie avec une confiance exagérée jusqu'au moment où, après avoir vieilli dans cette étude, on est devenu modeste et plein de doute.

La première classe d'hommes qu'on rencontre, qui pêchent par excès de confiance dans le subjectif, sont ceux qui se passent plus ou moins complètement d'expériences. Ceux qui se passent complètement d'expériences ne sont même pas complètement *a priori*, car, au fond de toute idée, il y a nécessairement un fait qui leur sert de base. Mais ces hommes ont élevé à l'état de principes abstraits et rigoureusement vrais des théories qui ne sont que relative ment vraies. Par conséquent, ils ont un point de départ faux et d'autant plus dangereux qu'il offre les apparences de la vérité. L'erreur n'est pas dans l'emploi d'un point de départ absurde, mais la trop grande confiance qu'on lui donne et en ce que, au lieu de vérifier la déduction logique de ce point de départ par l'expérience, on se contente de la logique seule. Ils sont dès lors livrés à leur seule imagination et, de conclusion en conclusion, ils arrivent bientôt aux étourderies. Ce sont les systématiques qui veulent généraliser et ne font pas attention aux objections qu'on leur fait. Ce sont des hommes qui enfantent des systèmes, c'est-à-dire des conceptions théoriques artificielles, en ce sens que la théorie, acceptée comme un principe absolu n'est plus vérifiée par l'expérience. Ce sont les esprits géométriques de Pascal ; ils ne sont que logiques ; ils n'ont point l'esprit de finesse qu'il faut pour suivre les phénomènes naturels. C'est le cas fréquent des mathématiciens (Biot) excepter Regnault.

Parmi ces hommes, il y a plusieurs nuances ; il en est qui tiennent compte de ce qu'on peut leur dire ; on leur dit qu'il faut faire des expériences, ils en font, mais uniquement pour se conformer à une sorte d'usage qu'ils considèrent comme tout à fait inutile. Un jour, on demandait à un de ces hommes qui, après avoir fait son siège, comme on dit, faisait cependant des expériences pour céder à un usage commun : « Qu'avez-vous vu dans vos expériences ? » lui disait-on. « Je n'ai rien vu, répondit-il, mais je ne tenais pas à voir quelque chose ; mon opinion était arrêtée ; je voulais seulement faire des expériences. » C'est là un illogisme des plus étranges et malheureusement assez fréquent en médecine. A un autre on demandait : « Avez-vous bientôt terminé votre travail ? - Oui, répondait-il, mon mémoire est fini ; il n'y a plus que les expériences à faire. »

Il en est d'autres qui considèrent que les expériences doivent forcément s'accorder avec leurs idées théoriques ; seulement ils accordent plus de réalité à la logique qu'aux faits, et ils veulent plier les faits à la théorie au lieu de plier la théorie suivant les faits.

Ces expérimentateurs, qui tiennent compte de l'expérience à condition qu'elle obéisse à leur théorie sont très communs en biologie et en médecine. J'en ai parlé ailleurs en les appelant des expérimentateurs à idées fixes et j'ai cherché à les caractériser en disant qu'ils cherchaient dans l'expérience la confirmation de leur hypothèse ou théorie, au lieu d'y chercher simplement la vérification. Ces expérimentateurs, en effet, n'ont pas l'esprit libre ; ils ne recherchent pas la vérité avec indépendance ; ils sont dominés par une idée théorique dont ils veulent absolument trouver la preuve. Aussi il arrive qu'à leur insu ces expérimentateurs ne voient que ce qui se rapporte à leur idée préconçue et négligent ou n'aperçoivent pas ce qui est à côté. Ils ne voient que ce qu'ils ont prévu et ils se ferment ainsi, en biologie, la voie la plus féconde de découvertes, car, comme je l'ai dit ailleurs, une découverte est généralement imprévue ; or, celui qui a un système prévoit tout et, par sa confiance dans la théorie, il exclut l'imprévu, c'est-à-dire la découverte. Mais, en outre, ces expérimentateurs observent mal ; ils torturent les faits, les tronquent pour les faire cadrer avec leur théorie. Ils regardent comme non avenus non seulement les faits qui ne sont pas d'accord avec leur idée préconçue, mais en outre dans une observation ils s'approprient la partie qui leur va et abandonnent le reste.

J'ai dit tout à l'heure que ces hommes n'ont pas l'esprit libre, mais ils n'ont pas non plus l'esprit tranquille. Au lieu d'expérimenter avec calme et ne songeant qu'à se garder contre les causes d'erreur dans l'observation des faits, ils attendent avec anxiété le résultat d'une expérience et tremblent de voir leur théorie renversée. Si l'expérience ne répond pas du tout à leur attente, ils la considèrent comme nulle ou lui trouvent une cause d'erreur quelconque; si l'expérience répond quelque chose d'analogue à leur désir, ils en forcent le côté qui leur est favorable et atténuent ou suppriment le reste. Si enfin l'expérience répond nettement à leurs vœux, ils sont dans une joie qu'ils craignent de voir troublée ; aussi ils évitent instinctivement de répéter l'expérience et les contre-épreuves qui pourraient leur prouver qu'ils ont été la victime de quelque coïncidence ou de quelque autre cause d'erreur.

Cet amour de la théorie est a cause un grand nombre d'erreurs et, en biologie, particulièrement aujourd'hui, elle nous conduit dans une vole aride et nous empêche de faire des découvertes. Pendant plus de deux ans, au début de ma carrière physiologique, j'ai perdu mon temps à poursuivre des théories et des chimères. Chose singulière, on se figure que la vérité est en soi et je m'obstinais à répéter des expériences qui s'obstinaient à me répondre toujours de même, contrairement à mes yeux. Ce n'est qu'après une longue déception que j'ai fini par réfléchir et penser que la lutte n'était pas égale et que ma volonté ne ferait pas changer les lois de la nature et que je n'avais rien de mieux qu'à suivre l'indication des phénomènes naturels en me servant des théories comme de flambeaux destinés à éclairer la route et devant être remplacés à mesure qu'ils étaient brûlés. Ceux qui se laissent ainsi emporter par l'amour des théories ont un critérium faux quand il s'agit de juger les travaux d'autrui. Ils font toujours porter leur théorie sur la théorie et parce qu'ils ont prouvé que la théorie d'un savant est erronée, ils ont cru lui enlever tout son mérite. Cela est faux et injuste ; le savant a rendu service par les faits qu'il a trouvés ; la théorie qu'il avait donnée était susceptible d'être modifiée. D'ailleurs souvent une opinion n'est fausse que par un vice de définition ou par l'incertitude d'un caractère empirique. Ainsi, par exemple,ceux qui avaient recueilli du sue pancréatique avant moi avaient dit que ce liquide renfermait de l'albumine. Si j'ai établi ensuite que ce liquide ne renferme pas d'albumine, cela ne veut pas dire que ceux qui l'ont dit avant moi ont vu des faits faux ; non sans doute, ils se sont contentés d'un seul caractère empirique. En effet, le sue pancréatique coagule par la chaleur mais il y a des caractères négatifs. Les observateurs auraient dû dire : le sue pancréatique coagule comme un liquide albumineux et ils seraient restés dans le fait. Il y a donc des erreurs évitables en rapport avec le caractère de certitude que l'on possède ; ceux qui arrivent quand ils ont des caractères précédés peuvent aller plus loin, mais cela n'ôte pas leur mérite aux devanciers (sic). Il faut toujours dire: «Cela est, si le caractère est bon»; le mathématicien dirait . « Le caractère est bon, or, et donc... »

Non seulement le systématisme nous porte à juger mal, mais il nous porte à une erreur que je désire signaler ici. Souvent on entend les expérimentateurs dire : l'expérience de M. un Tel rentre dans ma théorie et elle en est une preuve d'autant meilleure qu'elle n'a pas été faite pour cela. On s'imagine ainsi fortifier un argument et on l'affaiblit.

En effet, il faut toujours faire une expérience dans un but bien déterminé afin de se garer contre les causes d'erreur spéciales. Quand il se trouve un grand nombre d'observations ou de faits, les uns contraires, les autres favorables à une théorie, les systématistes prennent ceux qui leur sont favorables et laissent les autres sous prétexte que ce sont des exceptions. J'ai déjà dit ailleurs que l'exception n'est pas scientifique et qu'il n'y a jamais d'exception et qu'un seul fait contraire suffit pour ruiner une théorie tant qu'il ne sera pas expliqué de manière à rentrer dans la loi.

Pourquoi donc notre instinct nous porte-t-il à aimer tant les théories et à tenir tant à les conserver, et à leur subordonner les faits ? Je pense que cola tient à l'amour égoïste que nous avons naturellement pour nos productions. En effet, sans nous en rendre compte, nous avons le sentiment que les théories et les hypothèses sont des conceptions qui sont enfantées par notre esprit, tandis que les faits sont en dehors de nous et ne sauraient nous appartenir. C'est cet amour naturel de nous-mêmes qui nous porte à nous tromper ; en effet, que faisons-nous quand nous cherchons tant à étayer nos théories au lieu de poursuivre la vérité ; nous ne cherchons qu'à nous tromper, et ensuite tout naturellement nous trompons les autres, comme nous sommes trompés nous-mêmes. Ce n'est que par un effort soutenu sur soi-même qu'on parvient en science à se détacher de l'amour des théories pour ne poursuivre que la vérité pour elle-même.

Cependant il faut absolument y arriver ; si l'on veut mettre la méthode expérimentale en pratique dans toute sa pureté. Mais il n'est pas toujours possible d'y arriver absolument ; du reste, il faut, comme je l'ai dit, avoir l'hypothèse pour se guider, mais non pour établir son opinion. Or, j'ai remarqué que quand nous avons une idée préconçue en tête, ce n'est pas seulement une simple hypothèse avec point d'interrogation, mais malgré nous, nous supposons la réponse. Sur cette réponse nous bâtissons une autre hypothèse qui s'accorde encore avec une autre expérience dont nous supposons d'avance le résultat. Nous relions à tout cela des faits déjà connus dans la science qui se trouvent interprétés autrement en les rangeant à notre manière de voir. En un mot, à propos d'une seule expérience, nous avons dans la tête un système entier et complet et c'est pour cela que nous tenons tant à la confirmation de notre idée préconçue parce que, si elle manque, ce n'est pas seulement une hypothèse à mettre de côté, mais c'est tout un système à mettre de côté.

Il est impossible, ainsi que je l'ai dit, d'empêcher l'imagination d'aller ainsi en avant des faits. La seule chose qu'il y a à faire, c'est de ne pas laisser entraîner son esprit par cet amour de généraliser le système déterminé qu'on s'est fait d'avance. Ce que j'ai trouvé de mieux pour garder sa liberté d'esprit, c'est d'avoir deux systèmes, l'un pour l'affirmative, l'autre pour la négative. Je citerai plus loin des exemples.

Quand on ne fait pas de constants efforts pour garder sa liberté d'esprit, on se trouve bientôt envahi et capturé. Quand on est sous l'empire d'un système, soit qu'on l'ait inventé, soit qu'on l'ait adopté d'autrui, d'abord comme provisoire et douteux, on finit, à force de le répéter, par se l'incorporer tellement que l'esprit s'habitue à le considérer comme vrai. Alors on y croit réellement. Des choses semblables se voient tous les jours. Les gens qui racontent une histoire en plaisanterie finissent par y croire. Les médecins praticiens finissent certainement par croire à des billevesées qu'ils ont d'abord racontées à leurs malades pour les satisfaire ; un homme finit par prendre l'opinion du journal qu'il lit tous les jours. C'est pourquoi il ne faut donc jamais blâmer personne dans ses erreurs. Comme on dit, il n'y a que ceux qui ne font rien qui ne Se trompent pas.

Je sais bien qu'il s'est rencontré des savants de mauvaise foi, comme il y a des charlatans en médecine. Ce sont des hommes qui inventent des faits faux, qui soutiennent l'imposture. Je ne m'occuperai pas, bien entendu, de ces cas ; c'est un genre d'écueil qui ne relève pas de la méthode expérimentale et qui mérite d'être flétri par la réprobation des honnêtes gens.

En résumé, le systématisme est la source d'un très grand nombre d'errements qui peuvent se présenter sous mille formes variées. J'ai essayé d'en signaler quelques-unes, mais je ne les ai certainement pas toutes indiquées.

2° Écueils tenant à l'expérimentation,
à la manière d'obtenir les faits.

Mais à côté de cette classe d'hommes qui pèchent par excès de logique en quelque sorte et par excès de confiance dans les théories, il en est une autre qui renferme des savants et des médecins qui pèchent par excès contraire. Les deux excès sont également nuisibles à la science.

Sans doute il faut avoir le sentiment que la biologie et la médecine offrent une complexité de phénomènes en quelque sorte effrayante. Mais on ne saurait nier pour cela que chacun de ces phénomènes n'ait ses conditions déterminées et aussi rigoureusement nécessaires que le phénomène le plus simple. C'est précisément dans cette détermination des conditions que réside la science ; par conséquent, celui qui nie le déterminisme nie la science.

Beaucoup de médecins paraissent en être là. Ils posent même en principe qu'un bon médecin praticien ne doit jamais dire ni *jamais*, ni *toujours*. C'est une sorte de finesse analogue à celle du paysan qui, dans les relations de la vie dont il comprend d'ailleurs aussi la complexité, ne se laisse jamais pincer. Il ne répond jamais catégoriquement ; il dit : peut-être bien que oui, peut-être bien que non. Il ne faut pas pousser cet esprit à l'extrême ; sans cela la science n'est plus possible et on reste dans la routine. On entend même des physiologistes dire en parlant des phénomènes vitaux: le plus *souvent* , le plus *ordinairement,* dans le plus grand *nombre des cas,* les choses se passent ainsi.

Il faut nous expliquer sur ces diverses locutions et leur donner un sens précis. Si, en s'exprimant ainsi que nous venons de le dire, le biologue et le médecin veulent seulement reconnaître leur ignorance et dire que, dans l'état actuel de la science, il leur est impossible d'avoir la loi des phénomènes physiologiques et pathologiques et de les prévoir rigoureusement, cela n'a rien que de juste et de prudent. Mais si, au contraire, ils veulent indiquer une opinion que je sais être celle d'un certain nombre de médecins et qui consiste à croire qu'on aura beau faire, que jamais le déterminisme vital n'existera, qu'il y aura toujours des exceptions que la force vitale produira dans les êtres vivants d'après sa propre spontanéité ou d'après certaines influences mystérieuses, alors je dis que ces médecins nient les principes mêmes de la science. Nous nous sommes expliqué ailleurs sur la nature de la force vitale et on ne saurait lui reconnaître aucune spontanéité pas plus qu'aux autres forces naturelles. Quant aux exceptions, nous savons également qu'elles n'existent pas, et qu'elles ne peuvent être que la marque de notre ignorance. Un phénomène est toujours identique à lui-même dans les mêmes circonstances. Quand nous voyons le phénomène se présenter avec des apparences différentes, nous devons en conclure nécessairement que les circonstances ne sont pas les mêmes.

Quoique notre esprit ne puisse pas comprendre en soi le rapport de causalité qui existe entre les phénomènes et la matière, la science exige que nous admettions la nécessité d'un déterminisme dans cette causalité. Autrement, je le répète, c'est la négation pure et simple de la science. Les médecins qui croient à l'exception comme à une réalité absolue et qui admettent que la force vitale peut modifier les rapports de causalité entre la matière et les phénomènes vivants se tiennent complètement en dehors de la science et de la méthode expérimentale par conséquent. Ces idées éloignent donc de l'étude de la nature et cette forme de négation de la science engendre généralement le mysticisme, la croyance au surnaturel. La médecine devient alors une sorte de religion qui a une tradition et qui se perpétue d'âge en âge. C'est ainsi que la comprend encore aujourd'hui le vulgaire.

Il y a d'autres médecins qui ne croient pas à la médecine, telle qu'elle est aujourd'hui. Cela se conçoit puisque ce n'est point encore une science. Mais ils n'ont même pas foi dans son avenir. Ce sont des sceptiques particuliers ; ils ne croient ni aux faits, ni aux principes. J'en connais ; ils sont malheureux intellectuellement et moralement. Ce sont des sceptiques qui doutent de tout, même de leur scepticisme.

Enfin, il est une autre classe de médecins qu'on appelle les médecins observateurs. Ceux-là font profession de ne croire que dans les faits et ils en sont les esclaves absolus. La science, pour eux, n'est que dans les faits, dans leur dénombrement et dans les moyennes qu'ils en tirent. Je ne conteste pas qu'une Semblable méthode puisse conduire à de bons résultats, quand il s'agit de faits très simples, identiques entre eux et facilement comparables. Mais quand il s'agit de faits aussi complexes que ceux que nous offrent la physiologie et la médecine, il faut marcher dans une semblable voie avec la plus grande circonspection. D'abord les moyennes sont absurdes en médecine et en physiologie. Je Suppose que vous disiez que dans la fièvre typhoïde, la diarrhée existe 90 fois Sur 100 ; cela ne prouve rien pour expliquer pourquoi la diarrhée n'a pas existé dans ces 10 cas. De même, on prend des jeunes animaux et des vieux ; on dit ce qu'ils respirent en moyenne ; cela ne prouve rien parce que ce ne sont pas des cas comparables. Les moyennes ne sont que des compensations d'erreur venant de l'expérimentateur quand il s'agit d'une expérience bien déterminée ; mais il n'y a pas de moyennes dans la nature. Tout est relatif aux conditions, mais par cela même tout est absolu. La statistique ne pourra donc jamais s'appliquer convenablement à la détermination des lois qui régissent les phénomènes physiologiques et pathologiques, à cause de l'impossibilité de comparer les faits [1]. Il faudrait faire avant tout comme quand on veut additionner des fractions diverses ; il faudrait les réduire au même dénominateur. Il faudrait donc ramener tous les phénomènes à leurs mêmes conditions élémentaires qui seraient la véritable chose à comparer.

Quand on s'abandonne ainsi aux faits bruts et qu'on manque absolument de théorie, on manque par cela même de critérium et c'est par cela même aussi la négation de la Science expérimentale, ce qui veut dire négation de la science en général. De ce que ceux qui croient trop à la théorie sont dans le faux, il ne faut pas croire être dans le vrai par cela qu'on fait profession d'absence de théorie. La science n'est dans aucun de ces deux extrêmes ; elle est dans l'union des deux. Je dirai même que la science est représentée uniquement par la théorie autant que celle-ci est l'expression idéale des faits. Or, la théorie n'est l'expression des faits qu'autant qu'on la critique incessamment par eux à l'aide du raisonnement et de l'expérimentation. Donc, si les faits bien observés constituent les matériaux de la science, le raisonnement et l'expérimentation sont l'esprit qui vivifie ces faits et les met en œuvre pour en déduire les lois scientifiques. Sans l'hypothèse et la théorie qui sont les flambeaux qui dirigent l'homme, on n'expérimente pas et on reste dans un obscur empirisme.

En effet, si l'on se borne à rassembler les faits aussi exactement que possible pour les rapprocher dans des tables de présence ou d'absence, comme le veut Bacon, on tombe à chaque instant dans des coïncidences. Je me rappelle qu'étant interne, il se présenta pendant l'année cinq cas de fracture de clavicule qui furent toutes placées par hasard dans le lit n° 17. Sans doute personne ne crût à un rapport entre le n° 17 et les fractures de clavicule, parce que

---

1 Royer-Collard disait : « Je ne hais rien tant qu'un fait.» C'était dans ce sens qu'il l'entendait. un fait brutal sans signification et sans théorie pour l'éclairer. (Note de Claude Bernard.)

là l'effet du hasard était trop manifeste. Mais quand il s'agit de faits obscurs dans leur cause, des coïncidences dues au hasard peuvent alors parfaitement nous tromper. Pour éviter cette cause d'erreur si fréquente, il faut raisonner pour ne pas conclure : *post hoc, ergo propter hoc* ; il faut faire ce que j'ai déjà indiqué sous le nom de contre-épreuve.

C'est là tout le secret de la médecine expérimentale et je désire à ce sujet entrer dans quelques détails et signaler un exemple qui fasse bien comprendre ma pensée. Je choisirai à dessein l'exemple du traitement de la pneumonie par la saignée, parce que l'expérience de ce traitement a été instituée dans le sens général suivant lequel nous concevons l'expérience en médecine. Cet exemple me paraît très propre à démontrer que l'observation seule ne peut suffire en médecine, pas plus que dans les autres sciences. Sans aucun doute, il faut d'abord avoir des observations et de bonnes observations de malades ; Sans cela on ne peut rien faire. Mais, si l'on se contente de réunir et d'accumuler des observations sans raisonner expérimentalement sur elles, on ne peut arriver à rien.

Un médecin, avons-nous dit, qui fait un traitement actif, expérimente en réalité ; un médecin qui saigne dans la pneumonie ne fait donc rien autre chose que de faire des expériences. Je suppose - et cela a eu lieu - que l'on recueille des faits de pneumonies traités par la saignée dans le service ou dans la clientèle d'un médecin praticien qui saigne les malades atteints de cette affection, on pourra arriver à recueillir un nombre plus ou moins grand de pneumonies guéries. Des médecins ont cru pouvoir conclure de là que la saignée guérissait la pneumonie, et ils ont pu certainement accumuler en faveur de leur opinion un très grand nombre de faits pour prouver que leur démonstration était plus claire. Or, je pense que cela ne prouve rien. Eût-on cité un seul cas, en eût-on accumulé cent, cela ne peut pas prouver davantage, parce que la conclusion repose sur des observations qui peuvent nous offrir de simples coïncidences ; ce n'est que par la contre-épreuve que nous pouvons nous assurer qu'il en est autrement.

En effet, pour prouver que la saignée guérit la pneumonie, il ne suffit pas de montrer que les malades atteints de pneumonie et saignés guérissent ; mais il faut encore établir que les malades atteints de pneumonie et non saignés ne guérissent pas. Pour cela, il faut nécessairement avoir un certain nombre de malades atteints de pneumonie aussi comparables que possible par l'âge, la nature de la maladie, etc., dont une moitié ait été traitée par la saignée et l'autre moitié par rien, c'est-à-dire par l'expectation. On a ainsi les éléments d'un raisonnement expérimental, parce qu'à côté des cas traités par la saignée, on a fait apparaître d'autres cas non saignés qui constituent une véritable contre-épreuve ou expérience contradictoire. En effet, sur l'expérience des premiers cas de malades saignés et guéris, le médecin a bien pu établir sa conclusion sur la valeur de ce traitement et dire . la saignée guérit la pneumonie, mais cela peut être une simple coïncidence ; pour le savoir il faut faire une contre-épreuve qui consiste à faire apparaître des cas de malades non Saignés, c'est-à-dire des expériences par lesquelles sera vérifiée la conclusion sur la valeur du traitement que l'on avait faite préalablement.

En médecine comme en physiologie et ainsi que dans les autres sciences expérimentales, nous devons donc appliquer la méthode expérimentale et contrôler l'observation par une expérience ou une contre-épreuve.

Mais comment, dira-t-on, faire cette contre-épreuve et cette expérience ? Pour ne pas sortir du cas que j'ai choisi comme exemple, je dis que le médecin qui a pris des observations de malades atteints de pneumonie et guéris après avoir été saignés, s'il veut conclure de là que la saignée guérit la pneumonie, il devra absolument prouver que d'autres pneumoniques identiques autant que possible à ceux qu'il a observés ne guérissent pas quand ils ne sont pas saignés. Pour cela il n'est pas nécessaire que le même médecin qui a saigné les malades en traite un même nombre autrement. Il suffit à l'observateur de recueillir comparativement des cas dans la pratique des médecins qui font de *l'expectation, et il y en* a partout. Cela pourra même se rencontrer, comme je l'ai dit, dans le même local, parce qu'on voit souvent des médecins traitant différemment se partager le service d'une même salle d'hôpital.

Maintenant, que ce Soit un seul médecin expérimentateur qui ait recueilli les deux cas comparatifs ou que ce soit deux médecins distincts, peu importe. La contre-épreuve est faite dès qu'on compare un premier cas avec un second qu'on choisit de nature à contrôler le raisonnement que l'on avait établi sur le premier.

Or donc, il est arrivé que des médecins qui s'étaient basés sur la seule observation avaient été amenés à admettre que la saignée guérit la pneumonie. Si des médecins, acceptant le *post hoc, ergo propter hoc,* acceptèrent et trouvèrent suffisante la démonstration, -d'autres médecins, doués de l'esprit expérimental, doutèrent et sentirent le besoin de l'expérience comparative. Les résultats n'ont pas été favorables aux observateurs purs et on a trouvé que les pneumonies non saignées guérissent aussi bien que les autres.

Dans cet état de choses, l'Académie de Médecine [1] a mis au concours la question suivante : *Déterminer la valeur de la saignée dans le traitement de la pneumonie.* Mardi dernier, dans sa séance générale, l'Académie a décerné le prix à de très bons travaux sur cette question, qui concluaient, d'après l'examen d'un grand nombre de faits comparatifs, que l'influence de la saignée sur la guérison de la pneumonie est nulle et que ce mode de traitement entraîne une plus longue convalescence chez les malades. Je dois ajouter que ces faits étaient déjà proclamés par Magendie quand j'étais à l'Hôtel-Dieu avec lui en 1839. Magendie faisait de la médecine expectante et il avait remarqué que les pneumonies saignées guérissaient moins vite que celles qui étaient dans son service et qui n'étaient traitées que par les soins hygiéniques que prescrit l'expectation.

Des médecins objecteront sans doute qu'il y a des effets évidents et immédiats de la bonne influence de la saignée chez les malades atteints de pneumonie. Il est vrai que souvent la saignée diminue les angoisses de la dyspnée et soulage momentanément, mais la pneumonie ne guérit pas pour cela. Il ne faut donc pas confondre le soulagement momentané des malades avec la guérison des maladies.

Rien n'est plus difficile en effet que de constater l'effet d'un médicament dans une maladie, parce que toutes les fois qu'on introduit une modification dans l'organisme, l'état pathologique se trouve souvent heureusement modifié. Lugol a cité à ce sujet une observation intéressante. Chez un diabète intense, il essaye successivement une série de remèdes : l'iode, le fer, les douches, les purgatifs, etc. Il remarquait qu'au début tous ces médicaments produisaient une amélioration qui durait plus ou moins longtemps pour laisser ensuite les phénomènes reparaître comme avant. On

1 Rapport de BECLARD, 1862.

m'a cité des cas dans lesquels l'introduction d'un cathéter dans la vessie guérissait des douleurs de vessie pour plusieurs jours, de même que l'électrisation de l'utérus fait cesser les douleurs pour quelques jours. Cependant dans aucun cas les malades ne sont guéris.

Je pourrais citer beaucoup d'autres exemples plus *complexes où les* coïncidences, c'est-à-dire le *post hoc, ergo propter hoc* introduit constamment dans les plus grandes erreurs, mais je me bornerai à ceux qui précèdent et que j'ai d'ailleurs longuement développés. Ils suffiront, je pense, pour prouver que la méthode expérimentale avec toute sa rigueur est toujours applicable à la médecine. Cela ne saurait avoir rien d'étonnant puisque nous avons dit que la méthode expérimentale ne consiste pas dans l'usage indispensable de certains procédés d'expérimentation, mais dans l'emploi d'un certain procédé intellectuel ou plutôt d'un mode de raisonnement appliqué aux faits pour en faire sortir la vérité.

En résumé, on voit donc qu'on peut errer dans le raisonnement expérimental par excès de confiance dans les théories et par excès de confiance dans les faits. Il y a toujours en sciences deux questions : la question de *fait* et la question de *théorie ou de loi* (comme en droit). Il faut d'abord établir avec le plus grand soin la question de fait, puisque c'est sur le fait que doit reposer la théorie. Quant à la théorie, on doit, pour la construire, apporter toutes les qualités d'un esprit pénétré des principes scientifiques les plus solides. Les théories, par elles-mêmes, ne disent rien si elles ne sont pas soutenues par les faits ; les faits par eux-mêmes ne signifient rien s'ils ne sont pas éclairés par le raisonnement et la théorie. La méthode expérimentale n'est que la pondération de ces deux éléments dans le raisonnement.

Toute science ne saurait se constituer autrement. La médecine ne saurait échapper à cette loi commune ; seulement le raisonnement expérimental offre ici encore plus de difficultés à cause de la complexité des phénomènes morbides.

Mais, après avoir vu les écueils qui sont propres au raisonnement expérimental sur les faits, c'est-à-dire à l'hypothèse, l'induction et à la théorie, il nous reste à examiner ceux qui sont particulièrement relatifs aux difficultés inhérentes à la manière d'observer les faits avec les qualités d'exactitude requises. Ce sont les difficultés propres à l'observation et à l'expérimentation.

L'observation et l'expérience sur les êtres vivants offrent des difficultés en rapport avec la complexité des phénomènes vivants ; l'un et l'autre exigent l'emploi d'instruments souvent délicats ou compliqués ; l'observation au microscope est devenue en quelque sorte une branche des sciences biologiques. Les instruments dont l'expérimentateur ou le vivisecteur fait usage sont extrêmement variés suivant les phénomènes qu'il étudie.

J'ai développé toutes ces questions avec détail dans mon traité de physiologie opératoire. Je ne rappellerai ici que les principaux écueils que rencontrent l'observation et l'expérimentation, spécialement à cause de la complexité et de la difficulté d'obtenir toujours des conditions identiques.

En effet si, quand il s'agit d'un phénomène de la nature brute, on n'a à tenir compte que des conditions cosmiques extérieures au corps et si dès lors, avec un thermomètre, un baromètre, on peut se mettre dans des conditions identiques, il n'en est plus de même quand il s'agit d'un être vivant. Il faut non seulement tenir compte des conditions qui lui sont extérieures, mais surtout de celles qui lui sont intrinsèques et qui sont données par l'étude du milieu propre à l'animal ou à l'être vivant ; c'est le sang principalement qui constitue ce milieu chez les animaux élevés. Ce milieu, et par suite les propriétés des parties vivantes, varie suivant la nature de l'animal et suivant une foule de conditions acquises par l'âge, la nourriture, etc. Il faut donc nécessairement quand on veut avoir des observations ou des expériences comparables tenir compte de toutes ces conditions complexes, et c'est précisément en cela que réside la difficulté de l'expérimentation physiologique.

Je ne m'étendrai pas ici sur les différences que présentent les animaux suivant leur espèce. Je reviendrai sur ce sujet plus loin en examinant dans quelles limites on peut légitimement conclure des animaux à l'homme. Je dirai seulement ici d'une manière générale que l'échelle zoologique ne représente pas d'une manière absolue l'échelle physiologique.

Mais, outre ces différences qu'on doit s'attendre à rencontrer entre individus d'espèces différentes, il existe également des différences entre individus de même espèce. Ces différences peuvent tenir à des influences héréditairement transmises et appartenant à la race. D'autres fois enfin, dans la même race, on trouve parfois des différences individuelles originelles qui prennent alors le nom d'idio*syncrasie ou* de prédisposition. C'est dans la. détermination exacte des conditions de ces différences individuelles que réside la science médicale. Bien que ces différences ne soient que des différences de degrés et non de nature, elles ont cependant en pratique des résultats aussi différents que si c'était des choses de nature différente, puisqu'une substance qui tue un animal ne tue pas l'autre ; une substance qui excite un nerf n'excite pas l'autre. Que veut-on de plus différent ? Il y a une école philosophique qui est un écho de l'École des Philosophes de la nature allemands, qui veut que tout Soit dans tout ; le grand sympathique et la moelle épinière sont la même chose ; le sue pancréatique, le foie n'ont rien de spécial en un mot. Rien n'est spécial, tout est général ; une feuille, c'est une fleur, et vice versa : sans doute il y a du vrai philosophiquement mais pratiquement c'est faux. C'est une *uniformisation* qu'on prend pour une généralisation. Si en théorie on conçoit que tout puisse provenir d'une transformation de choses primitivement identiques, en pratique les différences de *degré* qui se montrent sont des différences qu'on ne saurait effacer impunément. Peut-être peut-on les modifier dans certaines limites, mais il faut compter avec ces différences. Donc, la généralisation, c'est de connaître la loi de ces variations. C'est là aussi la question des espèces. C'est une suite de différenciations ; c'est là un chapitre très important. Toujours mes discussions ont porté sur cela. J'ai voulu dans mes expériences un déterminisme absolu (exemple : pancréas, foie). On est venu aussitôt non pas nier le lait, mais on a voulu l'étendre à d'autres, détruire la spécialité, la localisation que j'avais voulu établir. Or, la tendance prétendue philosophique de ceux qui font ces négations est mauvaise et s'ils me reprochent de ne pas être philosophique, c'est parce que je sais la fausseté de ces vues au point de vue pratique et je me crois plus philosophe qu'eux.

La science est dans le déterminisme et plus ce déterminisme est précis, plus la science est pratique et vraie ; le déterminisme vague et philosophique n'a aucune portée pratique.

On comprend que là [1] se trouve un écueil considérable qui introduit constamment des variations dans les observations et les expériences et les empêche d'être comparables. Il faudrait pouvoir reconnaître ces différences physiologiques individuelles à quelques caractères extérieurs. Chez l'homme, ce qu'on appelle les tempéraments exprime des différences de cet ordre, mais qui sont encore peu connues. En résumé, il est donc impossible d'avoir deux vivants absolument identiques, voire dans la même espèce, voire même les deux frères, En effet, si ces deux individus présentaient une identité parfaite, ils ne seraient pas distincts et leur individualité disparaîtrait.

L'individualité est donc une cause forcée de dissemblance native. C'est là une différence capitale entre la nature vivante et la nature brute. Il faut ajouter que cette individualité se prononce d'autant plus que l'être est plus élevé en général ; c'est toujours une suite de la loi de la différenciation qui se continue à mesure que l'organisme s'éloigne de son point d'origine.

Mais comment reconnaître la loi au milieu de ces variétés ? Car il doit y avoir une loi de ces variétés elles-mêmes.

La première chose qu'il faut savoir, c'est que, dans les mêmes espèces (peut-être même au delà), jamais ces différences individuelles ne constituent des différences de nature mais seulement des différences de degré de phénomènes de même nature. Je montrerai en effet que si ces différences pouvaient constituer des différences de nature, la science serait impossible. C'est comme les différences d'une gamme d'un même instrument qui ne diffèrent que par le nombre de vibrations, bien que ce soit un corps de même nature qui vibre. Pour trouver la loi, il s'agit de trouver le ton de l'animal que l'on observe ou que l'on expérimente, c'est-à-dire le degré d'excitabilité ou de sensibilité de ses éléments, d'où résulte un ensemble individuel d'une tonalité distincte dans le concert de l'espèce ou de la classe.

À côté de ces dispositions individuelles natives physiologiques, se placent les dispositions individuelles natives pathologiques, c'est-à-dire les influences héréditaires morbides. C'est là un des chapitres les plus obscurs de la physiologie et de la médecine. Tout porte à penser cependant que l'état des êtres procréateurs, au moment

1 Dans l'idiosyncrasie.

de la procréation de l'être nouveau, exerce une grande influence. Tels sont les cas des individus alcoolisés qui procréent pendant cet état. Ce sont là des influences qu'il faut invoquer pour expliquer la formation des races maudites et les diverses dégénérescences de notre espèce. Il y aurait à faire à ce sujet des remarques sur l'hygiène en rapport avec la procréation qui pourraient en même temps moraliser l'individu et améliorer l'espèce.

Pour en revenir à notre sujet, comment reconnaîtra-t-on le degré d'individualité organique de chaque être de la même espèce ? Dans l'état actuel de la science, cela est fort difficile. Cependant le système nerveux et, parmi les phénomènes du système nerveux, le degré de sensibilité [1], pourrait servir de mesure pour un grand nombre de phénomènes intérieurs, mais il est probable qu'il faudrait encore un autre caractère tiré des muscles et peut-être aussi des liquides organiques [2]. C'est un sujet d'étude entièrement neuf.

Mais ce qu'il importe particulièrement au physiologiste et au médecin de savoir, c'est que ces dispositions natives physiologiques ou pathologiques peuvent être influencées par certains états déterminés de l'organisme, tels que l'abstinence, la digestion, l'usage de certaines substances actives et par les états pathologiques. Ajoutons que la taille, l'âge, le sexe peuvent encore apporter des différences.

Relativement à l'influence de la digestion et de l'abstinence, on peut dire relativement aux systèmes nerveux, musculaire, etc., que toutes les facultés sont plus exaltées pendant la digestion et qu'elles se dépriment dans l'abstinence. Pour ce qui regarde les liquides organiques, il y en a un, l'urine, qui a été appelé la lessive du corps, qui est susceptible de changer beaucoup dans ces états. J'ai vu autrefois que si l'urine varie chez les herbivores et les carnivores, cela dépend uniquement des substances introduites dans le sang par la digestion. Car, en mettant tous les animaux à une alimentation identique, c'est-à-dire à jeun, les urines deviennent identiques chez les chiens et chez les lapins. Cependant les urines de ces animaux doivent présenter quelques différences qui représentent alors les

1 C'est une espèce d'orgasme ; mettre cela en rapport avec l'influence sur les nerfs vaso-moteurs. (Note de Claude Bernard.)
2 La sensibilité des nerfs n'indique pas celle des muscles, exemple : crapaud, son empoisonnement par le curare et autres agents musculaires. (Note de Claude Bernard.)

différences du sang lui-même (à voir).

Quand les animaux sont mis à jeun, leurs propriétés nerveuses diminuent d'intensité, mais leurs liquides finissent aussi par se modifier quand ils deviennent languissants ; par exemple, des animaux sont pris d'inflammation après destruction du sympathique. Les parasites se développent plus facilement chez ces animaux, non seulement quand ils sont dans leur milieu naturel, peau, intestin, mais quand on les met dans le Sang (exemple : injection d'œufs d'ascarides dans les veines par Vella). Alors les animaux affaiblis et languissants deviennent plus facilement empoisonnables par des poisons qui altèrent les liquides et moins facilement empoisonnables par ceux qui agissent sur le système nerveux.

Nous pourrions parler également de la respiration, qui agit à peu près de même ; en effet, les conditions d'asphyxie arrêtent la digestion et amènent par suite les mêmes conséquences.

La nutrition est une fonction dont chaque phénomène varie à chaque instant. On ne peut espérer connaître que les limites de ces variations. J'ai montré que le sang varie en traversant chaque organe suivant l'état de repos ou l'état fonctionnel. Le système nerveux permet d'obtenir ces deux états à volonté et d'étudier le sang dans ces deux conditions [1].

L'usage de certaines substances actives établit une tolérance, un mithridatisme ; cela se voit même pour les substances alimentaires. Le vin est supporté par un individu qui en a l'habitude [2] (exemple : de l'électricité chez les poissons, de Dubois et torpille de Moreau) le sel n'excite pas les nerfs des poissons marins. On supporte l'opium le crapaud supporte son venin, comme une muqueuse finit par supporter un corps étranger. Un animal alcoolisé supporte la strychnine, Je crois qu'on ne se mithridatiserait pas pour tout, pas pour la strychnine par exemple. Le curare abat les effets de la strychnine et lui permet de s'éliminer ; c'est là le mécanisme de la guérison.

Les états pathologiques, qui sont des espèces d'empoisonnements, modifient parfois considérablement l'organisme ; ainsi les <u>tétaniques, les e</u>nragés ne sont pas empoisonnés par des poisons

1 Passer en revue toutes les causes. (Note de Claude Bernard.)
2 Écrire à Kühn (Note de Claude Bernard)

violents (acide prussique, curare). Il est possible que deux poisons ne puissent pas agir en même temps sur le même système nerveux. Dans certains états près de l'agonie, les individus ne sont plus susceptibles de réactions ; ils peuvent avoir impunément des perforations intestinales sans péritonite ni douleur (la section du sympathique ne fait plus rien dans les effets calorifiques chez ces animaux près de mourir ; étudier ces cas). On voit alors des hydropisies se supprimer, des douleurs disparaître ; aussi les malades disent-ils qu'ils se trouvent mieux et ils croient qu'ils vont guérir ; l'explication physiologique de ces phénomènes peut être donnée. Car il faut bien croire que dans toutes ces variétés infinies de phénomènes, il y a toujours un mécanisme qui suit sa loi, qu'il y a en un mot un déterminisme, car, sans cela, pas de science. La science ne saurait consister dans l'indéterminisme.

La taille de l'animal a une influence ; l'évaluation par poids d'animal est fausse ; ce serait peut-être vrai par poids égal de sang.

L'âge et l'état de larves apportent de grandes différences.

En physiologie, tout gît dans la détermination exacte des conditions *physiologiques* des phénomènes. J'ai particulièrement insisté sur ce point pour prouver que les expériences physiologiques peuvent être identiques dans des conditions identiques. On voit cependant la quantité de choses dont il faut tenir compte pour faire des expériences et des observations identiques. Mais on peut dire avec beaucoup de certitude que, malgré toutes les précautions qu'on pourra prendre, il y aura toujours des conditions inconnues qui nous échapperont. Aussi ne peut-on réellement se tirer de ce dédale qu'au moyen des expériences comparatives qui nous permettant de prendre tout le reste en bloc, moins la chose que nous voulons étudier, nous garent contre des causes d'erreur, même inconnues. Mais pour que cette expérience soit comparative, pour l'être réellement, il faut qu'elle soit faite, non seulement sur un animal de même espèce et dans les mêmes conditions, mais il faut aussi qu'elle soit faite dans le même temps. Pour les animaux à sang froid, les conditions de saisons sont très influentes, mais pour les animaux à sang chaud, il y a aussi de ces conditions climatériques évidentes. Je me rappelle toujours avoir vu à l'hôpital Saint-Antoine douze fièvres typhoïdes dans la salle des femmes, arrivées au printemps et toutes traitées et guéries ; seize autres sont venues à l'automne dans la même salle des femmes, toutes sont mortes et traitées par le même médecin. Rien cependant d'apparent n'indiquait une différence réelle, même sexe, même maladie, en apparence gravité identique ; cependant il y avait une différence réelle. C'est ce que les anciens médecins ont bien connu ; ils avaient des maladies des diverses saisons, et c'est ce que rapporte Sydenham relativement aux variétés que les maladies présentent dans les épidémies - le *génie épidémique*.

On peut même dire que le même animal ne se ressemble pas à deux instants consécutifs ; c'est pourquoi il faut faire, quand on le peut, ces expériences comparatives sur le même animal.

La grande mobilité des phénomènes dans un être vivant doit nous montrer que l'exactitude ne saurait consister à mesurer exactement chaque phénomène. Ce fanatisme de l'exactitude devient de l'inexactitude en biologie. Il faut surtout connaître les limites des variations possibles et les rapports fonctionnels qui peuvent en être modifiés ou troublés.

Mais ce n'est point encore tout. À côté de ces causes d'erreur si nombreuses qui se rencontrent dans l'organisme, il en est qui peuvent se rencontrer dans l'instrument qu'on emploie ; il faut donc toujours se tenir sur ses gardes comme un homme qui marche entouré d'ennemis, qui sont les causes d'erreur et quant à celles qui sont dans les instruments, elles sont quelquefois si insignifiantes que jamais on ne les imaginerait si l'expérience ne les apprenait pas. Je vais raconter ce qui m'est arrivé dans deux cas.

Autrefois, voulant connaître l'influence de l'éther sur les sécrétions intestinales, je fis sur des lapins à l'aide d'une seringue et d'une sonde l'injection de deux ou trois centimètres cubes de cette substance dans l'estomac. Je reconnus que la sécrétion pancréatique était une de celles qui était le plus manifestement provoquée et exagérée par l'introduction de l'éther dans l'intestin. Mais ce qui me surprit fort, c'est que constamment des chylifères nombreux, remplir d'une chyle blanc laiteux, se montraient à la suite de cette injection d'éther. Ce fait paraissait d'autant plus singulier que le suc pancréatique, ainsi que nous le savons, est le sue qui agit pendant la digestion pour faire apparaître les chylifères gorgés du fluide blanc auquel on donne le nom de chyle. On admet généralement que le chyle blanc ne doit sa couleur qu'à une émulsion graisseuse. Mais cependant on avait soutenu autrefois que le chyle était une sécrétion des lymphatiques ou des ganglions lymphatiques de l'intestin. Or, cette expérience semblait être favorable à cette opinion ancienne ; car, chez des lapins nourris d'herbes où il n'y a pas sensiblement de graisse, j'avais vu les chylifères très blancs. Je répétai l'expérience Sur des chiens parfaitement à jeun et je vis que l'injection d'éther dans l'intestin faisait toujours apparaître très rapidement des vaisseaux chylifères remplis de chyle blanc, de sorte qu'il n'y avait pas moyen de rapporter l'apparition des chylifères aux matières alimentaires. Je répétai bien longtemps les expériences toujours avec les mêmes résultats et je fis un grand nombre d'essais pour en chercher l'explication.

Je pensai d'abord que c'était le suc pancréatique qui en coulant dans l'intestin des chiens à jeun dissolvait quelques traces graisseuses restées sur l'épithélium et qui rentraient dans les vaisseaux chylifères. Pour vérifier si cette idée était juste, je liai le conduit pancréatique supérieur, puis je plaçai un tube sur le conduit pancréatique inférieur, afin qu'aucune trace de sue pancréatique ne pût couler dans l'intestin. Alors je fis l'injection de l'éther dans l'estomac et je vis que l'écoulement de sue pancréatique au dehors était provoquée ou accélérée par l'action intérieure de l'éther. Mais, en faisant alors l'ouverture des animaux, je constatai que les intestins présentaient des vaisseaux chylifères remplis de chyle blanc, de même que quand le sue pancréatique, au lieu de se déverser au dehors, coulait dans l'intestin. Ce n'était donc pas le suc pancréatique qui intervenait dans la formation du liquide blanc qui remplissait les chylifères. Mais comment l'éther pouvait-il, étant seul dans l'intestin ? (sic). A force de chercher l'idée finit par me venir que peut-être l'éther empruntait de la graisse au piston de ma seringue pour la porter, après l'avoir dissoute, dans l'intestin. Pour vérifier mon hypothèse, je supprimai la seringue et je me servis d'une pipette en verre dans laquelle je soufflais de l'éther dans la sonde de gomme élastique. Je trouvai encore des chylifères blancs, mais à peine quelques traces seulement. J'eus la pensée que l'éther pouvait encore dissoudre un peu de graisse à la sonde ; c'est en effet ce qui avait lieu ; car, après avoir supprimé la sonde, dite de gomme élastique, faite avec de l'huile siccative, et l'avoir remplacée par une sonde en plomb, je n'eus jamais plus de vaisseaux chylifères visibles en injectant de l'éther dans l'intestin, après avoir lié ou non les conduits pancréatiques.

On voit donc que la cause d'erreur était dans ma seringue et ma sonde. Tout alors s'expliquait : les chylifères étaient produits par l'émulsion et l'absorption de la graisse dissoute par l'éther. L'éther paraissait donc être un moyen de faire pénétrer rapidement la graisse dans les vaisseaux chylifères. C'est cri effet ce qui est résulté de toutes ces recherches. J'ai vu qu'il suffisait de dissoudre un peu de graisse dans l'éther, puis de l'injecter dans l'intestin chez les animaux à jeun ; l'excitation produite par l'éther et l'état de dissolution sans doute dans lequel se trouve la graisse, sont des conditions très bonnes pour une rapide absorption et, quelques instants après, on avait des vaisseaux chylifères très visibles. C'est un moyen dont je me suis souvent servi comme démonstration dans mes cours.

3° Écueils

dans l'application de l'anatomie, de la physiologie, de la chimie, de la physique, etc., à la médecine expérimentale.

Je n'insisterai pas davantage sur les causes d'erreur qui peuvent se rencontrer dans les instruments d'observation et d'expérimentation. Je n'ai donné les exemples précédents que pour montrer combien ces causes d'erreur peuvent être souvent imprévues et même invraisemblables. On trouvera dans mon traité de physiologie opératoire les causes d'erreur de ce genre signalées avec détails à propos de chaque opération ou de chaque expérience dans lesquelles on peut les rencontrer.

La biologie est la plus complexe de toutes les sciences et par cela même elle doit appeler à son secours toutes les autres sciences capables de l'éclairer. Les conditions des phénomènes de la vie se rencontrent, ainsi que je l'ai dit ailleurs, à la fois dans l'organisme et dans le milieu extérieur. Le biologue doit donc connaître l'organisme de l'être vivant, c'est-à-dire l'anatomie et en même temps le milieu extérieur, c'est-à-dire déterminer l'influence des agents physico-chimiques et les notions de physique et de chimie nécessaires pour expliquer ces influences. Examinons ces diverses sources où le biologue doit puiser ses explications des phénomènes vivants et voyous les écueils dans lesquels il peut tomber à propos de chacune de ces sources.

L'anatomie est certainement la pierre angulaire de la physiologie et de la médecine ; mais, malgré son importance, elle ne saurait suffire pour l'explication des phénomènes des êtres vivants. Pendant longtemps cependant on a pu croire que la vie était une force générale appliquée à l'organisme et que l'anatomie n'avait rien à expliquer. On pouvait supposer que la force vitale pouvait faire agir normalement des organes matériellement altérés. Mais à ces vues vitalistes ont succédé des vues d'après lesquelles on a admis que l'anatomie pouvait donner toutes les solutions et il y avait ce qu'on pourrait appeler l'induction ou la déduction anatomique. Haller, qui avait localisé les causes de la vie dans les propriétés des tissus, a formulé nettement cette pensée en disant que la physiologie n'est que l'anatomie animée. Mais il est certain que les fermentations et tous les phénomènes physico-chimiques échappent à cette définition.

Après Haller, Bichat est venu, Il a généralisé ces vues et fondé l'anatomie générale.

D'ailleurs, c'est par une illusion qu'on a pu croire que la forme et la texture des organes pouvait apprendre quelque chose sur les fonctions d'une manière primitive ; toutes les sources de nos connaissances viennent de l'expérience [1]. On avait pris l'habitude de dire que la physiologie se déduisait de l'anatomie et on posait toujours comme question : *anatomie* et *physiologie* de tel organe. C'est là une sorte d'anatomie finaliste ; on déduit la fonction de l'anatomie. Les idées de Darwin sont inverses ; il déduit l'anatomie de la fonction. La cause prochaine est la condition d'existence d'un phénomène ; la cause finale est le but intentionnel que nous supposons. A ce point de vue la cause finale doit être supprimée, ainsi que nous l'avons vu ailleurs. En effet, il y a harmonie préétablie entre les phénomènes, mais non harmonie prévue. L'harmonie est maintenue par la loi et la loi est déterminée par une incitation initiale *libre,* c'est-à-dire pouvant vouloir les deux cas contraires ; or, l'harmonie se prête à ces deux cas. Comment pourrait-on

---

1 Voir ma leçon d'ouverture, VIe volume. Il s'agit du volume: *Liquides de l'orga*nisme.

comprendre une cause finale en physiologie ? Ainsi on peut dire : le sucre de la betterave est fait pour nourrir l'homme. C'est un fait qu'on ne peut contester que l'homme se nourrit du sucre de la betterave. Mais le physiologiste dira : le sucre est fait pour faire fleurir et fructifier la plante. Le mouton est fait pour nourrir le lion ; le physiologiste dira : le mouton est fait pour perpétuer son espèce. On dira : la laine est faite pour habiller l'homme ; le physiologiste dira : non. Qu'est-ce que l'on peut dire sur tout cela ? On dira : les crins sont faits pour faire des brosses, etc. Il y a donc là deux harmonies, l'une, intrinsèque, individuelle, égoïste ; l'autre, extérieure, de sacrifice. Celle-ci ne profite pas à l'individu, car les carnivores détruisent les herbivores, par exemple, mais, s'ils ne les détruisaient pas, ils périraient tous de faim. De sorte que la destruction est nécessaire à la conservation, comme la mort est nécessaire à la vie.

Aujourd'hui, il faut renoncer à cette forme [1], parce qu'il ne suffit pas de détruire un organe pour savoir à quoi il sert et, d'un autre côté, un organe peut servir à plusieurs fonctions et il y a des choses que ni la forme, ni l'aspect des organes ne peut apprendre (exemple : le foie et la fonction du sucre). L'anatomie ne saurait en rien non plus expliquer-le développement de l'œuf et la formation de l'organisme. Enfin on doit donc faire comme le physicien : étudier le phénomène et ensuite l'expliquer de manière à subordonner l'anatomie au phénomène et non le phénomène à l'anatomie. Ce que je viens de dire de l'anatomie s'applique aussi bien à l'anatomie générale (histologie) qu'à l'anatomie grossière. Néanmoins je ne veux pas nier que l'anatomie doit servir de base aux explications physiologiques. Je pense même qu'il faut chercher le rapport qu'il y a entre l'organe et la fonction normale ou pathologique qu'il exprime. Mais je dis qu'il faut subordonner l'anatomie au phénomène physiologique et ne pas faire, comme les anatomistes l'ont toujours fait, subordonner le phénomène à l'anatomie.

Un autre grand écueil dans lequel les anatomistes, et particulièrement les anatomistes humains, Sont tombés à mon sens, c'est d'étudier l'anatomie sur des cadavres morts de maladies et non sur des individus morts en plein état de santé. Il est clair

---

1 Association de l'anatomie et de la physiologie dans l'étude d'un organe.

que, même en admettant que l'anatomie explique tout, quand on connaîtrait complètement l'anatomie d'un individu mort, on aurait un organisme incapable de vivre et conséquemment impropre à expliquer la vie. C'est donc le cadavre d'un individu sain qu'il faut étudier et c'est sur lui qu'il faut s'appuyer pour expliquer la vie. En effet, chez le cadavre mort de maladie [1], il y a presque toujours certaines parties anatomiques qui ont disparu : ainsi les épithéliums intestinaux et sur d'autres muqueuses sans doute. Je sais bien que les muscles, les os, les vaisseaux sont restés fixes comme charpente. Mais c'est comme si l'on étudiait l'anatomie d'un arbre en étudiant la tige et les branches sans les bourgeons et les feuilles. Ce sont ces bourgeons organiques animaux qui entretiennent réellement la vie et ce sont eux dont les anatomistes ne tiennent pas compte. D'ailleurs l'anatomie varie aussi suivant les âges, les sexes. (Exemples : animalcules spermatiques ; les mues ; la membrane muqueuse utérine chez les jeunes et chez les vieilles femmes ; la chute des villosités pendant la maladie.)

L'anatomie comprend également les produits liquides de l'organisme et les produits contenus dans certaines cellules ; par exemple, la matière glycogène fait partie de l'anatomie des cellules du foie, comme la ptyaline des cellules salivaires ; il y a aussi tous les produits constitués par le tissu conjonctif. Certains organes ne sont que des produits, que des instruments créés par l'organisme ; ainsi les os, les dents, les milieux de l'œil sont des instruments que l'individu conserve toute sa vie et qui ne se renouvellent plus. Il y a seulement un mouvement des liquides qui entretient les produits de l'organe ou de l'instrument.

En un mot, il faut avoir l'*anatomie physiologique,* c'est-à-dire normale en opposition avec l'anatomie *pathologique.* Or, je dis que l'anatomie normale ne peut se faire que sur un individu vivant, où tous les bourgeons organiques, qui peuvent entretenir la vie, existent. Alors seulement on pourra dire que l'anatomie explique le phénomène vital ; mais il faudra aussi faire rentrer les propriétés vitales des tissus dans l'anatomie. C'est la vraie anatomie générale, mais il faut, comme je l'ai dit pour le sang, avoir l'anatomie de l'organe au repos, en fonction et en regard avec toutes les modifications

---

1 Le sang des animaux morts de faim est un poison violent ! (Note de Claude Bernard.)

physiologiques et pathologiques qui peuvent s'y faire remarquer. C'est là une véritable réforme anatomique qu'il conviendrait de faire et dont mon travail sur l'anatomie physiologique du foie donnera un exemple.

Les zoologistes ont créé l'anatomie comparée qui n'est autre chose que l'anatomie animale qu'il fallait faire après avoir vu avec Linné et Buffon les caractères extérieurs. Je n'ai pas à traiter ici la question de savoir si l'anatomie animale doit plutôt être traitée par type à la manière de Perrault, ou de Straus-Durkein ou de Lionnet qu'à la manière de Cuvier par comparaison d'organes dans toute la série. Tout ce que je puis dire, c'est que quand il s'agit d'appliquer ces notions à la physiologie, je pense que l'anatomie de Cuvier peut avoir quelques avantages entre animaux très rapprochés. Mais quand il s'agit d'animaux éloignés, ces comparaisons ne signifient plus rien. Il faut avoir la résultante d'un organisme et non pas des fractions d'organismes comparés. En un mot, je pense que la physiologie comparée n'existe pas ; c'est une partie de la physiologie générale. On ne peut pas en effet la faire sans comparer les objets qu'on veut généraliser.

On a souvent aussi examiné la question de savoir si pour analyser les phénomènes de la vie, il valait mieux étudier les animaux élevés que les animaux inférieurs. On a dit que les animaux inférieurs étaient plus simples ; je ne le pense pas, et d'ailleurs tous les animaux sont aussi complets les uns que les autres. Je pense même que les animaux élevés sont plus simples, parce que la différenciation est poussée plus loin. Exemple : de la séparation de la sensibilité et du mouvement chez les animaux inférieurs.

Mais, ainsi que nous l'avons dit, la vie est un effet de contact entre l'organisme et le monde extérieur qui est le milieu cosmique général. Il y a ensuite des milieux intermédiaires, par exemple le *circulus intestinal* de Bidder et Schmidt et le sang. Par conséquent il faut donc étudier les phénomènes physiques et chimiques de l'organisme.

Pendant longtemps il y a eu lutte entre les vitalistes et les chimiâtres à ce sujet ; les uns prétendent que les phénomènes physico-chimiques sont impossibles dans l'organisme et qu'ils y apportent la mort : Stahl, Bichat, etc. D'autres prétendent que les phénomènes physico-chimiques doivent se passer dans les êtres vivants pour entretenir la vie.

Aujourd'hui la question est jugée et il faut dire que les phénomènes de la vie sont impossibles sans les phénomènes chimiques et qu'il y a un parallélisme constant et mathématique entre l'intensité des phénomènes physico-chimiques de l'organisme et l'intensité des phénomènes vitaux et même psychiques. Il faut se hâter d'ajouter qu'il n'y a que parallélisme et que si les phénomènes vitaux ne peuvent pas s'accomplir sans phénomènes physico-chimiques, les phénomènes physico-chimiques s'accomplissent parfaitement sans les phénomènes vitaux.

Du reste, il y a eu, ainsi que nous le verrons bientôt, envahissement des chimistes, car les fermentations par exemple pourront être réclamées par les physiologistes.

Mais qu'y a-t-il donc de vrai dans l'opinion des, vitalistes que la vie résiste aux phénomènes chimiques et que l'empire de ces phénomènes est l'empire de la mort, au point, comme on le sait, que Bichat a défini la vie, *l'ensemble des fonctions* qui résistent à la mort ? Il y a de vrai que la vie, ce n'est que la mort et que nous sommes constamment plus ou moins sur la pente de la mort par cela même que nous vivons. En diminuant les phénomènes physico-chimiques, on ralentit la vie, on l'éteint (vie latente), c'est-à-dire que nous arrêtons la mort de nos organes.

La vie n'est donc pas possible sans la mort et ce qui nous apparaît comme une manifestation de la vie n'est que la mort de nos organes. Quand tout se passe dans l'harmonie préétablie de l'organisme, c'est la santé ; quand il y a désharmonie, c'est la maladie. La vie est la *création organique ; la* mort est la *destruction organique*. L'apparition des phénomènes chimiques appartient à la destruction organique et se continue après la mort, tandis que les phénomènes de création organique ne se continuent pas après la mort. Ce serait donc une grande erreur que de croire que les phénomènes physico-chimiques qui se passent après la mort n'ont pas lieu pendant la vie. La matière glycogène offre un exemple frappant de ce que j'avance. C'est là une erreur grave de Pavy qui est tombé à ce sujet dans un vitalisme antique et absurde.

Mais quelle que soit l'idée qu'on se fasse du rôle des phénomènes vitaux qui se passent dans les êtres vivants, toujours est-il que ce sont des phénomènes physico-chimiques d'une nature spéciale et qui doivent être étudiés à même l'organisme, comme on pourrait dire.

Une grande erreur consiste à croire que les phénomènes physico-chimiques de l'organisme sont identiques à ceux qui se passent en dehors et d'avoir voulu expliquer ces phénomènes dans le corps par des agents qu'on avait constatés au dehors. C'est dans cette erreur que sont tombés certains chimistes, qui raisonnent du laboratoire à l'organisme, tandis qu'il faut raisonner de l'organisme au laboratoire (erreur de Mialhe).

On pourrait même dire qu'aucun phénomène physico-chimique ne se passe au dedans comme au dehors; il y a toujours un agent chimique organique créé par l'organisme qui répond parallèlement à des actions minérales (exemple : acide chlorhydrique sur fécule : diastase ; action de l'ébullition sur la viande : pepsine ; action des alcalis caustiques sur la graisse : pancréatine). De sorte donc qu'il y a vraiment une chimie organique et il y a beaucoup d'autres phénomènes de cet ordre inconnu qu'on pourra éclairer par la dialyse. Mais ce n'en sont pas moins des phénomènes chimiques ayant leurs lois, leurs conditions qu'il faut étudier avec soin. De sorte que les notions de chimie minérale ne sauraient jamais s'appliquer à l'organisme et ne peuvent pas se passer dans le sang. Mais la chimie vitale est des plus importantes à connaître, particulièrement les fermentations.

Il y a des phénomènes chimiques spéciaux de création : sont-ce des phénomènes chimiques, ceux qui forment une cellule, un bourgeon ? Ce qu'on peut dire, c'est que ces phénomènes de bourgeonnement vital doivent avoir lieu au milieu d'un liquide... doué de certaines qualités chimiques, et l'intensité du développement est en raison directe de l'intensité chimique, mais le développement n'est pas un phénomène chimique. Il faut distinguer dans l'organisme les parties vitales et les produits. Le tissu conjonctif est le siège de tous les produits ; colloïdes et les cristalloïdes de Graham sont très importants à considérer [1]. Je crois

---

1 Le chimiste anglais Th. GRAHAM (1805-1869) avait notamment établi la distinction entre les colloïdes, substances restant à l'intérieur de l'appareil de dialyse et les cristalloïdes qui, eux, traversent la membrane.

que les phénomènes chimiques ne pénètrent pas dans les parties vraiment vitales. On peut dire certainement qu'il y a dans les êtres vivants la force vitale qui donne à l'être son évolution, sa forme. Cette forme est indépendante de la matière ; c'est le *pouvoir législatif* qui est au-dessus de la matière et qui la dispose ; mais *le pouvoir exécutif* de cet arrangement est tout à fait matériel et physico-chimique. De même, dans un monument, la force législative est l'intelligence de l'architecte, mais le pouvoir exécutif n'est autre chose que la pierre qui fonctionne mécaniquement en vertu de ses propriétés purement physiques et chimiques, propriétés qui peuvent être plus complexes, mais toujours de même ordre. Dans une fleur, la force législative, c'est l'arrangement de la fleur ; nous ne le ferons jamais, mais nous pourrons faire le pouvoir exécutif, c'est-à-dire le parfum et les matières organiques. De même un peintre réalise son idée par les propriétés physico-chimiques des couleurs ; de même le statuaire. La nature intervient donc avec ses propriétés comme une *force exécutive* de toute idée ; j'ajouterai que les formes minérales sont également en dehors de la matière.

De ce que nous avons dit plus haut que chaque phénomène de chimie minérale qui se passe dans l'organisme ne peut pas s'y accomplir par le même agent minéral, mais par un autre agent organique créé par la vie, il en résulte que le même phénomène chimique a deux causes : l'une inorganique, l'autre organique. Cela est-il en contradiction avec cette loi posée par Newton dans ses *Regulæ philosophendi*, à savoir que les mêmes effets reconnaissent toujours une cause unique ? Il est possible que si l'on voulait descendre dans la cause essentielle du phénomène, il y eut toujours une action virtuelle identique, mais la réalité nous force de reconnaître que les choses sont réellement différentes pour nous ; de sorte qu'on supposant même que ce que j'ai dit plus haut soit vrai, cela ne prouverait rien pour l'organisme. Ainsi, je suppose que Berthelot fasse de la graisse bien réelle par synthèse et des agents minéraux violents, cela ne prouverait pas du tout que les choses se passent ainsi dans l'organisme. Les agents chimiques des êtres vivants sont créés par la vie et, dans l'organisme, les phénomènes chimiques ne Peuvent s'accomplir que par cette voie. Croire le contraire est un grand écueil qui entraîne dans de grandes erreurs.

Les phénomènes chimiques dans les êtres vivants sont donc

des manifestations vitales qui ont là une cause unique. Ainsi les fermentations ont une cause unique, un *ferment* spécial, de même que le mouvement a une cause unique, la contraction musculaire. C'est donc à cette *cause organique,* aussi bien pour l'ordre mécanique que pour l'ordre chimique ou psychique, qu'il faut nous raccrocher et alors nous arriverons aussi à une cause unique... pouvoir agir sous des influences diverses qu'il ne faut pas prendre pour des causes.

Nous aurons plus loin à discuter ce que c'est qu'une cause organique de maladie, s'il y en a une ou plusieurs. Mais il faut bien cependant admettre pour le déterminisme scientifique qu'il y a une seule cause pour les effets identiques. Seulement, dans les êtres vivants, ces causes sont organiques et les influences qui peuvent agir sur elles sont variées. Ce sont ces influences que les médecins ont prises pour des causes.

Pour en revenir aux phénomènes chimiques, on pourra dire d'une manière générale que les phénomènes chimiques n'engendrent pas la vie quoiqu'ils en soient une *condition* de manifestation. Il y a proportionnalité entre l'intensité des phénomènes chimiques et les phénomènes vitaux. Pourrait-on admettre d'après cela qu'il y a transformation équivalent à équivalent des phénomènes physico-chimiques en phénomènes vitaux ? Cela ne paraît pas probable. (Étudier sur l'œuf qui se développe si la chaleur qu'il lui faut disparaît plus quand on chauffe un oeuf qui se développe que quand on chauffe ou qu'on incube un œuf qui ne se développe pas.)

Les progrès de la chimie et de la physique retentissent toujours plus ou moins sur la physiologie, en ce sens qu'elles fournissent des moyens, des caractères nouveaux pour analyser les phénomènes vivants. Ainsi le liquide cuivrique potassé a permis de rechercher le sucre et de le poursuivre dans les animaux, ce qu'on n'aurait pas pu faire avant ; l'acide pyrogallique a permis de faire des analyses de gaz. Mais c'est en intervenant ici comme caractère que la chimie a influencé la physiologie. Le plus souvent la chimie fournit des caractères empiriques qui peuvent tromper si l'on n'est pas édifié sur leur valeur.

S'il est nécessaire que celui qui fait la recherche chimique soit un vrai chimiste, il faut que celui qui la dirige soit physiologiste. C'est celui qui connaît et étudie le phénomène dans toute sa complexité qui doit diriger celui qui ne peut en voir qu'un côté. C'est le physiologiste et le médecin qui doivent toujours poser au physicien le problème à résoudre. Toute recherche physique ou chimique doit être encadrée dans un plan biologique, physiologique ou médical. Sans cela, elle n'atteint pas le but qu'elle doit atteindre. Je reproche aux recherches de Dumas, de du Bois-Reymond, etc. de ne pas être encadrées physiologiquement et d'être trop physiques.

En outre, il faut bien savoir que les propriétés physiques des parties organiques doivent être étudiées dans les conditions vitales ; autrement, ces propriétés sont modifiées. (Exemple : phénomènes de diffusion et de mélange des liquides pendant la vie et après la mort chez un animal.) Je ne dirai pas qu'il y a supériorité du physiologiste sur le physicien, mais la science la plus complexe domine la plus simple ; c'est pour cela que quand deux hommes s'associent, le physiologiste prime le chimiste (exemple : Tiedemann et Gmelin) ; cela veut dire que le chimiste est un auxiliaire et que le biologue gouverne, en ce sens qu'il pose le problème.

De même, dans un laboratoire de médecine, la physiologie, l'anatomie doivent être la base et les autres sciences physico-chimiques doivent être les auxiliaires nécessaires, mais les auxiliaires. C'est ainsi qu'il faut concevoir le laboratoire biologique.

En effet, il n'est pas possible d'être encyclopédiste ; on ne peut pas exiger qu'un homme qui est un profond physiologiste soit en même temps un chimiste et un physicien et un mathématicien consommés. Ce qui est seulement nécessaire, c'est que le physiologiste connaisse assez bien ces sciences pour savoir les cas dans lesquels il doit y recourir avec avantage, sauf à se faire aider par des hommes spéciaux dans l'exécution. Il faut, en un mot, que ce soit celui qui connaît la complexité des phénomènes qui pose la question à résoudre et la dirige. C'est pourquoi quand deux hommes s'associent, quant l'un est physiologiste et l'autre chimiste, on met toujours le nom du physiologiste le premier ; exemple : Tiedemann et Grnelin. Si un physiologiste et un médecin s'unissent, on met le nom du médecin le premier, parce que la médecine est plus complexe. Si un chimiste fait de la physiologie, il la fait trop simple, et il veut absorber la physiologie dans la chimie ; exemples : Lavoisier, Dumas. C'est l'inverse qu'il faut faire ; aussi, si

Liebig, Dumas et d'autres ont fait de grands biens à la physiologie, ils ont aussi fait beaucoup de mal.

En un mot, le physiologiste fait la physique et la chimie du corps vivant, comme on fait la physique et la chimie d'un corps brut [1]. Aussi les mots de *physique animale* et de *physique végétale* ne sont-ils pas mal choisis, avec cette différence que l'organisme des êtres vivants est constitué par des instruments créés par la force vitale, qui sont très complexes et très difficiles à étudier à cause de la mobilité des phénomènes.

L'emploi des sciences physico-chimiques et des mathématiques donne et donnera de plus en plus de précision à la physiologie, mais cependant il ne faut pas tomber dans une fausse exactitude qui est celle de l'instrument et qui n'est pas dans l'esprit de la science. Toutes les moyennes et tous les raisonnements que l'on peut faire sur l'exactitude d'un phénomène sont souvent illusoires, et il faut, en général, placer entre le fait et la conclusion qu'on en tire le moins de raisonnement possible. Il faut toujours, quand cela se peut, conclure directement après le fait, sans intermédiaire. Ainsi, quand je fais l'expérience du foie pour voir la formation glycogénique, il vaut mieux couper le foie sur le même animal, parce que je n'ai pas besoin de supposer que les deux animaux sont identiques. Il faut, en un mot, ne pas aller au delà du fait, ni en avant, ni en arrière.

Un grand principe qui peut prévenir beaucoup d'écueils quand on emploie les Sciences physico-chimiques en biologie, c'est de savoir que jamais la biologie ne doit être étudiée synthétiquement mais toujours analytiquement. Il faut toujours partir du phénomène ou de la science les plus complexes et y faire rentrer les plus simples. On doit donc séparer les diverses conditions d'un phénomène, mais il ne faut jamais les réunir dans l'esprit et croire pouvoir faire la synthèse ; il manque alors des phénomènes qui sont l'expression de certains rapports des corps entre eux, mais non dans chacun

---

1 Seulement il faut savoir que les phénomènes physiques et chimiques des êtres vivants ont des conditions spéciales et que des lois physiques semblent violées, tandis que cela n'est pas. C'est parce qu'il y a quelque chose de particulier dans des conditions qui sont spéciales à l'être vivant, mais c'est cependant toujours physique ou chimique ; exemple : *torpille*, condition inconnue d'électricité, mais condition physique ; expériences de Volkmann sur l'élasticité musculaire ; quelques expériences hémométriques. (Note de Claude Bernard.)

Claude Bernard

de ces corps Séparés. Comme, par exemple, on trouve dans une réunion d'hommes des phénomènes de société ou de groupement qu'on ne retrouvera pas en étudiant les hommes les uns après les autres et en les réunissant après par la pensée. Il en est de même dans les phénomènes physiologiques ; par exemple, on peut enlever tous les muscles les uns après les autres et cela ne servira à rien ; de même pour les nerfs sympathiques, en les coupant tous à la fois, on a l'effet, mais en les coupant successivement, on n'a rien. On peut enlever successivement toutes les pierres d'une colonne et conclure que toutes Sont inutiles à la solidité de l'édifice.

En résumé, le physiologiste doit utiliser les notions physico-chimiques qui lui sont indispensables pour rechercher et étudier la cause des phénomènes vitaux dans les êtres vivants. Mais, je le répète, dans tout cela c'est la vie qui est le but et les autres sciences ne sont que des moyens d'études. Il faut donc avant tout être physiologiste.

Mais si on veut étudier et éclairer des phénomènes morbides, il faut aussi utiliser les sciences physico-chimiques et les notions physiologiques acquises. Il ne faudra pas vouloir faire rentrer la pathologie ; il faudra expliquer la pathologie avec le secours de la physiologie. Je vois souvent de jeunes physiologistes qui veulent par trop simplifier la pathologie en la réduisant à un seul phénomène physiologique ; ils tombent dans le même écueil que les chimistes qui veulent réduire la physiologie à quelques phénomènes chimiques. Il en est de même de ceux qui prétendent faire de la physiologie appliquée quand un phénomène est à peine connu ; ils veulent en tirer des conclusions pratiques (exemple : pepsine, vaso-moteurs) ; sans aucun doute, la tendance est bonne, mais il ne faut pas de précipitation ; il faut attendre que les faits se rapprochent en quelque sorte d'eux-mêmes ; sans cela on nuit à la médecine expérimentale en la compromettant aux yeux du vulgaire, des empiriques.

Donc le médecin expérimentateur doit être avant tout clinicien. C'est là le but suprême, c'est le problème le plus complexe, c'est la maladie qu'il faut expliquer. Si ensuite chacun dans l'étude se spécialise, si les uns sont anatomistes, les autres physiologistes, les autres pathologistes, il faut cependant que chacun ait dans l'esprit l'ensemble et le but de la science qu'il étudie et qu'il ne pense pas que la médecine comparée et la pathologie expérimentale sont des sciences distinctes. Ce sont des fragments de la médecine générale, de la médecine expérimentale.

Les anciens médecins avaient l'idée de cette union, de cette connexité et de cette concentration des études vers l'explication de la maladie. Aussi voyons-nous dans les frontispices de divers auteurs anciens un laboratoire de physiologie à côté d'une salle de malades [1]. Il est donc bon dans l'enseignement de la médecine de montrer d'abord des malades aux élèves, de leur faire reconnaître les maladies, et ensuite de leur faire apprendre les sciences qui doivent leur servir à analyser ces phénomènes complexes qu'ils auront à reconnaître. On ne saurait donc, comme pour l'histologie et synthétiquement, remonter jusqu'à la maladie. Ce sont là des idées fausses émises par Auguste Comte sur la prétendue complexité progressive des sciences. D'ailleurs jamais la synthèse ne sera possible en biologie : la chimie elle-même n'est que la synthèse de la minéralogie qui d'abord a été étudiée analytiquement. Quand les élèves étudient synthétiquement les sciences médicales sans avoir vu d'abord la maladie, ils ne saisissent pas le lien qu'il faut donner à toutes ces notions ; ils apprennent la chimie, la physique, les oublient ; la botanique, de même ; l'anatomie et la physiologie, de même, parce qu'ils ne voient pas que tout cela doit servir à expliquer le phénomène complexe qui constitue le problème médical, à savoir la maladie et le moyen de la prévenir ou de la guérir.

Comme on le voit, quelque étendu que soit le champ des études médicales, elles convergent toutes vers l'homme aux yeux du médecin. Il ne fait des expériences sur les animaux que pour mieux connaître l'homme, soit à l'état physiologique, soit à l'état pathologique. Il appliquera en un mot à l'homme les notions de physiologie et de pathologie expérimentales qu'il aura recueillies dans des études faites sur des animaux.

Mais il s'est trouvé et il pourra se rencontrer beaucoup de médecins qui repousseront la légitimité de ces conclusions. Ils disent que l'on donne la physiologie du chien et de la grenouille sous le nom de physiologie humaine et que, pour les maladies, les conclusions

---

1 Faire à ma « physiologie opératoire » un frontispice de ce genre. (Note de Claude Bernard.)

Claude Bernard

sont encore plus difficiles à établir, parce que les animaux n'ont pas les mêmes maladies que l'homme, qu'il y a des influences qui atteignent l'homme très énergiquement et qui sont inactives pour les animaux.

Sans doute il y a des différences entre les animaux et l'homme au point de vue physiologique et au point de vue pathologique, mais cela n'empêche qu'il y a des phénomènes communs et que les différences qu'on doit admettre ne sont que des différences de degrés. Ainsi les expériences faites sur les grenouilles à sang froid sont comparables à celles des mammifères, ainsi que je l'ai prouvé en faisant des lapins à sang froid. En un mot, la physiologie générale doit montrer une identité dans les phénomènes généraux de la vie.

Il y a des maladies qui ne se transmettent pas, soit parce que les animaux n'ont pas les conditions spéciales d'une manière innée, comme cela a lieu entre animaux d'espèces différentes, entre plantes de familles différentes qui ne se greffent pas. Ce sont des différences dans les blastèmes. Ces différences peuvent être acquises ; ainsi un animal éthérisé ne reçoit pas l'influence de la strychnine, un animal engourdi. Un animal maladif et languissant donne naissance à des parasites qui ne peuvent vivre sur lui quand il se porte bien (exemple: gale, poux ; expériences de Vella). Ces différences existent quelquefois chez des animaux très rapprochés et chez la même espèce et chez l'homme lui-même ; le nègre, le blanc, le paysan, le citadin différent. Mais tout cela doit être étudié expérimentalement, mais cela n'empêche pas de conclure des animaux à l'homme avec les réserves que la science elle-même indique. Il est bien certain qu'un chien supportera mieux les opérations qu'un homme usé, mais pas mieux qu'un homme vigoureux ; les oiseaux ne craignent pas tant la péritonite que les mammifères. Les maladies charbonneuses, ou sang de rate s'inoculent avec facilité chez les lapins, pas ou difficilement chez le chien. Qu'est-ce que l'incubation ? Plus la, mort est facile chez les animaux, plus les maladies sont faciles. La question des parasites est des plus singulières. Ce sont des animaux qui doivent en général vivre dans un blastème préparé ; aussi n'ont-ils pas généralement d'organes digestifs, ni respiratoires. Ils sont comme le foie ; ils font de la matière glycogène, car on en trouve chez les helminthes. Il y a une infinité d'animaux parasites qui vivent comme les tissus ou organes ; voir ce que la modification des blastèmes peut faire.

On a insisté surtout sur certaines différences qui existent entre l'homme et les animaux au point de vue toxique ou thérapeutique. On a dit : comment veut-on conclure puisqu'il y a des substances qui sont poisons pour certains animaux et qui ne le sont pas pour d'autres et des substances qui empoisonnent l'homme et pas les animaux. On a cité à ce sujet les hérissons qui ne sont pas empoisonnés par l'acide prussique, la chèvre qui mange de la belladone, les moutons qui prennent des doses énormes d'arsenic, les crapauds qui ne s'empoisonnent pas eux-mêmes par leur venin, les poissons électriques qui ne ressentent pas l'électricité, les poissons de mer qui ne reçoivent pas l'influence du sel. Toutes ces choses sont fausses comme explication. Parce que si on admettait cela la science serait impossible [1]. Les gens qui vous feront ces objections en disant : *c'est un fait,* ne disent rien ; il ne s'agit pas du fait, mais c'est l'explication qu'il faut connaître. Or, elle se trouve dans des conditions secondaires d'absorption ou dans un mithridatisme acquis, ainsi que je l'ai dit ailleurs.

Il ne faut donc pas de crédulité dans les faits entourés de merveilleux il faut chercher l'explication des phénomènes. Il faut admettre tout comme possible, mais il faut tout vérifier. Le médecin doit accepter tout ce que le peuple dit, non pour le croire, mais pour le vérifier. Il faut extirper les préjugés.

En résumé, la pathologie comparée et expérimentale est d'un grand secours pour le médecin ; elle est indispensable pour constituer la science, mais il faut conclure, comme pour la physiologie, des animaux à l'homme, avec les réserves que l'expérience indique. Ces différences, dont on doit chercher l'explication, sont même la clef de l'étude des idiosyncrasies que le médecin ne doit jamais perdre

---

1 Il faut être l'esclave d'un fait; c'est un fait brutal, dit-on, et on croit dire quelque chose de très scientifique. Sans doute il faut croire aux faits, mais il ne faut pas y croire aveuglément. Nous avons le raisonnement pour éclairer les faits, et les faits pour modérer l'imagination et arrêter le raisonnement. Ainsi un expérimentateur, qui aurait empoisonné un crapaud avec son venin sans résultat ou une chèvre par la belladonne sans résultat, dira : Je suis conséquent ; oui, mais il y a des faits auxquels en ne peut pas croire parce que l'esprit a la certitude qu'il en est autrement. Je n'ai pas pu croire au crapaud à cause de cela. J'aurais dû, si je n'avais pas réussi, donner ma démission de physiologiste. (Note de Claude Bernard.)

de vue.

À propos de ces différences de l'homme aux animaux il faut signaler celles qui se rapportent à ce que l'on appelle l'influence morale. Il est positif que chez l'homme cette influence joue quelquefois un grand rôle ; c'est là le triomphe de l'homéopathie qui s'explique aussi par l'expectation ; un malade, étant persuadé qu'une chose lui est bonne et mauvaise, est certainement influencé par cette idée. C'est là encore une des causes nombreuses qui peuvent tromper le médecin. Que d'exemples n'a-t-on pas vus dans lesquels les médecins substituaient expérimentalement des pilules de mie de pain à des pilules actives et le malade s'en trouvait bien ; si on les supprimait, il se trouvait mal. Tout cela est donc lié à ce sentiment de croyance qu'on appelle la foi chez l'homme. Chez les animaux ce sentiment n'existe pas et conséquemment ce qu'on appelle l'influence morale ne doit pas se rencontrer.

4° *Critique expérimentale :*
nécessité de la fonder.

Nous avons jusqu'ici passé en revue les principaux écueils dans lesquels peut tomber celui qui se livre à la culture de la médecine expérimentale. Ces écueils sont de tout genre ; les uns sont dans l'esprit et dans le raisonnement, ce sont les écueils que j'appellerai métaphysiques. Ils se rapportent particulièrement à l'importance exagérée et à la prépondérance que l'on donne aux divers termes intellectuels de la méthode expérimentale et aux théories. D'autres écueils sont dans les faits dans lesquels on place un trop grand degré de certitude. Dans les deux cas l'expérimentateur est dans une fausse voie et devient systématique. Enfin, il y a un troisième genre d'écueils qui est relatif à l'expérimentation, à la difficulté de constater les faits et à conclure d'après eux des propositions qui s'appliquent rigoureusement à l'homme.

On voit donc combien il doit y avoir d'expérimentateurs systématiques ce sont ceux qui donnent trop d'importance soit au côté *métaphysique,* soit au côté *physique* de la méthode expérimentale. L'expérimentateur vrai est celui qui ne tombe dans aucun de ces deux excès. C'est, comme je l'ai dit ailleurs, celui qui connaissant son sujet, reste libre-penseur. Il n'est l'esclave ni des faits, ni des idées. Il domine son sujet avec un esprit calme et le critique sainement. Il cherche la vérité et non la confirmation d'une théorie ou d'une idée préconçue. Il se sert des théories pour se diriger ; il peut même en avoir plusieurs, comme plusieurs cordes à son arc, mais il sait que la vérité est une.

L'expérimentateur vrai croit fermement à la science, mais il ne croit pas aux théories autrement que comme conceptions provisoires représentant l'état actuel de la science. Avec cette liberté d'esprit, l'expérimentateur vrai se trouve dans les meilleures conditions pour faire des découvertes.

L'expérimentateur vrai doit avoir l'esprit de prudence. Zimmermann signale trois espèces ou plutôt trois genres de génies ; il dit que l'esprit du médecin et du général d'armée se ressemblent.

L'expérimentateur vrai, au lieu de tout vouloir ramener à une idée préconçue, suit un fait particulier et s'élève lentement et graduellement de ce fait particulier, sans jamais abandonner l'expérimentation, jusqu'au principe général. Le bon expérimentateur acquiert de l'expérience dans la science, comme on en acquiert dans le monde.

Il ne faut jamais chercher la confirmation de son idée ou de sa théorie parce qu'alors on cherche à se tromper et par suite on trompe les autres. Il faut chercher la vérité et non pas une théorie.

Nous avons dit qu'outre toutes les difficultés qu'on rencontre pour mettre en œuvre les faits de l'observation et de l'expérience, il en existe encore beaucoup d'autres qui se rapportent à l'expérimentation et à l'observation elle-même.

La critique expérimentale est donc fondée sur toutes ces difficultés et par cela même elle se trouve très difficile. L'expérimentateur vrai peut seul faire une bonne critique expérimentale. Néanmoins beaucoup de personnes se croient capables de critiquer et en, général on se croit d'autant plus capable que la science qu'on critique ou qu'on explique est plus difficile. Ainsi tout le monde se croit capable de parler politique et médecine. Mais on se gardera bien de parler de quelque chose de précis, comme la physique ou les mathématiques ; il est donc nécessaire que nous nous arrêtions encore sur quelques écueils particuliers à la critique expérimentale.

Claude Bernard

Le premier écueil que la critique biologique en général et la critique médicale en particulier rencontre, c'est qu'elle est faite par des gens incapables de la faire. Tous les gens du monde, toutes les garde-malades ont leur opinion médicale et discutent celles des médecins. Je ne m'arrête pas sur cette critique qui tient à l'état d'empirisme dans lequel se trouve la médecine ; j'y reviendrai plus tard. Je veux m'occuper ici de la critique portant sur des parties moins obscures et plus scientifiques, telles que la physiologie et la pathologie.

D'abord il faut établir que tout le monde ne peut pas avoir le droit de critique et c'est une erreur ou plutôt une confusion que beaucoup de personnes commettent. Il faut ensuite établir que quand il s'agit de critiquer des notions expérimentalement, on ne saurait les critiquer qu'expérimentalement et non parle raisonnement seul.

La critique expérimentale ne peut être faite que par un expérimentateur et celui qui critique un travail scientifique doit être un véritable savant et être capable lui-même de faire le travail mieux que l'auteur qu'il critique. Cette proposition ne saurait être vraie pour les arts et c'est pour cela que beaucoup de personnes ont pu croire à tort qu'il devait en être de même pour les sciences. Mais c'est là une erreur. En effet, pour critiquer une œuvre de littérature ou de peinture, il n'est pas nécessaire absolument d'être littérateur ou peintre ; il suffit d'avoir de l'instruction et du goût. C'est une chose de sentiment et tout homme a son sentiment pour juger une œuvre d'art. Mais, pour les sciences, il n'en est plus ainsi ; ce n'est plus une affaire de sentiment, il faut savoir les choses pour en parler. Aussi la critique des journalistes est-elle rarement bonne dans les sciences et dans la médecine, bien que cependant les journalistes soient en général des hommes de mérite. Mais ils sont obligés de parler de choses qu'ils ne connaissent pas et leur mérite ne peut pas suppléer à l'expérience ; ils peuvent peut-être propager la science, mais ils sont exposés dans les questions en litige à propager les erreurs aussi bien que les vérités.

Aujourd'hui, dans l'état actuel de la science biologique, la critique expérimentale est très importante ; il faut absolument la fonder et elle simplifiera la science en s'étendant (Leibnitz).

La critique expérimentale doit porter sur deux choses : 1° sur le raisonnement expérimental ; 2° sur les faits et l'expérimentation. Un expérimentateur doit employer la critique expérimentale non seulement vis-à-vis des autres, mais d'abord vis-à-vis de lui-même.

J'ai déjà dit qu'aussitôt qu'on a obtenu un fait ou une vérification de théorie, il faut la critiquer par la contre-épreuve ; il faut chercher à se démolir soi-même. C'est le plus grand service qu'on puisse se rendre à soi-même ; il vaut bien mieux relever son erreur que de la laisser relever par d'autres, car cela devra arriver tôt ou tard. L'évolution de la science par elle-même expulse et anéantit ce qui est erroné. Si, par amour d'une théorie, on ne se critique pas assez, le premier à qui l'on nuit, c'est à soi-même et ensuite on nuit à la vérité et en entraînant les autres dans son erreur.

La critique est absolument nécessaire ; elle se fait d'elle-même avec le temps ; à mesure qu'on travaille les faits s'éclairent et se corrigent les uns par les autres. Jusqu'ici je n'ai jamais répondu aux critiques qui m'ont été lancées, mais cependant cela devient nécessaire aujourd'hui au milieu de cette multiplicité de travaux. Aucun physiologiste ne critique. Les Allemands accumulent les travaux. Dans les traités de physiologie, on fait des coupures avec des ciseaux, mais il faut critiquer et chercher un principe qui puisse servir de critérium. Car on ne saurait critiquer sans critérium.

Les métaphysiciens critiquent du haut de leurs théories ou systèmes, ils admettent les faits qui leur conviennent, rejettent ceux qui ne leur conviennent pas. C'est une critique dite logique, mais absolument fausse. Il faut absolument opposer des faits à des faits et critiquer expérimentalement. On pourrait en quelque sorte admettre trois espèces de critique : 1°critique des théories ; 2° critique des faits ; 3° une autre critique qu'on pourrait appeler historique.

On doit toujours être prêt à critiquer une théorie ; on doit toujours la supposer vulnérable ; par conséquent, il ne faut jamais croire au principe théorique, ni à la parole du maître. Il faut tout admettre comme critiquable, mais ce n'est pas une raison pour critiquer à tort et à travers comme font certaines gens pour faire parler d'eux en faisant des critiques d'hommes haut placés. Comme la critique est fort difficile à juger, ils en tirent toujours profit.

Il ne faut pas oublier dans toutes ces critiques de théories qu'il ne s'agit pas de démontrer, comme on le croit si souvent, qu'une théorie démolit l'autre ; il faut chercher la vérité et rien que cela. Il faut que l'expérimentateur vrai soit dépourvu de tout amourpropre mesquin et qu'il avoue lui-même son erreur dès qu'il la reconnaît, et, s'il en explique le mécanisme, il sera toujours instructif pour les savants.

La critique des faits est très difficile. Il ne faut pas oublier que les faits positifs sont seuls utiles en critique. Les faits négatifs ne servent à rien. Ainsi une négation opposée à une affirmation n'avance en rien la science. Il faut distinguer et arriver à expliquer les deux cas - *Distinctio est solutionum mater* [1] - et ne pas tenir mordicus chacun à son opinion exclusive. On a dit, depuis Pascal, que de deux hommes qui discutent chacun a tort dans ce qu'il nie et raison dans ce qu'il affirme. Cela peut être vrai très souvent en physiologie et en médecine. En effet, un homme qui a vu une chose l'affirme, mais il en nie une autre qu'il n'a pas vue, mais qu'un autre a vue. C'est comme deux hommes qui n'auraient vu chacun qu'une face différente d'une maison et dont chacun affirmerait la face qu'il a vue en niant celle que l'autre a vue. La règle de conduite qu'il convient de suivre, c'est celle conseillée par Pascal ; à savoir, d'accorder à son antagoniste ce qu'il affirme, mais pas ce qu'il nie.

Les expériences simples et qui semblent faciles sont généralement le résultat d'un grand nombre de tâtonnements et d'une critique expérimentale longtemps soutenue et qui a amené l'expérience à sa plus simple expression. Les expériences simples, claires et fécondes ont le cachet en général des grands expérimentateurs. C'est ce qui a fait dire à quelques critiques peu praticiens en expériences que les grands expérimentateurs n'avaient fait que peu d'expériences. Cela n'est qu'apparent ; ils ont fait beaucoup d'expériences et ils n'ont publié que les expériences qui résument les autres. Les grands hommes, comme les autres, font des découvertes ensuivant les faits que la nature met sous leurs yeux.

La critique historique est celle qui se rapporte plus spécialement à l'histoire de la science. Ici, plus que dans aucune autre partie de la critique, l'expérimentateur doit avoir l'esprit libre et dégagé de

---

1 C'est ordinairement dans la distinction des conditions expérimentales,soit extrinsèques, soit intrinsèques, qu'on trouve les raisons des dissidences. (Note de Claude Bernard.)

toute domination. Être libre-penseur est toujours la règle générale. Il ne faut jamais mêler le sentiment avec la science. On peut avoir des amis et n'être pas d'accord avec eux scientifiquement. Si on n'observe pas les préceptes que nous venons de donner, on peut tomber dans les écueils les plus graves. On tombe dans les personalités, et on perd la science de vue. La science a les yeux mouillés des passions humaines, a dit Bacon. Je connais en effet des hommes qui s'acharnent aux questions de priorité avec violence et passion. Mais peu importe : il ne faut voir que la science et ses progrès. D'ailleurs, la science doit devenir impersonnelle ; ce n'est pas comme la littérature et les arts ; sous ce rapport, les discussions de priorité sont du temps perdu.

Il y a d'autres hommes qui ne soutiennent dans leurs livres que leurs amis ; tout cela est blâmable et ce ne sont point des savants qui agissent ainsi. Il y a d'un autre côté des hommes qui ont une soif exagérée de l'éloge et qui font des bassesses auprès des journalistes pour obtenir la louange. Tout cela est le mauvais côté humain qui se manifeste et au-dessus duquel doit se placer l'expérimentateur vrai qui ne fait la critique que pour chercher la vérité.

Quand on fait l'historique d'une question scientifique, il faut toujours avoir bien le soin de distinguer ce qui a été dit de ce qui a été prouvé expérimentalement. Il y a des gens qui, à propos d'une question, disent tout ce qu'on peut dire, afin de réclamer quand plus tard on fera quelque expérience là-dessus. C'est comme ceux qui placent des planètes dans tout le ciel afin de réclamer que c'est la planète qu'ils avaient prévue. Presque tout a été dit, mais il n'y a de vrai que ce qui est prouvé et celui qui prouve établit seul et seul fait marcher la science. Je ne parlerai pas ici des gens de mauvaise foi qui, aveuglés par la passion, inventent des faits, des expériences pour contrecarrer leurs adversaires ou discutent de mauvaise foi. Il y a des gens qu'on ne peut jamais amener à avouer leur tort. Tout cela ne relève pas de la critique expérimentale.

Ainsi que je l'ai dit, le temps est venu où il faut créer la critique expérimentale. Il faut aujourd'hui déblayer le terrain par la critique ; reprendre les faits un à un, les critiquer expérimentalement, car nous ne sommes plus au temps de la déduction du moyen âge. C'est un des plus grands services qu'on puisse rendre aujourd'hui à la science. J'ai l'intention actuellement de fonder cette école

Claude Bernard

critique. Mais pour cela il faut avoir des moyens d'action ; il faut des laboratoires, des matériaux. On est convaincu aujourd'hui que le physicien et le chimiste ne peuvent pas se passer de laboratoire ni d'argent ; on n'est pas encore bien convaincu de cette vérité pour le physiologiste et le médecin et cependant ils en ont plus besoin que personne. En Allemagne, nous sommes devancés sous ce rapport matériel, quoique la Science soit partie de chez nous ; sans moyens matériels, on ne peut rien faire aujourd'hui. Il faut des animaux, des malades, de la chimie, de la physique, un laboratoire-type et des livres.

La critique historique offre encore des difficultés particulières qu'il faut connaître si l'on veut rendre justice à chacun. Les découvertes dans les sciences naturelles physico-chimiques et même dans les mathématiques ne sont pas, à proprement parler, des inventions. Ce sont des constatations de faits naturels qui se révèlent à nous d'une manière successive et évolutive en quelque sorte fatale. Celui qui fait une découverte peut avancer la science en ce sens qu'il devance les autres pour faire connaître une chose qu'on n'avait pas encore trouvée. Mais il ne peut pas se flatter que sans lui cette chose fût restée ignorée de l'humanité. Tôt ou tard elle devait se révéler et celui qui l'a découverte n'a fait que devancer plus ou moins les autres dans une voie commune. De même qu'un objet perdu sur la voie publique devra tôt ou tard être trouvé par quelqu'un. Celui qui passera le premier, qui aura de meilleurs yeux ou qui aura l'attention dirigée vers la recherche de l'objet pourra le trouver avant les autres, mais il n'aura pas inventé cet objet.

C'est pour cela qu'on peut dire que la science est impersonnelle, en ce sens que les faits découverts ne sont pas des inventions ; ce sont des réalités naturelles. Les hypothèses et les systèmes ou doctrines que nous bâtissons sur eux sont des inventions réelles de celui qui les fait. Mais ces doctrines qui ne sont que des signes de notre ignorance doivent disparaître, de sorte que la science parfaite doit être absolument impersonnelle.

Il n'en est pas de même des arts proprement dits. L'auteur donne à son oeuvre son cachet individuel. Son oeuvre n'aurait pas pu se trouver réalisée dans la nature sans l'intervention particulière de l'artiste qui l'a créée ; l'art est donc personnel. On peut dire avec certitude que si Newton lui-même ne fût pas venu, l'attraction universelle eût été découverte plus tard. Si Molière ne fut pas venu, le *Misanthrope* n'existerait pas, de même que, sans Michel-Ange, le *Jugement dernier* n'eût jamais été peint.

Les découvertes dans les sciences se font d'une manière évolutive et il en est qui ont leur temps d'apparition en quelque sorte marqué, comme un fruit qui parvient à maturité après certaines phases de végétation antérieure. C'est pour cela qu'il arrive souvent que des hommes, sans se communiquer leurs idées, font simultanément une même découverte parce qu'elle était amenée par une sorte de conséquence logique générale qui résultait de faits préalablement établis. La découverte était dans l'air, comme on dit.

Mais ce qu'il y a de particulier, c'est que cette espèce de *consensus* général des esprits se fait sans qu'on en ait conscience, de telle sorte que celui qui, pour le public, achève une découverte, n'en a pas souvent connu les premières indications, qui ne lui ont par conséquent été d'aucun secours. Il en résulte que l'évolution historique qu'on assigne souvent à une découverte est vraie quant à l'évolution générale de la science, mais elle est fausse souvent quant à l'évolution intellectuelle des inventeurs ; car souvent les inventeurs successifs ont été ignorés les uns des autres et n'ont pas pu sciemment s'appuyer les uns sur les autres pour arriver au résultat total. Chaque inventeur semble avoir eu en lui la puissance évolutive totale de la découverte ; elle a été produite successivement plusieurs fois sans aboutir, parce que le temps n'était pas favorable à toute époque ou parce que des notions manquaient encore pour la comprendre, mais je dis que celui qui aboutit le dernier n'a pas ajouté ses efforts à ceux de celui qui l'avait précédé ; car souvent il suit une tout autre voie. Ce n'est donc que par un historique *a posteriori* qu'on rétablit un historique chronologique et évolutif dans le temps, mais qui ne l'est pas dans l'intelligence des hommes.

J'ai découvert, par exemple, que le suc pancréatique a la propriété d'agir en émulsionnant et en décomposant les corps gras neutres. J'ai raconté comment je suis arrivé à cette découverte et sa démonstration qui était neuve n'est restée douteuse pour personne. Cependant, dix-huit ans avant moi, Eberlé, de Würzbourg, dans un traité de la digestion, avait dit qu'en faisant une infusion avec le tissu du pancréas, il avait obtenu un liquide qui émulsionnait la graisse. Il semblait qu'après l'indication de ce fait qui est exact, il devait venir à l'esprit d'Eberlé ou d'un autre de vérifier si le sue pancréatique possédait cette propriété. Eh bien ! il n'en fut rien. L'ouvrage d'Eberlé fut connu, fut cité pendant dix-huit ans sans que personne n'y vît la découverte des usages du sue pancréatique et sans que personne songeât à s'appuyer sur son observation pour aller plus loin. Depuis mes travaux sur ce point, on a compris l'observation d'Eberlé et on le cite dans l'ordre historique comme m'ayant précédé dans la voie, ce qui est vrai. Mais ce qui est également vrai, c'est que son observation n'a été comprise par personne, qu'elle ne m'a servi à rien pour faire ma découverte, à laquelle je suis arrivé par une autre voie sans me douter de l'observation d'Eberlé.

J'ai également découvert que la section de la portion cervicale du grand sympathique produit des phénomènes vasculaires et calorifiques aujourd'hui bien connus. Or, il est arrivé qu'avant moi beaucoup d'expérimentateurs avaient fait la même opération sans rien voir ; mais d'autres avaient signalé quelques phénomènes qui pouvaient se rapporter aux mêmes effets. Ainsi Dupuy, d'Alfort, avait signalé, dans certaines expériences qu'il avait faites sur des chevaux, une chaleur et de la sueur du côté correspondant. On peut donc encore, si l'on veut, signaler Dupuy comme ayant vu avant moi des phénomènes qui se rapportent à ceux que j'ai signalés, mais il n'en reste pas moins incontestable que Dupuy n'a pas compris ce qu'il a vu et ne l'a pas rattaché à sa cause et que son observation ne m'a pas servi pour arriver à ma découverte.

En résumé, quand on retrace historiquement l'évolution d'une question, on peut donc donner l'évolution chronologique dans le temps ; mais cela ne représente pas toujours l'évolution intellectuelle. À l'aide de découvertes récentes, on retrouve souvent dans des auteurs anciens des vestiges qu'on ne comprenait pas avant et que peut-être les auteurs n'ont jamais compris ainsi. D'un autre côté, il y a des hommes qui sont ambigus, de manière à pouvoir toujours réclamer. On racontait un jour qu'un astronome avait fait une carte qu'il avait parsemée de planètes imaginaires. Quand il se faisait une découverte de planète, il pouvait toujours dire . c'est la mienne. Hé bien ! de même il y a des gens qui, quand ils ne comprennent pas une chose, donnent des idées variées afin de pouvoir réclamer la priorité.

Je crois donc qu'on peut souvent abuser des recherches historiques et que, dans tous les cas, elles ne présentent pas la succession rigoureuse et logique qu'on leur prête souvent.

Une découverte peut sans doute être faite par plusieurs personnes, bien que d'une manière inconsciente. Mais cependant je dois dire que celui qui découvre est celui qui comprend et qui démontre. Une fois qu'une chose est comprise, elle reste dans la science. C'est comme un individu qui a vu briller quelque chose sur la voie publique, mais il ne sait ce que c'est ; un autre arrive et dit que c'est une pièce d'or de telle ou telle valeur. C'est ce dernier qui a réellement fait la découverte ; en un mot, il y a souvent abus de citer que tels ou tels avaient déjà vu ; l'essentiel est celui qui a compris. La découverte est dans l'esprit et non dans les yeux.

5° Conclusion.

Difficultés et écueils nombreux que rencontre la médecine expérimentale. Les empiriques soutiennent que la médecine ne pourra jamais être une science : leur erreur. Toutes les sciences ont commencé par l'empirisme. Dans toutes les sciences actuelles, il y a encore de l'empirisme.

La médecine est destinée à suivre les sciences expérimentales dans leur brillant essor qui s'est épanoui dans les temps modernes. Mais pour cela il faut qu'elle trouve les moyens matériels qui lui sont nécessaires. Nulle autre science ne mérite autant d'être encouragée et dans aucune science les progrès n'intéressent autant l'humanité que les progrès de la médecine.

Les difficultés que rencontrent ceux qui veulent s'occuper de physiologie et de médecine expérimentales les éloignent sans aucun doute de cette science. Aujourd'hui il n'y a pas encore de laboratoires où l'on puisse élever des jeunes gens dans cette direction et on trouve encore chez nous des préjugés absurdes qui se sont fondés en société protectrice des animaux.

Tous les physiologistes en France ont plus ou moins eu à lutter avec ces préjugés. Magendie a lutté contre ces difficultés et moi-même j'ai éprouvé de grandes difficultés ; quand j'ai voulu commencer des cours de physiologie, j'étais expulsé de tous les quartiers où je me plaçais, bien que ce fût dans le quartier de l'École de Médecine.

Claude Bernard

Je pus cependant tenir plus longtemps qu'un autre parce que je m'étais acquis la protection du commissaire de police du quartier par une circonstance assez singulière que je demande à raconter pour montrer dans quel état de persécution se trouvait réellement le physiologiste expérimentateur. C'était environ en 1843 ; je faisais des expériences de physiologie chez mon ami M. Pelouze, dans un laboratoire qu'il avait, rue Dauphine. Je répétais des expériences sur la digestion à l'aide de la fistule stomacale que Blondlot venait d'imaginer. Un jour, un chirurgien célèbre de Berlin, Dieffenbach, vint à Paris. M. Pelouze, qui le connaissait, lui parla de ces expériences ; il désira les voir et, un jour, après avoir déjeûné ensemble, nous nous rendîmes au laboratoire de la rue Dauphine et je plaçai devant Dieffenbach une canule en argent à l'estomac d'un chien. L'animal fut ensuite abandonné comme à l'ordinaire pour guérir des suites de cette opération qui n'offre aucune gravité.

Le lendemain, quand nous revînmes, le chien avait disparu. Bien que la porte de la cour fût fermée, le chien s'était échappé par un soupirail de la cave d'un voisin et avait pu gagner ainsi la rue. Il est arrivé à tous les expérimentateurs que des chiens opérés ont pu s'évader ; je regrettais seulement la perte de mon instrument qu'il avait emporté avec lui.

Je ne pensais plus à rien lorsque deux ou trois jours après, je reçus de grand matin la visite d'un homme qui me dit que le commissaire de police du quartier voulait me parler. Je le questionnai sur le sujet qui pouvait faire désirer au commissaire de police de me voir, ajoutant qu'il y avait sans doute erreur de nom. Il me répondit qu'il n'y avait pas erreur, que c'était bien moi et que j'étais prié de me rendre à cette invitation le jour même ou le lendemain au plus tard. Le jour même, je me rendis chez le commissaire de police pour éclaircir cette énigme et savoir ce qu'il me voulait. Après avoir été introduit et avoir déclaré mon nom, le commissaire de police, vieillard vénérable, mais d'un abord assez froid, me pria de le suivre. Il me fit entrer dans un appartement voisin où je trouvai sa femme et sa fille occupées à entourer de soins et de caresses un chien griffon que je reconnus de suite pour être celui que j'avais opéré deux jours auparavant devant Dieffenbach et M. Pelouze. « Connaissez-vous ce pauvre animal ? me dit solennellement le commissaire de police en me montrant son chien. -Certainement, lui répondis-je, et je reconnais surtout ma canule en argent que je suis très aise d'avoir retrouvée. » Le chien aussi me reconnut et il vint me caresser. Alors le commissaire de police commença une réprimande sévère dans laquelle il me dit que je m'étais mis dans un cas grave en lui prenant son chien et en même temps sa femme et sa fille éclataient en désolations et en reproches sur ma cruauté. Je me hâtai de couper court à cette scène en élevant moi-même la parole et en repoussant avec force toutes les inculpations qui m'étaient adressées. Je dis que, tout en regrettant ce qui était survenu à ce chien, je ne pouvais pas me mettre au même point de vue qu'eux. J'appris d'abord au commissaire de police que je ne prenais les chiens de personne, que les chiens dont je me servais dans mes expériences m'étaient fournis par des gens de la police chargés de ramasser les chiens errants. Je lui fis remarquer ensuite, car nous étions au mois de juillet, que des affiches couvraient les murs du quartier dans lesquelles il était écrit que tout chien ne devait sortir que muselé et tenu en laisse, que sans doute le sien n'avait pas été pris dans ces conditions. Par toutes ces raisons qui étaient très bonnes, le commissaire s'apaisa et finit par me dire : « Comment faire pour calmer ma femme et ma fille qui se désolent de voir leur chien dans un état qui doit le faire mourir ? » Je rassurai le commissaire, sa femme et sa fille sur l'avenir du chien. Je repris ma canule et je laissai le chien en promettant qu'il guérirait tout seul. Je promis de revenir le lendemain voir s'il n'y avait rien à faire à l'animal.

Je tins parole et je revins encore les jours suivants ; au bout de huit à douze jours, la plaie du ventre était complètement cicatrisée et il ne paraissait plus rien de l'opération. Depuis ce temps je m'étais acquis la protection du commissaire et la bienveillance de sa femme et de sa fille. Plus d'une fois le commissaire me fût utile pour atténuer les dénonciations qu'on venait lui faire souvent sur mon compte et je restai toujours dans le quartier derrière l'École de Médecine parce que je savais qu'il ne m'arriverait rien de désagréable sans être prévenu. Mais, un jour, à un au et demi de distance environ, le commissaire me fit appeler chez lui. « Je n'y tiens plus, me dit-il, il faut que vous quittiez le passage de la cour de Rohan où votre laboratoire est placé. Jusqu'ici j'ai résisté à toutes les dénonciations, mais elles se multiplient et elles s'aggravent ;

hier, des femmes du quartier sont venues me dire qu'on avait vu des gens qui, le soir, dans l'obscurité, apportaient des enfants dans des sacs. » Voilà donc toutes les difficultés auxquelles on est en butte, les difficultés devant lesquelles il faut reculer. On voit ainsi les ennuis qu'il faut essuyer et on comprend que ces ennuis qui, en commençant, peuvent être un stimulant, puissent fatiguer et faire naître le découragement. Aujourd'hui, il faut espérer que toutes ces histoires seront reléguées dans les temps fabuleux de la physiologie et que les jeunes gens qui voudront cultiver cette science trouveront dans les établissements de l'État des laboratoires où ils pourront étudier sous la direction d'un professeur et en dehors des préjugés des gens du peuple et des utopies des protecteurs d'animaux.

D'après tout ce que nous avons dit, on voit que les écueils de toute espèce auxquels l'étude de la physiologie est exposée, en font la science la plus complexe et la plus difficile qu'on puisse imaginer.

Cette multiplicité des écueils de la biologie devient un argument contre la possibilité de la médecine expérimentale. « Comment, disent certains médecins praticiens, peut-on imaginer que la médecine devienne jamais une science ? »

De ce que la médecine est aujourd'hui dans l'empirisme, ce n'est pas une raison pour qu'elle n'arrive pas à être une science. Toutes les sciences sans exception ont commencé par l'empirisme et cela ne peut pas être autrement.

Il en est qui disent que la médecine est un art et ne deviendra pas une science, que tout ce que nous avons appris, ce n'est que par hasard. Mais c'est le raisonnement et la manière dont on met ces matériaux en œuvre qui n'est plus de hasard.

La médecine, en un mot, est une science des plus complexes, mais elle ne diffère pas des autres sciences, si ce n'est qu'elle arrivera plus tard.

La médecine expérimentale n'est pas destinée à se développer tout d'une pièce sur tous les points à la fois. Toutes les sciences sont dans le même cas. Dans toutes les sciences, il y a des parties obscures où l'application n'est pas encore possible.

En résumé donc, la médecine ne diffère réellement pas des autres sciences ; elle arrive au milieu de ces écueils ; elle réalise chaque jour des progrès quoiqu'elle soit encore bien loin d'un état scientifique quelconque.

La médecine expérimentale n'est que l'expression évolutive de cette science et quels que soient les difficultés et les écueils il faut avoir foi dans la science. Dans toutes les sciences, il y a encore aujourd'hui de l'empirisme et de la science. Dans la médecine, il y a beaucoup plus d'empirisme que dans les autres science; c'est en rapport avec la complexité de la science.

Chapitre XVI
Principes généraux
de la médecine expérimentale

1°
Distinction des principes des théories scientifiques.

Les *principes* sont immuables ; les *théories,* qui peuvent se traduire en des formules générales auxquelles on donne souvent le nom de lois, sont changeantes. (Exemple . loi de Mariotte, c'est une loi expérimentale qui n'est pas aussi généralement vraie qu'on l'avait cru.)

Nous pourrons donc changer de théories en médecine expérimentale ; mais nous ne devrons *jamais changer de principes.*

Il y a dans les sciences des *principes* et des *théories ; il* ne faut pas confondre ces deux choses, Les principes sont fixes et immuables; ce sont des axiomes ; ce sont des vérités absolues et intérieures dont l'esprit a en quelque sorte conscience parce qu'elles expriment des rapports ou des relations que l'esprit ne saurait concevoir autrement.

Les théories, au contraire, sont des vérités relatives et extérieures, c'est-à-dire que l'esprit ne répugne pas à concevoir que les choses puissent se passer autrement. Les théories sont relatives à l'état de nos connaissances et elles varient, ainsi que nous l'avons vu, suivant l'avancement de nos connaissances tandis que les principes ne varieront jamais [1].

---

1 Les théories médicales et les théories physiologiques doivent donc être variables

(Voir à ce sujet dans mon *Introduction.)*

Il entre dans notre programme :

1° d'énoncer et d'établir d'abord les *principes* sur lesquels la médecine expérimentale, suivant nous, doit être fondée et,

2° d'exposer les *théories physiologiques,* telles que l'état actuel de la physiologie nous permet de les construire et, sous ce rapport, nous devrions émettre des théories nouvelles et plus larges que celles qu'on fait habituellement, en les basant sur les phénomènes physiologiques actuels ;

3° d'analyser les maladies physiologiquement, en attendant que nous puissions les faire rentrer dans la physiologie elle-même et de comprendre ainsi la théorie médicale dans la théorie physiologique.

Principes de la médecine expérimentale

La médecine expérimentale est fondée sur deux espèces de principes : les uns qui sont *généraux,* et qui sont ceux de toutes les sciences expérimentales en général, les autres, qui sont spéciaux et qui sont *particuliers à* la médecine expérimentale.

2°
Principe général du déterminisme.

Le premier principe des sciences expérimentales est le déterminisme.

Dans les phénomènes de la vie il y a un déterminisme aussi absolu que dans les phénomènes des corps bruts.

Cherchons dans l'histoire de la médecine ; nous voyons des systèmes, des doctrines, des théories. Mais il faut, au milieu de cette évolution chercher le principe sur lequel doit reposer la médecine scientifique : c'est le *déterminisme.*

Le déterminisme est le principe absolu de toute science ; sans lui il n'y a pas de science.

La médecine, comme toutes les sciences expérimentales, est

et mobiles.

fondée sur le *déterminisme* des faits et leur mesure [1]. On ne comprendrait pas en effet des sciences qui fussent fondées sur un principe différent.

Pour les sciences des corps bruts ce principe ne fait aucune difficulté ; mais, pour les sciences vitales, il peut, au premier abord, sembler qu'il en soit différemment parce qu'on croit généralement que la vie peut s'opposer *à* l'expérimentation précise et au déterminisme des phénomènes chez les êtres vivants.

C'est suivant moi, une grande erreur que je tiens à dissiper, car je soutiens et espère démontrer que la vie, quelle que soit l'idée qu'on s'en fasse, ne s'oppose pas à l'application de l'expérimentation et à l'existence du déterminisme chez les êtres vivants.

J'ai développé cette idée importante *à* notre point de vue, dans un article de la *Revue des deux mondes,* dans mon *Introduction,* mais je veux résumer ici ce que nous entendons exactement comme *déterminisme.*

On nous a reproché d'avoir employé un mot nouveau, le *déterminisme,* mot malsonnant.

On m'a beaucoup critiqué sur ce mot : *déterminisme.* Les uns m'ont dit que c'était un mot barbare que je forgeais inutilement. Je dois dire tout d'abord que J'ai employé ce mot pour dire tout simplement que tout phénomène de la nature avait ses *conditions déterminantes.* Mais j'ai vu ensuite que je n'étais pas l'inventeur du mot. Il se trouve donné, dans le dictionnaire de Bouillet, comme synonyme de fatalisme. Or, je l'emploie dans un sens opposé. Mais, quoi qu'il en soit, voici ma pensée [2] :

Je pose comme un principe scientifique que personne ne contestera, je pense, que dans les phénomènes de la nature brute ou vivante, il n'y a pas *d'effet sans cause,* c'est-à-dire que quand un phénomène apparaît, c'est qu'il y a en une condition *déterminante*

---

1 *Les phénomènes de la vie ont leur déterminisme et leur mesure.* Définir mon déterminisme et parler des instruments enregistreurs. Marey rendra service sous ce rapport. Mais on ne mesure que l'expression vitale, et non la vie elle-même. Ce qui est dans l'œuf ne se mesure pas, ne se pèse pas, jusqu'à présent nous ne mesurons que le phénomène apparent. Marey est un mécanicien, Comme Haller, et rien de plus. Tout ce qu'il dit est dans Hale et Sauvage. Rappeler ici ces auteurs qui mesuraient géométriquement.
2 Voyez *Revue des deux Mondes.*

de cette manifestation. Hé bien ! je dis : le savant n'a pas d'autre objet que de chercher à connaître cette condition déterminante, afin de régler ensuite le phénomène à son gré, ou, en d'autres termes et d'une manière générale, le savant doit rechercher le *déterminisme* des phénomènes qu'il observe. Fallait-il dire le *conditionalisme* ? J'avoue que j'aurais reculé. Mais, employez le mot que vous voudrez, la chose essentielle est de savoir qu'il faut distinguer dans tout phénomène ces deux choses.

La connaissance du déterminisme conduit droit au traitement rationnel et précis.

Le *déterminisme*. Caractères, la médecine expérimentale.

L'indéterminisme. Caractères, la médecine empirique.

Il faut que le médecin sache bien qu'il y a une raison pour que les choses se passent ainsi qu'il les voit se passer et qu'il s'habitue à remonter jusqu'au *déterminisme* des choses. Si son esprit prend un autre pli et dit : les choses sont comme elles sont, tantôt d'une façon, tantôt d'une autre, il n'y a qu'à le constater et voilà tout : c'est *l'empirisme* ; une fois ce pli de l'esprit pris, il n'y a, plus moyen d'en sortir. Tandis que si on sait qu'il y a un déterminisme, on le cherche. Or, il ne peut pas ne pas y avoir de déterminisme, car admettre qu'une chose se passe de même dans des cas différents et différemment dans des cas semblables, c'est absurde, c'est admettre des effets sans cause ; c'est nier la science. Il faut insister sur ces idées et bien montrer comment le *déterminisme* est opposé à *l'empirisme*. L'empirisme n'est pas le fatalisme, ne pas confondre causes et conditions.

3°
Le déterminisme irréductible
donne la limite de la science.

Les limites de la Science sont les mêmes pour les corps bruts et pour les corps vivants. Jamais nous ne saisissons les causes premières, pas plus dans les uns que dans les autres, et ce serait chimérique de les poursuivre.

Cependant, nous devons pousser la recherche des causes

prochaines aussi loin que possible et nous arrêter seulement quand nous arrivons à un *déterminisme sourd* qu'il est impossible de pousser au delà [1].

Ainsi, quand on constate, dans une maladie parasitaire, le parasite qui engendre la maladie, la question d'histoire naturelle peut être jugée, mais le problème scientifique n'est pas poussé jusqu'où il peut aller. Il faut déterminer le mécanisme de la maladie, afin de pouvoir l'empêcher d'arriver, même en la présence du parasite ; autrement, si on s'arrête à la constatation du parasite, on ne fait, en quelque sorte, que faire de la science d'observation.

De même, dans les maladies virulentes, déterminer le mécanisme spontané et le mécanisme de l'inoculation.

4°

Les principes de la méthode expérimentale
sont les mêmes dans toutes les sciences.

La méthode expérimentale s'applique toujours de la même manière et suivant les mêmes principes, quelle que soit la science que l'on considère, soit des corps bruts, soit des corps vivants. Ce qui ne veut pas dire que les phénomènes des corps vivants sont identiques à ceux des corps bruts. Bien loin de là, mais c'est seulement la méthode d'investigation qui reste la même.

Mais il ne suffit pas d'avoir énoncé les principes qui servent de guide à la médecine expérimentale, il faut les appliquer et développer notre programme qui sera l'objet de toute notre vie.

C'est ce que nous indiquerons dans le chapitre suivant.

Chapitre XVII
Principe spécial et fondamental
de la médecine expérimentale

1°

---

1 Ainsi l'oxyde de carbone. Développer mes idées à ce sujet. Faire des expériences démonstratives.

La physiologie est la base de la médecine [1].

Le principe fondamental de la médecine expérimentale est d'admettre comme un axiome que la médecine expérimentale repose sur la physiologie expérimentale, d'où il suit que l'explication de tous les phénomènes pathologiques doit être déduite des mêmes lois qui régissent les phénomènes normaux de la vie. Nous nions donc l'autonomie de la médecine, de la pathologie et de la thérapeutique, comme étant distinctes scientifiquement de la physiologie, Il n'y a pas deux sciences, l'une de la santé : physiologie, l'autre de la maladie : *médecine* ; il n'y a qu'une seule et même science : médecine exp*érimentale,* qui comprend les phénomènes de la vie à l'état de santé et à l'état de maladie.

2°
Tout ce qui est vrai en physiologie
est vrai en pathologie, et vice versa.

Tout ce qui est vrai en physiologie est vrai en pathologie et vice versa, en effet, la pathologie ou l'état morbide ne crée rien ; j'ai

---

1 Il ne suffit pas qu'un médecin fasse des expériences pour faire de la pathologie *expérimentale, de* la thérapeutique expérimentale, de la médecine expérimentale en un mot. En effet les expériences *empiriques ressemblent* aux expériences scientifiques et on ne fait de la médecine expérimentale que quand on fait des expériences en suivant la méthode expérimentale et le principe de la méthode expérimentale. Or, on fait de la pathologie expérimentale quand on montre expérimentalement que la maladie et l'état de santé sont régis par les mêmes lois. On fait de la thérapeutique expérimentale quand on montre que les actions toxiques et médicamenteuses rentrent dans les actions physiologiques. On fait donc de la médecine expérimentale quand on réduit la médecine à la physiologie, par conséquent la *première chose* est *d'être physiologiste.* (Les médecins qui se réunissent pour faire des sociétés de thérapeutique expérimentale n'aboutiront à rien de scientifique, parce qu'ils ne sont pas dans ces idées ; ils sont empiriques au fond ; cela peut toujours être utile.) Il ne suffit pas non plus de chercher à appliquer les expériences du physiologiste aux explications médicales des maladies, comme le fait SÉE. Il faut montrer que la loi pathologique et physiologique est la même. Voir mon cahier de médecine expérimentale, rapport des phénomènes physiologiques, pathologiques et thérapeutiques. Il faut faire sans doute des analyses physiologiques des maladies, en attendant mieux. Mais, le but, c'est de réduire la médecine et la physiologie en une seule science et d'agir à l'aide de la connaissance de l'action des modificateurs, médicaments.

montré cela pour le sucre.

Il faut répondre aux médecins qui vous disent .« Expliquez-moi la variole », que leur question est absurde et conclure qu'il y a des choses ignorées en physiologie et que la variole, la rougeole, etc. répondent à des choses que nous ignorons en physiologie et que nous devons par conséquent ignorer en pathologie [1].

Les tissus hétéromorphes, qui étaient une objection, n'en sont pas. Ce sont des néoplasies détraquées ou des parasitismes. Tout cela existe physiologiquement.

Virchow a calqué l'histogénèse pathologique sur l'histogénèse normale, c'est-à-dire il a fait tout rentrer dans les théories cellulaires.

Voir ce que j'ai dit à ce sujet dans mon cours de 1860, dans le *Médical Times*.

L'avortement est un état naturel chez les kanguroos et une maladie chez les mammifères élevés et chez les femmes.

3°

C'est seulement par nécessité pratique que la physiologie
et la pathologie se sont développées séparément.
Il faut les réunir scientifiquement

Ce n'est que par nécessité que la médecine et la physiologie se sont développées séparément.

Mais il est impossible, s'il y a jamais une science médicale, qu'elle ne soit pas fondée sur l'état normal, c'est-à-dire sur la physiologie ; autrement il faudrait admettre qu'il y a une physiologie normale et une physiologie pathologique en médecine, ce qui équivaudrait à dire cette absurdité, qu'il y a une mécanique pour détruire les maisons et une autre mécanique pour les construire.

Il faut donc reconnaître qu'il n'y a qu'une science et que l'état pathologique n'est qu'une déviation de l'état normal ou physiologique.

---

1 Voir les rapports des phénomènes physiologiques, pathologiques et des toxiques dans mon cahier de médecine expérimentale, où sont développées mes idées sur la similitude de la physiologie et de la médecine. (Faire dans le cours des expériences démonstratives de ces rapports.)

4°

Les lois physiologiques et les lois pathologiques
sont les mêmes.

Les lois physiologiques doivent comprendre les phénomènes à l'état normal et à l'état anormal ou pathologique.

Il est très difficile, sinon impossible, de poser les limites entre la santé et la maladie, entre l'état normal et l'état anormal. D'ailleurs, les mots *santé* et *maladie* sont très arbitraires. Tout ce qui est compatible avec la vie est la *santé* ; *tout* ce qui est incompatible avec la durée de la vie et fait souffrir est *maladie*.

(La définition de la maladie a épuisé les définisseurs.)

Aujourd'hui, nous ne possédons pas encore de véritables lois physiologiques. Nous ne pouvons faire que des soudures entre la physiologie et la pathologie. Mais c'est déjà quelque chose ; c'est une transition qui fait qu'on ne considère plus la physiologie comme une science étrangère à la médecine.

Mais souvent les médecins s'écrient :« En expliquant les maladies par la physiologie, vous leur enlevez leur caractère, leur essence» ; ils ont raison ; on enlève à la maladie sa forme évolutive, on n'en explique que les phénomènes détachés. Cependant cette essence morbide, comme l'intermittence dans la fièvre par exemple, est un phénomène physiologique que nous ne connaissons pas encore.

Il en est de même pour l'action des médicaments ; ce sont des actions physiologiques. De même pour les idiosyncrasies entre les mêmes individus et les individus différents, entre les animaux d'espèces différentes pour l'aptitude aux venins, ce qui rend les études pathologiques expérimentales si difficiles.

Tout cela est physiologique.

Tout cela est constitué par des *degrés* qui font tout en biologie.

Par conséquent, les lois qu'il faut chercher en physiologie sont des lois qui renferment à la lois l'état normal et l'état pathologique ; c'est alors seulement que ce sera la vraie science biologique. Autrement nous n'avons encore que des fragments.

La santé et la maladie ne sont que des expressions différentes d'une même loi.

Chapitre XVIII
Bases théoriques
de la médecine expérimentale

1°
Les bases théoriques de la médecine expérimentale
sont les bases théoriques de la physiologie expérimentale.

Le point de vue actuel de la médecine expérimentale, c'est-à-dire les bases théoriques sur lesquelles la médecine expérimentale cherche à s'appuyer, doivent être précisément les mêmes que celles de la physiologie expérimentale, et cela se conçoit puisque la physiologie, ainsi que nous l'avons dit, doit servir de base à la médecine expérimentale.

Il s'agira donc d'établir actuellement quel est ce point de vue théorique commun à la physiologie et à la médecine. Ce point de vue, ainsi que nous le savons, ne peut représenter que l'état actuel de la science ; il ne saurait être immuable et il pourra changer avec les progrès de la science, ainsi que c'est le sort de toutes les *théories*.

Mais ce qui ne variera jamais pour nous, c'est le *principe*, qui consiste à toujours chercher les mêmes explications aux phénomènes physiologiques et aux phénomènes pathologiques.

Le point de vue actuel des théories physiologiques et médicales a été amené par le progrès de la science biologique. Ce point de vue a donc déjà changé et il se modifiera encore.

2°
Aperçu historique sur les théories
physiologiques et médicales.

Cela nous amène à donner un aperçu historique sur les divers points de vue qui ont existé en physiologie et en médecine avant le temps actuel.

Conception générale et nouvelle

de l'organisme sain ou malade

La science antique considérait l'organisme vivant comme un tout doué d'une force individuelle et propre [1] [2].

Pour Hippocrate cette force était la *nature,* aussi a-t-on donné à sa médecine le nom de *naturisme (V. Guislain.) Galien.*

Pour Stahl, cette force est *l'âme : animisme.* Van Helmont divise cette force en archées secondaires, mais toujours animisme.

1° *Théorie d'une force générale.*

Plus près de nous, nous avons le *vitalisme,* c'est-à-dire une force vitale. Enfin, les propriétés vitales. (Lire tous ces auteurs pour me faire une idée exacte (Stahl, Barthez, Bordeu, Sauvage. Bichat est encore vitaliste.)

Vues modernes.

Enfin, notre époque a compris que ces vues et ces systèmes *d'animisme* et de *vitalisme* ne résolvaient rien. Elle a étudié les parties les plus cachées de notre organisation, y a pénétré par une analyse de plus en plus profonde et a vu que les manifestations de la vie n'étaient que l'expression des propriétés, des ressorts cachés de notre corps, comme les mouvements extérieurs d'une machine ne sont que l'expression des propriétés des ressorts cachés qu'elle renferme. La *vie* individuelle n'est que l'expression de l'ensemble qui résulte de l'arrangement et du nombre des parties actives, De

---

1 C'était comme une planète qui ne recevait que les influences extérieures, d'où médecine hippocratique.

2 Il faut donner un aperçu historique sur les diverses manières dont on a compris, depuis les temps les plus anciens jusqu'à nos jours, l'organisation, les organes, les appareils. Comment on a compris la médecine et la thérapeutique, comme sciences séparées. Comment on a compris en un mot : la vie, la mort, la maladie, la guérison, la santé, pour arriver à dire comment cri doit les concevoir aujourd'hui.

Cet historique montrera que la science s'est fondée successivement et que le point de vue actuel et moderne de la médecine expérimentale n'est que le fait même de l'évolution naturelle de la science.

Ces idées se sont développées de toutes parts à la fois. J'ai développé, en 1859 l'idée qu'il faut tout ramener à l'élément *(Médical Times),* pendant que M. Virchow, à Berlin, faisait ses leçons sur la pathologie cellulaire. Cependant mes idées diffèrent de celles de Virchow, car il a voulu plutôt appliquer la théorie cellulaire à la pathologie, qu'expliquer les maladies. C'est plutôt un anatomiste qu'un physiologiste.

sorte que, pour comprendre la vie de cette machine vivante, il faut descendre dans son intérieur et voir l'agencement de toutes ces parties qui vivent en nous. En un mot, nous ne sommes que des animaux composés de parties vivantes élémentaires ou d'organismes plus simples.

3°
Point de vue actuel
de la physiologie et de la médecine.
Les éléments organiques.

Tout se ramène à l'élément.

Or la science moderne[1] a montré clairement que c'est toujours à cet élément ou à cet organisme élémentaire qu'il faut arriver, si l'on veut comprendre les phénomènes de la vie dans l'ensemble et que c'est toujours sur cet élément qu'il faut agir si l'on veut modifier l'ensemble.

En conséquence tout agit finalement sur un milieu intérieur, qui est plus ou moins indépendant du milieu extérieur. C'est le milieu intérieur, que j'ai signalé le premier, qui a depuis longtemps montré qu'il fallait s'en référer aux parties plus simples et non au corps entier pris en masse.

Prendre mon historique de mes leçons à la Sorbonne.

(Territoire des cellules.)

Historique de l'anatomie générale qui sera bien placé ici.

La médecine scientifique moderne est donc fondée sur la connaissance de la vie des éléments dans un *milieu intérieur ;* c'est donc une conception différente du corps humain. Ces idées sont de moi et c'est là le point de vue essentiel de la médecine expérimentale. C'est la seule chose que je veuille démontrer dans mes ouvrages et dans mon enseignement. Mais, je le répète encore, ces idées nouvelles et ce point de vue nouveau, je ne les ai pas

1 Prendre ici ce que j'ai dit pour la physiologie générale ; cet exposé est très clair; il n'y aura qu'à l'appliquer plus spécialement à la médecine et à l'action des médicaments surtout.
Il faudra longuement développer ces idées, et c'est à ce propos que je parlerai de J'autonomie, et que je les discuterai, et que je les démontrerai expérimentalement.

inventés dans mon imagination, ni créés de toute pièce. Ils se sont montrés à moi, comme étant le résultat pur et simple de l'évolution de la science et c'est ce que j'espère bien prouver. D'où il résulte que mes idées sont bien plus solides que si elles étaient une vue purement personnelle.

Les progrès de la science de l'organisation ont en effet amené des idées nouvelles, qui doivent actuellement servir de point de départ et de base à la médecine moderne. Ce sont ces bases que je veux établir, telles que je les conçois, et ce sont là les bases sur lesquelles doit s'édifier la médecine expérimentale.

Chapitre XIX
Bases théoriques
de la médecine expérimentale
(suite)

1°
Point de vue du milieu extérieur et du milieu intérieur.

La médecine antique, avons-nous dit, considérait l'organisme en bloc, comme une sorte de planète vivante, qui accomplissait les phases de sa vie dans le milieu cosmique extérieur. La médecine moderne, au contraire, étant arrivée à la conception des éléments organiques qui, par leur réunion, forment l'organisme total, doit, pour comprendre la vie de ces éléments, concevoir l'existence d'un *milieu intérieur, ou* organique. C'est là une conception toute moderne sur laquelle il importe d'insister.

Point de vue actuel de la médecine expérimentale

J'ai dit [1] : si la médecine scientifique antique ou hippocratique

---

1 La médecine antique est fondée sur la connaissance de la vie du *corps total* de l'homme soumis aux influences du milieu *extérieur*.
La médecine moderne est fondée sur la connaissance de la vie *des éléments du corps,* soumis aux influences du *milieu intérieur.*

est fondée sur la connaissance de la constitution et de l'influence du milieu extérieur, la médecine scientifique moderne ou expérimentale est fondée sur la connaissance de la constitution et de l'influence du milieu intérieur. Quant à la médecine empirique, elle ne peut être fondée sur rien, ou plutôt sur la base incertaine de la statistique. Elle constate sans expliquer et n'a besoin de recourir à aucune étude pour voir la raison des choses; elle n'a ni théorie, ni système.

La médecine antique est fondée sur la connaissance de l'influence du milieu extérieur cosmique, pour la production des maladies, la conservation de la santé et son rétablissement.

Prouver cela par une analyse d'Hippocrate, de Littré.

Conception de l'organisation du milieu intérieur

D'après ce que nous avons dit précédemment nous avons trois choses à considérer :

1º *Les éléments histologiques* et leurs propriétés spéciales

2º *Le milieu intérieur,* au sein duquel ils accomplissent leur vie et leur évolution ;

3º *L'organisme* qui résulte de l'arrangement ou du groupement spécifique des éléments organiques et des milieux pour constituer les tissus, les organes, les appareils et le corps vivant, dont toutes les parties sont reliées dans une harmonie et une réciprocité d'action, que le médecin ne doit jamais perdre de vue.

Nous avons donné dans le dernier chapitre des idées générales sur les éléments anatomiques qui entrent dans la composition du corps, nous entrerons maintenant dans l'analyse des différentes fonctions et des différents phénomènes des corps.

Généralités sur les éléments organiques et le milieu intérieur organique

J'ai défini la vie, *la création.* La vie, c'est la création des éléments organiques, du milieu intérieur et de l'organisme total.

Claude Bernard

On dira peut-être : rien ne se crée, et cela est vrai au point de vue des corps simples en chimie, c'est-à-dire au point de vue de la matière, mais l'arrangement se crée et se communique. Jusqu'à présent on n'a pu donner la vie à la matière brute ; la vie a toujours été communiquée par des particules déjà vivantes qui ont attiré à elles des parties minérales pour en constituer les organismes vivants. Quand on parle de la génération spontanée, on dit des absurdités, quand on sort des termes de l'expérience. En effet, qu'il croisse des êtres vivants dans des matières vivantes, c'est tout simple, mais il faut qu'il naisse des êtres vivants des matières minérales pour expliquer le monde. Or, c'est ce qu'il faut démontrer. Buffon avait raison de dire qu'il y a une matière qui se trouve chez les êtres vivants, et pas ailleurs. Cette matière, cet élément, c'est la cellule.

Quant nous assistons à l'origine d'un être vivant, dans l'état actuel de la Science, nous n'avons qu'un seul élément histologique, une cellule ; c'est la cellule primitive ou *l'ovule*. Cette cellule est plongée dans un *milieu organique,* qui est un produit de l'organisation matérielle. Ce milieu organique de l'ovule, chez les mammifères, est le liquide de la vésicule de Graaf, puis le liquide qui imprègne la surface utérine, où l'œuf doit se greffer. Pour les oiseaux et pour les poissons, le milieu est le jaune d'œuf. Cet ovule, plongé dans son milieu intérieur, est en communication avec le milieu extérieur à travers la coque de l'œuf et fait son échange directement dans l'air ou dans l'eau pour les oiseaux et les poissons, dans les liquides maternels, pour les mammifères.

De cette cellule primitive, par les progrès de l'évolution, il se forme de nouvelles cellules, qui donnent naissance aux éléments organiques divers, aux tissus, aux organes, aux appareils.

Esquisser la théorie cellulaire, ne pas l'admettre comme les Allemands (le blastoderme des insectes s'y oppose).

À mesure que l'être se développe, la *différenciation* des éléments s'opère d'autant plus que l'être est plus élevé.

Le milieu intérieur, qui est le liquide nourricier, est aussi formé par l'organisme et d'autant plus parfait que l'animal est plus élevé.

Nous voyons alors ce milieu intérieur présenter des propriétés de température, de pression, des irrigations se faire, etc. Tableau général de l'organisme.

Les éléments organiques sont alors protégés dans l'organisme comme dans une serre et alors il y a un déterminisme dans chaque phénomène.

Nous avons alors des *mécanismes à* l'aide desquels les éléments vivent, meurent, se renouvellent.

C'est là toute la base de la nouvelle médecine. Il faut connaître le milieu intérieur et savoir comment les organismes élémentaires y vivent. Tout est là.

Ce milieu a des propriétés déterminées et chaque phénomène vital répond à ces propriétés physico-chimiques. Ce *déterminisme* effraye, parce qu'on s'imagine qu'en montant successivement l'analyse, cri arrive à la négation de la liberté.

C'est un *fantôme auquel* nous ne devons pas nous arrêter ; nous ne devons voir que la réalité.

En résumé, c'est dans le milieu intérieur, c'est-à-dire au contact des éléments organiques et des agents, que se passent toutes les actions *physiologiques, pathologiques* et *thérapeutiques ;* c'est là où réside la médecine moderne.

C'est là son champ d'études et quand le médecin connaîtra le mécanisme de ces actions, il aura une *science certaine.* Seulement, il faut le reconnaître, cette science est des plus complexes ; il y a les *transports* du milieu intérieur qui peuvent éprouver beaucoup de complications, car les vaisseaux, les nerfs, sont les intermédiaires nécessaires ; la circulation et l'innervation ne sont que des appareils surajoutés. (Lire et remettre là tout ce que j'ai dit sur le milieu intérieur.)

D'après ce qui précède, la science moderne se fait des idées bien différentes *des mécanismes de la mort et des mécanismes de la vie.*

Les anciens pensaient que c'était une force qui s'envolait. On a ensuite cru que c'était un organe essentiel à la vie qui cessait de fonctionner et il est singulier que Bichat n'ait pas été logique, en ce sens qu'il n'a pas fondé son mécanisme de la mort Sur la perte des propriétés des tissus, mais sur la cessation d'action des organes.

Moi, je place le mécanisme de la vie et de la. mort dans le milieu intérieur. La vie n'est entretenue que par les propriétés élémentaires et la mort arrive *toujours et exclusivement par la cessation des propriétés d'un ou de plusieurs éléments histologiques.* C'est ce que je prouverai surabondamment dans la suite.

Tout, en définitive, doit aboutir à donner les mécanismes :

- *de la vie,*

- *de la maladie,*

- *du retour à la santé ou* guérison,

- *de la mort.*

Je prouverai aussi qu'il n'y a pas d'actions locales, qu'elles sont toutes générales, mais agissant suivant des degrés différents.

En résumé :

Nous avons posé le principe et le terrain d'étude de la médecine moderne expérimentale. Il faut descendre expérimenter sur les éléments. Il faut étudier les éléments et leur milieu intérieur.

Le point de vue est nettement posé, nous n'avons plus que son étude à entreprendre.

Chapitre XX
Programme de la médecine expérimentale

1° Résumé.
Conception générale de la médecine expérimentale.

D'après tout ce qui a été dit, nous pouvons maintenant nous faire une idée claire et avoir une conception nette de la médecine expérimentale. Elle doit descendre dans le milieu intérieur, pour agir sur les éléments organiques ; c'est là son théâtre. C'est pourquoi j'ai écrit : la médecine expérimentale est fondée sur la connaissance du milieu intérieur, tandis que la médecine antique était fondée sur la considération du milieu extérieur.

La médecine expérimentale est la science analytique des maladies. Elle les ramène aux mêmes lois qui régissent les phénomènes physiologiques et elle agit sur elles en portant scientifiquement les actions thérapeutiques dans le *milieu intérieur* [1].

1 J'aurai plus tard à faire un formulaire de *médecine expérimentale. Ce* sera un

En un mot la médecine expérimentale est la médecine qui *agit* (*mais qui agit scientifiquement et non empiriquement*) tandis que la médecine d'observation est la médecine qui *contemple*. *Mais il* ne suffit pas pour faire de la médecine expérimentale de recourir à l'expérimentation comme paraissent le croire certains médecins (Sée) (car l'expérimentation peut être empirique et non scientifique [1] ; il faut pour faire de la médecine expérimentale maîtriser l'organisme, *agir sur lui*. C'est là le but, parce que c'est là le caractère des sciences expérimentales.

Or, l'action sur l'organisme vivant ne peut devenir scientifique que par le *déterminisme,* c'est-à-dire cri prouvant que l'expérimentation est déterminable dans les corps vivants comme dans les corps bruts et que la vie n'y change rien. (Voir *Introduction.*)

Pour atteindre le déterminisme dans les êtres vivants, le physiologiste ou le médecin doit porter son action sur les éléments organiques et non sur l'organisme entier.

En effet, si le médecin considérait l'organisme comme un tout indivisible et qu'il voulut agir sur lui, il verrait qu'il n'agit pas cons*tamment* et qu'il y a même d'assez nombreuses exceptions. Le médecin arrive alors à de la statistique appliquée au microcosme organique. Un remède, par exemple, étant administré à un individu n'agit pas constamment ; il y a des cas où il n'agit pas. On peut dire sans doute que ce médicament a été porté dans l'organisme dans tous les cas, mais la question n'est pas là, car ce n'est pas sur l'organisme que le médicament agit, mais bien sur un élément formulaire scientifique fondé sur des expériences pour connaître l'action des *médicaments* sur les éléments anatomiques. Ce formulaire devra introduire une révolution dans la médecine parce qu'il considèrera la thérapeutique comme une science expérimentale précise.

Dans ce formulaire, il faudra examiner les précisions que l'on peut *mettre* dans l'action des médicaments quand on choisit bien les voies d'absorption. Il faudra tâcher d'introniser la voie d'absorption par les poumons chez l'homme, c'est la meilleure voie, même meilleure que la tissu cellulaire sous-cutané ; réfléchir à ce formulaire.

[1] Une science dite expérimentale ne réside donc pas dans l'emploi de l'expérimentation, pas plus qu'une science dite d'observation ne se caractérise par l'emploi de l'observation (car l'observation peut aussi être empirique).

Qu'est-ce que la médecine expérimentale ? Ce n'est pas simplement une médecine qui recourt à l'expérimentation. Car l'empirisme recourt à l'expérimentation aussi. La médecine expérimentale est la médecine qui agit scientifiquement sur les phénomènes de la vie à J'aide de l'expérimentation.

Claude Bernard

organique. Or, il faut savoir si le remède a été dans tous les cas porté sur l'élément organique.

Évidemment non s'il n'a pas toujours agi, mais, s'il atteint l'élément, il agit *toujours* et s'il ne l'atteint pas, il n'agit jamais.

En résumé, le déterminisme ne peut exister que dans la *propriété* élémentaire quand on agit sur l'élément. Mais quand on se figure agir sur *l'organisme* entier, alors on a des exceptions qui ne peuvent pas permettre à la médecine d'aller au delà d'une science conjecturale. C'est à ce point de vue que sont la plupart des médecins praticiens ; ils considèrent l'organisme comme un tout et veulent agir sur lui, mais comme ils n'agissent pas toujours, ils se figurent que ces exceptions doivent exister et que le *génie abstrait* de *l'artiste* médecin consiste à prévoir ces exceptions et à les traiter autrement.

C'est là un point de vue faux. L'effort du médecin doit consister à arriver au déterminisme et il ne peut y parvenir qu'en s'adressant à l'élément qui réduit le problème à une seule propriété élémentaire et non à un ensemble complexe de propriétés.

Conclusion. - Il faudra ne pas perdre de vue que la médecine expérimentale a pour but d'étudier l'action intime des médicaments et poisons sur l'organisme par l'action primitivement portée sur l'élément. Il faudra tout subordonner à ce but.

L'action sur l'élément qui est le point initial permet ensuite de comprendre tout le mécanisme de l'action sur l'organisme. Exemple : curare, agit sur l'extrémité périphérique des nerfs moteurs ; tous les symptômes et le se déduisent ensuite de là. En effet, les nerfs respiratoires étant atteints, l'organisme meurt asphyxié. Mais si maintenant vous avez un organisme qui respire peu, le curare le tuera plus difficilement et il ne tuera pas l'organisme qui ne respire pas avec des nerfs moteurs. La différence du mécanisme vital explique la différence d'action du poison, car le poison fait mourir en brisant un mécanisme vital.

Pour atteindre l'élément et agir sur lui, il faut réglementer les phénomènes d'absorption et s'en rendre maître, afin de porter à son aide le médicament à des doses voulues dans le milieu intérieur.

Il faut distinguer deux choses dans cette action que le médecin peut exercer sur les êtres vivants :

1° *les propriétés organiques de l'élément*

2° *le mécanisme organique* auquel concourt ou que régit l'élément organique, l'élément étant toujours le phénomène initial.

Le point de vue de la médecine expérimentale sera donc de donner les moyens d'agir à volonté et scientifiquement sur les organismes vivants. J'ai commencé quelques tentatives à ce sujet dans mon volume des substances toxiques et médicamenteuses. J'ai retracé ces actions dans la *Revue des Deux Mondes*.

La médecine expérimentale est donc à proprement parler la science des modificateurs de l'organisme appliquée à la guérison des maladies.

Je dois donc donner les préceptes pour l'étude des modificateurs, tracer le cadre pour l'étude d'un certain nombre de médicaments et fonder par cela même la thérapeutique expérimentale.

*

* *

Nous avons, dans les premiers chapitres, tracé l'évolution de la médecine, afin de montrer que la médecine expérimentale n'était que le fait de l'évolution naturelle de la médecine. Nous avons ensuite voulu donner les caractères scientifiques de la médecine expérimentale.

Dans les derniers chapitres, nous avons abordé les principes et les *théories sur* lesquels repose la médecine expérimentale. Mais, on le conçoit, nous avons dû nous borner à des indications et à un simple énoncé afin de pouvoir tracer un conspectus général de la médecine expérimentale, telle que nous la concevons ; mais il faudra donner la démonstration de ces principes et de ces vues, que nous n'avons fait qu'énoncer.

Cela nous amène tout naturellement à donner le programme que nous devrons suivre dans nos études ultérieures.

2º Programme.

1º Démontrer la justesse des principes qui servent de base à la médecine expérimentale. Développer expérimentalement tous les détails que comporte la démonstration [1].

a) Pour les principes généraux de la médecine expérimentale démontrer que le déterminisme existe dans les êtres vivants par quelques expériences claires.

b) Pour le principe fondamental de la médecine expérimentale, démontrer les rapports des phénomènes physiologiques, pathologiques et thérapeutiques ou toxiques.

2° Une fois ces principes immuables établis, discuter les *théories actuelles,* sur lesquelles repose la médecine expérimentale et démontrer qu'elles rendent compte des faits connus [2].

a) Pour les éléments, expériences démontrant leur autonomie.

b) Pour le milieu intérieur, expériences choisies pour le démontrer.

3° Une fois que nous serons armés de nos principes et que nous aurons établi notre point de vue, il s'agira de procéder, à l'aide de ces *critérium, à* l'analyse physiologique des maladies, pour les ramener aux mêmes lois que les phénomènes physiologiques. Seulement, cette réduction ne saurait être faite aujourd'hui d'une manière complète. Mais nous avons des faits assez nombreux, où cette réduction peut exister, au moins en partie, pour nous autoriser à entreprendre notre œuvre d'une manière générale, tout en y laissant beaucoup de lacunes. Ce seront néanmoins des jalons précieux que nous poserons et le temps fera le reste.

Pour tracer ce conspectus analytique général nous devrions prendre un *cadre physiologique,* parce qu'en effet le médecin expérimentateur considère les maladies comme des *mécanismes,* de même qu'un physicien et non comme des *entités* naturelles, à la manière des naturalistes. Néanmoins, provisoirement, nous pourrons conserver les cadres nosologiques des naturalistes et des

1 L'exposition et la démonstration des principes de la médecine expérimentale seront pour un autre cours. Voir pour cette démonstration ce que j'ai dit dans mon cahier n° 2 de médecine expérimentale (p. 1), *des rapports des phénomènes physiologiques, pathologiques, toxiques et thérapeutiques. C'est de cette manière qu'il faudra traiter le sujet,* Cette étude est publiée en *appendice* dans ce volume.

2 Insister à ce propos sur les préceptes de critique expérimentale. Le raisonnement doit vivifier les faits et leur donner leur vraie signification. Vulpian expérimente bien, mais conclut faux : voir ce qu'il dit du curare à propos de la théorie des sécrétions. Les erreurs de Vulpian me serviront d'arguments pour prouver la nécessité de ramener l'expérimentation à des règles déterminées, pour qu'on se mette toujours dans les mêmes conditions.

anatomistes. En effet, il y a lieu même de ne pas les abandonner jamais complètement, car il faut toujours en revenir à la mort d'un élément, qui est une espèce de *parasite fixe* et qui donne à la maladie un aspect évolutif dans son mécanisme, qui a l'air de marcher spontanément par une influence mystérieuse vitale.

Dans cette analyse physiologique des maladies j'aurai toujours pour objet de démontrer que *les phénomènes physiologiques, pathologiques et thérapeutiques sont régis par les mêmes lois.* Exemples de ces rapprochements de la physiologie et de la pathologie. Les maladies existent physiologiquement à l'état rudimentaire :

1° La maladie n'est souvent qu'une exagération ou une diminution de l'état physiologique. Le sucre existe normalement dans l'urine mais en quantité infiniment petite, plus forte cependant pendant la digestion ; le diabète est un état physiologique chez le fœtus. De même pour l'albumine, elle existe normalement en quantité infinitésimale. La maladie n'est qu'une *exagération* de la faculté physiologique ; d'autre fois la maladie est une *diminution* de la faculté physiologique.

2° La maladie chez un être n'est souvent qu'une condition normale chez un autre.

Le chat a les reins gros normalement et l'urine albumineuse.

Le fœtus, id. L'avortement est un état normal chez les kanguroo. La gravelle est normale chez les reptiles.

Je ne pourrai pas démontrer cela pour toute la médecine sans doute, mais il suffira que je l'établisse dans un certain nombre de cas variés pour que ces démonstrations deviennent des jalons qui guideront ceux qui, après moi, se dirigeront dans cette voie de la médecine scientifique. Telle est donc la conception claire de mon enseignement de la médecine expérimentale . ramener la physio*logie*, la *pathologie* et la *thérapeutique* à constituer une seule science.

Je pense commencer ma démonstration par le système nerveux dans lequel j'ai des faits pour établir bien clairement les rapports des phénomènes physiologiques, pathologiques et thérapeutiques. (Cahier de médecine expérimentale n° 2) [1]. La fièvre qui a une

1 Ce cahier est rédigé et sera publié ultérieurement par nos soins.

Claude Bernard

si large part dans la pathologie est évidemment aussi un trouble nerveux, paralysie des nerfs vaso-moteurs, etc. La physiologie des nerfs vaso-moteurs devra englober un nombre considérable d'états morbides. Il faudra savoir ensuite comment le quinquina peut guérir la fièvre ; il n'agit pas sur la fièvre, mais sur une condition physico-chimique.

(Toutefois les conditions physico-chimiques n'agissent pas par elles-mêmes, elles provoquent la naissance de l'évolution d'un élément organique mort ou dénaturé qui causait la maladie. C'est ainsi qu'il doit y avoir au fond de toutes les explications physico-chimiques normales ou pathologiques, un phénomène vital spécial. C'est là le vrai vitalisme inductif qui doit servir de base à la physiologie et à la pathologie... C'est la force vitale médicatrice.)

En faisant mes démonstrations il y aura nécessairement un grand nombre de lacunes, soit qu'elles soient impossibles à combler dans l'état actuel de la science, soit que je n'aie pas eu le temps de les aborder bien qu'elles puissent être solubles. Je devrais avoir soin d'indiquer ces lacunes et de dire comment je pense que l'on pourrait attaquer ces questions encore incomplètes ou obscures. Ce sera pour les jeunes gens une pépinière de questions où ils pourront puiser des matériaux de travail. Il faudra donner ces indications dans le cours des démonstrations afin qu'en laissant le problème en place on en saisisse mieux le caractère et l'importance. Ce parti vaudra mieux que celui qu'a pris de Candolle de mettre ces problèmes en une série de questions à la fin de sa physiologie végétale. (Revoir comment de Candolle a disposé son questionnaire.)

Une maladie est un organisme élémentaire, un élément organique, un ferment qui meurt et renaît, ce qui donne à toutes les maladies un caractère organique évolutif.

On pourrait donc dire en généralisant ce point de vue que toutes les maladies sont au fond des maladies parasitiques, soit des maladies exo-parasitiques, c'est-à-dire produites par des parasites venus du dehors, gale, bactéridies, etc., ou endo-parasitiques ou parasites venus du dedans et, sous ce rapport, chaque élément organique peut être regardé comme un parasite, seulement c'est un *parasite fixe* au lieu d'être un *parasite libre*.

318

Dans les empoisonnements eux-mêmes, le poison agit sur un élément ce qui donne aussi à l'empoisonnement un caractère évolutif ou vital.

De l'action que l'on peut exercer sur la nature vivante.

J'ai dit bien souvent que la physiologie expérimentale veut modifier et régler les phénomènes vitaux : c'est là son caractère essentiel. Mais de quelle manière peut-on agir sur les êtres vivants ? Par les modificateurs qui les entourent, cela est évident. Toutefois, on peut distinguer plusieurs sortes d'influences ou d'actions que l'on peut exercer sur les êtres vivants. 1° On peut modifier l'être vivant dans sa constitution en agissant sur lui pendant son évolution, Sur les phénomènes de développement, au moyen des phénomènes de nutrition qui se confondent avec ceux de génération. On peut aussi essayer par le métissage d'arriver à créer des espèces nouvelles. Reprendre mes anciennes idées sur la possibilité de féconder artificiellement des animaux d'espèces différentes en changeant la nature des milieux dans lesquels la fécondité s'opère. Il faudrait aussi essayer d'agir sur l'œuf avec l'électricité, etc. Il y a là toute une voie d'expériences modificatives que l'on combinerait avec la sélection. Par des expériences de ce genre on doit pouvoir attaquer les questions *de l'espèce*. Mais je le répète, il faudrait peut-être pour cela agir sur l'œuf. Car si l'œuf, en vertu des empreintes qu'il a reçues avant la fécondation... on pourrait peut-être le modifier par cette voie. Maintenant, il faudrait savoir si la fécondation ne fait qu'imprimer à l'œuf un mouvement nutritif déterminé et si le développement sans fécondation serait possible dans des cas déterminés. Mais comment alors expliquer l'influence du père sur le produit de la fécondation ; car le père transmet ses qualités caractéristiques comme la mère. 2° Une autre voie d'action sur les êtres vivants consiste à agir non plus sur l'évolution, mais sur les phénomènes. C'est par les poisons et les médicaments introduits dans le milieu intérieur que l'on peut obtenir ces effets. C'est une action immédiate qui, en général, se traduit par une exagération ou une diminution d'action d'un ou plusieurs éléments organiques.

En résumé il y a deux grands ordres de phénomènes dans les êtres vivants :

Claude Bernard

1° phénomènes de création organique

2° phénomènes de destruction organique.

On peut agir sur l'un ou l'autre de ces deux ordres de phénomènes. Ces questions d'action du physiologiste sur les êtres vivants sont très importantes à considérer puisqu'elles sont le but même de la physiologie et de la médecine expérimentale.

Le but que je me propose dans toutes mes études physiologiques et médicales est d'agir sur les phénomènes de la vie par les modificateurs de toute espèce. Mais il faut non seulement constater l'action des modificateurs toxiques ou autres, mais il faut les manier commodément, en régler l'emploi par une absorption régularisée (trachée). Il ne faudra jamais perdre de vue le but de la physiologie et de la médecine expérimentale :

Conquérir la nature vivante ; agir sur les phénomènes de la vie, les régler, les modifier.

Entreprendre une, série d'études sur les modificateurs des êtres vivants. Déjà Edwards et d'autres ont traité de l'action des modificateurs physiques extérieurs ; moi je traiterai particulièrement des modificateurs intérieurs, poison, et surtout j'expliquerai l'action ; je ne la constaterai pas *empiriquement,* je l'expliquerai pour la gouverner.

L'action que l'on peut avoir sur les êtres vivants est très importante à considérer puisque c'est par là qu'on réalise le but de la physiologie et de la médecine expérimentale.

On peut distinguer trois manières principales d'agir sur les êtres vivants :

1° On agit par des modificateurs directs, poison ou médicaments. on agit alors sur *un élément* organique et l'effet produit est le trouble général que détermine la diminution, l'excès ou l'absence d'action de cet élément. (Exemple : curare, strychnine, antiar, venin de crapaud.) De cette manière, qui est la plus facile, on agit temporairement sur l'organisme. La médecine expérimentale, c'est-à-dire la thérapeutique, s'appuie sur le premier mode d'action. Il faudra pour cela bien régler l'absorption, les doses et les actions chez l'homme comparativement aux animaux. J'appellerai ces modes d'action : Action *temporaire sur le mécanisme vital troublé.*

2° On peut agir sur l'organisme entier d'une manière durable ou constante par l'action de modificateurs longtemps continuée par *hérédité,* par *sélection,* par *croisement ou* métissage, par *fécondation* naturelle ou artificielle. Par les fécondations artificielles on pourrait arriver à féconder des espèces différentes les unes des autres et à avoir des produits nouveaux qui ne reviendraient plus par atavisme aux espèces primitives.

3° Il faudrait aussi chercher à agir sur *l'œuf;* pourra-t-on produire des femelles et des mâles à volonté ? Pourra-t-on en faisant agir certains modificateurs sur les germes amener certaines modifications dans le produit ? Électriser l'œuf ? Pourra-t-on faire varier la taille de l'être ou même pourra-t-on aller plus loin ? Tenter des expériences dans cette direction.

4° On peut aussi agir sur les êtres vivants par *transformation* des forces qu'ils nous offrent. Ainsi il y a chez un animal, *force musculaire, force glandulaire, force nerveuse.* On peut transformer ces forces l'une dans l'autre. Ainsi sur une vache qui travaille, il y a peu de lait ; chez un cheval qui travaille beaucoup, des instincts vicieux ne se manifestent pas. (Voir pour ce mode d'action cahier des notes détachées n° 18. Sciences physiques et politiques.)

C'est la queue du chien d'Alcibiade. C'est l'attention des peuples tournée vers des préoccupations extérieures pour empêcher les fermentations intérieures, les émeutes. C'est le principe des diversions, des transformations. Dans les sciences on ne fait que transformer ce qui existe en quelque chose de meilleur ou de plus approprié au but qu'on se propose d'atteindre.

Développement du programme
de médecine expérimentale

1°
Le programme de médecine expérimentale doit être calqué
sur un programme de physiologie expérimentale.

Il ne saurait en être autrement puisque nous ne séparons pas la physiologie de la pathologie. Nous considérons la maladie comme une déviation de l'état de santé et nous voulons prouver que ce sont les mêmes lois qui régissent les phénomènes de l'organisme à l'état physiologique et à l'état pathologique. Donc la physiologie et la pathologie doivent être regardées comme ne formant qu'une seule et même science.

La physiologie et la pathologie se sont développées séparément comme deux sciences distinctes. Mais ce n'a été là qu'une nécessité de pratique et d'étude. Aujourd'hui la science doit réunir ce que la pratique avait d'abord séparé ; elle permettra ainsi à ces deux branches des connaissances médicales, la physiologie et la pathologie, de se donner un mutuel appui et de converger vers un même but, la guérison des maladies.

Toutefois cette fusion de la physiologie et de la pathologie ne saurait être faite d'un seul coup, et aujourd'hui on ne pourrait avec fruit substituer immédiatement une classification physiologique des maladies aux classifications des médecins naturalistes ou nosographes. Néanmoins nous devons tracer les premiers linéaments et poser les premiers jalons de cette classification, tout en nous servant en même temps dans les analyses physiologiques que nous ferons des maladies, des classifications des nosologistes, quelque variées et quelque imparfaites et discordantes qu'elles soient dans la plupart des cas. Au moins cela nous servira à nous entendre et à éviter le néologisme stérile. Nous garderons le langage de la vieille science tout en cherchant à marcher dans des voies nouvelles. Nous pourrons ainsi édifier avec le temps, sans faire table rase, sans rien détruire violemment. Suivant le précepte de Descartes, nous garderons notre ancienne cabane pour nous mettre à l'abri en attendant que nous ayons pu construire une meilleure habitation. C'est ainsi, selon moi, que doit être compris le progrès. Ce n'est point une démolition qui fait le désert et qui construit de toute pièce, mais c'est une transformation lente dans laquelle les nouvelles idées apparaissent en même temps que les anciennes disparaissent.

Il y a des maladies qu'on ne saurait rattacher à aucune fonction physiologique connue. Variole, rougeole, etc. Peut-être toutes les maladies parasitaires, virulentes, miasmatiques, sont-elles dans ce cas ? Ce sont des espèces de corps étrangers *sui généris* qui produisent de la part de l'organisme une réaction générale pour opérer l'expulsion du principe morbifique, suivant l'expression des anciens médecins. En effet on pourrait considérer tout cela comme l'épine de Van Helmont [1].

Une épine, un virus sont des corps étrangers qui produisent la fièvre sympathiquement ; comme il y a des virus et des épines venant du dehors, il peut y en avoir qui viennent du dedans et qui produisent la même réaction fébrile [2].

Les maladies par destruction d'un élément anatomique ne sont pas fébriles en général. Exemple : stéatose du foie, des muscles, chlorose, altération des globules du sang, diabète, lésions des centres nerveux.

2°

Quel est le programme commun que l'on peut proposer
aujourd'hui
pour la physiologie et pour la pathologie ? [3]

D'abord la physiologie et la pathologie comportent l'une et l'autre deux points de vue nécessaires pour brosser l'histoire générale et spéciale des êtres vivants. En effet, tous les êtres vivants ont des phénomènes et des caractères généraux qui appartiennent à tous, puis des phénomènes et des caractères spéciaux qui les

---

1 Relire ce qui se rapporte à l'épine *de* Van HELMONT dans l'original et analyser avec les connaissances physiologiques ce qui arrive. Reprendre mon expérience, que j'ai annoncée autrefois, du clou de rue, expérience qui consiste à planter un clou dans le pied d'un cheval après avoir coupé les nerfs du pied ; Il n'y aura pas de fièvre. Si la fièvre est développée, la section du nerf fera-t-elle cesser la fièvre ?

2 Il peut se produire en effet des matières septiques ou virulentes dans le sang par altération des tissus ; exemple : section d'un rein innocente, ligature mortelle bonne expérience à reprendre.

3 Le cadre de la pathologie doit être calqué sur celui de la physiologie de sorte qu'on ne devrait avoir que des maladies de *jonctions élémentaires et de mécanismes fonctionnels.* Mais une telle classification n'est pas possible aujourd'hui : il faut pour le moment se contenter de faire des analyses physiologiques de maladies en conservant provisoirement les noms anciens. Rien ne peut se faire brusquement dans la nature, on ne peut pas faire de table rase et recommencer un nouvel édifice scientifique d'emblée. Aujourd'hui, on est en médecine dans une période de transition ; c'est le moment de faire prévaloir un point de vue nouveau. Il faut donc proposer la médecine expérimentale telle que je la conçois.

Claude Bernard

distinguent les uns des autres. Il y a donc 1° *La physiologie générale* qui s'occupe de toutes les propriétés générales et de tous les phénomènes communs des êtres vivants. C'est la physiologie des éléments organiques ou des propriétés élémentaires organiques; 2° *La physiologie spéciale* [1], qui s'occupe des phénomènes spécifiques ou individuels particuliers à des êtres vivants déterminés. C'est la physiologie des *mécanismes organiques.*

Il y a même la pathologie générale qui considère la pathologie des ÉLÉMENTS en eux-mêmes. La Pathologie spéciale qui considère les MÉCANISMES c'est-à-dire des éléments dans leurs combinaisons les unes avec les autres.

Sous ce rapport la physiologie et la pathologie peuvent donc avoir un programme commun et nous avons d'abord à nous occuper de la physiologie et pathologie générales des ÉLÉMENTS.

1e PARTIE : *Physiologie et pathologie et thérapeutique des éléments* [2].

Nous aurons à nous occuper dans cette première partie des éléments organiques, de leur rôle dans l'organisme, leur autonomie, leurs relations ou sympathie, leur naissance, leur mort, leurs propriétés, l'action des agents sur eux, etc. [3].

2e PARTIE : *Physiologie et pathologie des mécanismes organiques.*

Nous traiterons ensuite de la physiologie et de la pathologie des mécanismes fonctionnels et morbides.

La vie n'est qu'un mécanisme, la mort n'est qu'un mécanisme, la maladie n'est qu'un mécanisme.

Importance de l'étude des mécanismes pour le milieu expérimental. Il faut cependant ramener l'explication de tout Mécanisme à son élément générateur, c'est-à-dire à l'élément primitivement atteint qui

---

1 On pourrait diviser de même l'anatomie. L'anatomie générale *des tissus, des éléments,* l'anatomie spéciale des appareils. On désigne généralement cette dernière sous le nom d'anatomie descriptive, mais au fond l'anatomie est toujours descriptive qu'elle décrive des appareils ou des éléments.

2 Dans l'histoire thérapeutique des éléments, il faudra développer le mécanisme des actions thérapeutiques locales par hiérarchie histologique, bien qu'au fond il n'y ait que des actions générales, sur tel ou tel ordre d'élément. Donc il faut concevoir la particularité dans la généralité.

3 Parler de l'évolution des éléments organiques qui d'abord possèdent toutes les propriétés et qui ensuite se spécialisent.

a amené à sa suite la dislocation de l'édifice organique.

D'après ce programme chaque maladie devra se trouver logée dans un cadre physiologique suivant l'élément atteint. Ainsi le diabète sera dans les fonctions nutritives ou physiologiques des épithéliaux. La folie sera dans le dérangement des fonctions nerveuses.

Nécessité d'un cadre anatomique élémentaire. - Étant toujours obligé de rapporter les phénomènes normaux ou pathologiques soit aux éléments organiques, soit aux mécanismes organiques, nous sommes en définitive obligé de nous arrêter à un cadre anatomique. Mais nous remonterons toujours à l'élément organique primitivement atteint, ce qui nous permettra seulement de comprendre ensuite le mécanisme par lequel arrivera soit la dislocation définitive de l'organisme (mort) par cessation de la vie des éléments, soit le trouble (maladie) qui est ensuite suivi de la guérison par le rétablissement de l'état physiologique ou par la soi-disant force médicatrice de la nature (Hippocrate).

Analogie de la maladie et d'un empoisonnement. - La maladie offre le même mécanisme que l'empoisonnement ; exemple : dans l'empoisonnement par dose suffisante de curare, nous comprenons bien la mort par dislocations successives organiques ; dans l'empoisonnement par doses insuffisantes de curare, nous comprenons bien le retour à la santé parce que l'extinction des -nerfs n'est pas entière, ce qui permet la respiration pendant que le poison s'élimine, et tout ensuite rentre dans l'ordre. Ici tout rentre dans l'ordre physiologique immédiatement, parce que l'action du curare ne laisse rien après elle, ni dépôt, ni inflammation, mais si la maladie a laissé après elle des dépôts et des altérations, le retour à la santé sera lent parce que ces dépôts doivent se résorber, disparaître physiologiquement plus ou moins vite suivant l'âge et l'énergie du sujet. Il en sera de même si l'élément organique meurt ; il amènera son effet lentement et il devra se régénérer pour que l'état physiologique ou de santé revienne, mais, suivant l'espèce d'élément organique qui sera atteint, nous aurons une dislocation de l'organisme caractéristique et c'est de là que nous devrons tirer les caractères de la maladie.

Fonctions et maladies élémentaires. - Donc chaque maladie comme chaque fonction devra être caractérisée *par l'élément organique primitivement.*

Tout le reste n'est que mécanisme, n'est que sympathie. C'est sur l'élément primitivement atteint qu'il faudra aussi chercher à agir pour guérir la maladie.

Analyse et synthèse physiologique et pathologique. - Par l'analyse successive des phénomènes normaux et pathologiques dans les organismes vivants, nous devons donc arriver à l'élément *primitivement actif normalement ou pathologiquement.* Puis, quand nous y sommes parvenus, nous avons la science et nous pouvons reconstruire synthétiquement la fonction et la maladie et nous devons pouvoir agir par des modificateurs sur cet élément primitivement actif ; parfois c'est tout le cortège des phénomènes ou des symptômes qui s'en suivent.

La médecine expérimentale doit donc avoir pour but d'arriver à cette exposition synthétique des fonctions et des maladies et de l'action des poisons et médicaments. Mais pour aujourd'hui cela n'est guère possible que pour les empoisonnements que j'ai étudiés [1], et il est bien peu de maladies que l'on puisse ainsi considérer. Néanmoins c'est la tendance que nous devons chercher à suivre. Nous pourrons tracer quelques jalons à propos du *diabète,* de la *fièvre* et peut-être dans quelques autres maladies, mais il ne serait pas possible de comprendre toutes les maladies aujourd'hui dans un ensemble synthétique puisque le travail analytique n'est pas encore fait.

L'analyse pathologique doit précéder la synthèse : donc, après avoir tracé les jalons pour cette conception synthétique de la physiologie et de la pathologie, d'après notre programme nous devrons surtout nous appliquer à faire des analyses *physiologico-pathologiques* des maladies. Pour cela nous prendrons les maladies telles qu'elles sont décrites par les pathologistes et nous les analyserons à l'aide d'observations nouvelles sur l'homme et d'expériences sur les animaux et nous étudierons expérimentalement l'action des modificateurs.

Le travail qu'il s'agit de faire en physiologie et en pathologie, c'est surtout ce travail analytique. Il sera long sans aucun doute,

---

1 C'est mon point de vue nouveau d'avoir analysé élémentairement les empoisonnements de manière à pouvoir ensuite en retracer synthétiquement les caractères.

mais il suffira d'avoir bien tracé le but qu'on se propose d'atteindre pour ne plus dévier et pour arriver sûrement avec le temps. Mon journal de médecine expérimentale sera destiné à recueillir des collections d'observations analytiques, physiologiques, pathologiques, thérapeutiques.

On voit donc d'après ce qui précède que la médecine expérimentale ne marche pas *systématiquement,* c'est-à-dire qu'elle ne forme pas une science close. Elle marche expérimentalement d'abord *analytiquement puis* elle construit une synthèse qu'elle soumet encore à l'expérience. Dans tous les cas le travail analytique et synthétique ne sera jamais clos parce que les problèmes de la nature sont inépuisables. La médecine expérimentale se modifiera à mesure des progrès de la physiologie et de la pathologie ; elle perfectionnera ses théories, ses vues, ses classifications. Elle marchera progressivement comme les sciences expérimentales constituées et non par révolution comme les sciences qui ne sont pas constituées et qui sont encore dans leur moyen âge. (Le gouvernement devra aussi devenir une science expérimentale. Voir mes notes à ce sujet) [1].

Analyse et synthèse des corps vivants. Les éléments organiques,
leur autonomie et leurs groupements pour constituer les
mécanismes organiques

Application à l'organisme humain.

Les études des corps vivants ont d'abord nécessairement été *analytiques* (comme cela a lieu pour tous les corps et phénomènes de la nature). Cette analyse (c'est l'anatomie) a amené les biologistes a reconnaître que les êtres vivants sont, comme les corps bruts, constitués par des *éléments,* c'est-à-dire par des parties irréductibles, fixes dans leurs caractères que l'on ne peut plus décomposer. Toutefois les éléments organiques ne sont pas des éléments chimiques. Ce sont des organismes élémentaires ou

1 La politique elle-même devra être un jour expérimentale, mais il faut qu'elle soit avant science *d'observation, et* elle ne l'est pas même. Quand elle pourra connaître les lois des phénomènes politiques et historiques, elle ne pourra pas les gouverner, etc. (Pensées, pp. 38 et 57.)

Claude Bernard

des parties organiques (relire Buffon). On distingue les éléments organiques par leurs formes, mais surtout par leurs propriétés déterminées à l'aide des divers modificateurs et des poisons.

L'élément organique caractérise la science biologique moderne, c'est l'élément organique ou anatomique qui est la partie active dans l'organisme à laquelle il faut s'arrêter. La physiologie, la pathologie et la thérapeutique sont sur ce même terrain.

Les éléments que l'analyse anatomique nous a fait découvrir dans les êtres vivants sont autonomes, c'est-à-dire qu'ils ont chacun leurs propriétés distinctes et caractéristiques, leurs poisons Spéciaux. Mais, malgré cette autonomie, ces éléments s'associent, se groupent, réagissent les uns Sur les autres pour constituer des mécanismes organiques, des organes, des appareils. De sorte que nous avons à considérer dans tout phénomène physiologique, pathologique et thérapeutique :

1° les éléments organiques

2°les mécanismes organiques.

1° Éléments organiques. - L'élément organique est en quelque sorte le *radical physiologique*. Ce nom de radical physiologique serait le plus convenable de tous. (C'est analogue en effet au radical chimique et au radical des langues.)

Il y a un certain nombre de radicaux physiologiques d'où l'on peut faire dériver toutes les fonctions animales et végétales. Il est difficile de fixer d'une manière absolue le nombre des éléments organiques, car leur nombre grandit à mesure que les organismes se perfectionnent et se compliquent. En effet, un organisme inférieur peut à la rigueur être considéré comme constitué par un seul élément ; tels sont, par exemple l'œuf, la cellule embryonnaire, certains infusoires. Cependant ces organismes sont susceptibles de se compliquer en donnant naissance à des éléments organiques qui, par différenciations successives, arrivent à donner naissance à des éléments organiques très diversifiés et augmentent en nombre et en différence à mesure que l'organisme Se complique, sans que l'on puisse assigner de limites à cette différenciation et à cette diversification. Néanmoins, on peut distinguer dans l'organisme de l'homme par exemple un certain nombre d'éléments organiques à propriété très distinctes et très caractérisées. Ces éléments sont comme les radicaux ou les éléments des fonctions physiologiques. Les fonctions des machines vivantes sont l'expression complexe de plusieurs éléments organiques comme les phénomènes ou les fonctions des machines brutes sont l'expression de plusieurs éléments inorganiques. Or, l'analyse physiologique doit, comme l'analyse chimique, nous conduire à la recherche et à la délimitation des éléments ou radicaux qui entrent dans une fonction. La science n'a le droit de s'arrêter que lorsqu'elle est parvenue à ce terme ; car c'est alors seulement qu'elle peut se rendre maîtresse des phénomènes en connaissant et en dominant leur déterminisme.

Les éléments qu'on peut distinguer dans l'organisme de l'homme adulte sont Soit à l'état de fibres, soit à l'état de cellules. Mais primitivement tous ces éléments sont à l'état de cellules embryonnaires. Bien que la forme des organes soit de suite esquissée, tous sont primitivement constitués par un seul élément, l'élément protoplasmique ou *embryonnaire, qui* est la source commune d'où dérivent tous les autres éléments. Les propriétés de l'élément embryonnaire sont difficiles à donner, car elles sont dans le *devenir.* Elles ne sont rien par elles-mêmes, ne sont que par ce qu'elles deviendront.

Chez l'homme adulte nous avons un certain nombre d'éléments, savoir :

1° *Élément musculaire* ou radical contractile à l'état de fibre striée ou lisse ou à l'état de masse protoplasmique contractile ;

2° *Élément nerveux moteur* ou radical moteur à l'état de fibre et de cellule et de plaque nerveuse ;

3° *Élément nerveux* de sensibilité ou radical sensitif à l'état de fibres et de cellules nerveuses ;

4° *Élément glandulaire* à l'état de cellules

5° *Élément épithélial* à l'état de cellules

6° *Élément sanguin,* cellules

7° *élément connectif,* fibres

8° *Élément osseux,* cellules incrustées

9° *Élément cartilagineux,* cellules ; ,

10° *Élément embryonnaire* ou de développement (cellules)

11° *Élément générateur, œuf,* cellules.

1° Tous ces éléments procèdent invariablement de la cellule embryonnaire ; ils ne se transforment pas les uns dans les autres.

L'élément osseux n'est pas une deuxième période de l'élément cartilagineux.

Développer cette proposition ; en causer avec Ranvier.

Indépendance des éléments.

2° Les éléments d'un organisme sont autonomes, mais ils ne sont pais indépendants.

En effet on pourrait distinguer les *organismes élémentaire*s et les *éléments ou radicaux organiques* proprement dits. Les organismes *élémentaires sont* des formations organiques très simples, mais distinctes et indépendantes. Tels sont les infusoires dits *cellulaires.* Ce sont des organismes élémentaires, parce qu'ils sont indépendants et n'appartiennent pas à un organisme total d'une manière nécessaire ; tels sont encore les parasites cellulaires ou autres. Les éléments ou radicaux organiques sont des formations élémentaires distinctes et autonomes, qui entrent dans la composition d'un organisme total et qui dès lors ne sont plus indépendantes. Ces éléments sont entraînés à l'organisation dont ils font partie, ne peuvent pas en être séparés et continuent à vivre d'une vie distincte et indépendante. Ainsi, du périoste greffé sous la peau ne développe pas de l'os qui persiste, il se forme un peu de tissu osseux qui finit par se résorber et disparaître ; de même pour les nerfs, de même pour les queues de rats (Bert). Il faut donc que chaque élément se développe dans un lieu spécial de l'organisme. S'il y a erreur de lieu, il n'y persiste pas. Cependant la greffe semble prouver le contraire. En effet, dans une greffe vraie, soit végétale, soit animale, la partie greffée continue à se développer normalement, malgré une erreur de lieu, c'est-à-dire malgré la transplantation dans un autre point du même organisme, ou même d'un autre organisme (ayant cependant de l'affinité avec l'organisme qui fournit la greffe). Mais c'est que dans ce cas, on a fait plus que de déplacer des éléments organiques ; on a déplacé avec eux leur organe coordinateur évolutif, leur *nisus formativus*. En effet, un bourgeon végétal est un organisme en quelque sorte ; en se greffant, il attire à lui les matériaux et les coordonne pour la durée de la partie greffée, qui alors continue à se développer suivant son idée primordiale, ou selon son type primitif. Faire des greffes végétales à l'écusson et en virole, puis quand la greffe sera prise, casser le bourgeon, l'enlever, l'écorce greffée persistera-t-elle,croîtra-t-elle avec la branche ? Probablement que non, elle se résorbera peu à peu, tandis que si le bourgeon persiste, *elle persistera*. De même, greffer une patte de salamandre avec ou sans son bourgeon ou *nisus formativus* qui est dans l'épaule. Quand le *nisus formativus* sera greffé, le membre continuera à se développer ; dans l'autre cas, la partie du membre prendra, mais peu à peu se résorbera. (Expériences à faire à Saint-Julien.)

Du reste chaque élément même dans son territoire dépend d'un certain *nisus formativus* coordinateur et nutritif ; exemple : cellule nerveuse. Si l'élément se détruit et se reforme, il doit régresser et redescendre à la formation de la cellule embryonnaire d'où procède ensuite la régénération.

Autonomie des éléments. - Malgré tout ce qui précède, l'autonomie des éléments organiques d'un même organisme ne saurait être mise en doute. Chaque élément se nourrit à sa manière, vit à sa manière, meurt à sa manière et possède ses poisons spéciaux, réagit à sa façon contre les divers modificateurs physiques, chimiques ou vitaux. C'est là une proposition fondamentale. *Cette spécialisation,* cette autonomie des éléments procède par voie de différenciation organique d'une *cellule en* apparence identique (*cellule embryonnaire).* Il y a donc des limites où l'autonomie et la spécialité commencent; il y a des *maxima* et des *minima* dans cette autonomie. Il y a une sorte de classification histologique sous ce rapport. Il y a des espèces élémentaires qui se distinguent, se confondent et procèdent les unes des autres en se retrempant toujours toutefois dans la même origine, la cellule *embryonnaire* [1].

---

1 Y aurait-il quelque chose d'analogue dans la formation des espèces animales ou végétales ?

Claude Bernard

Isolement des éléments. - Tous les éléments ou radicaux d'un même organisme sont en quelque sorte associés pour un but commun qui est le mécanisme total ou la vie de l'organisme total. Néanmoins, il faut distinguer encore des éléments libres et isolés qui peuvent à eux seuls exprimer une propriété, des éléments connexes ou groupés qui ne peuvent exprimer un acte physiologique par leur réunion. Ainsi, par exemple, un globule sanguin, une cellule épithéliale glandulaire peuvent manifester leurs propriétés sans qu'un autre élément vienne réagir sur eux. Ils n'ont besoin pour cela que de l'excitation et des conditions physico-chimiques ambiantes. Mais il-est d'autres éléments qui ont besoin pour cela de recevoir l'excitation physiologique spéciale d'un autre élément. Ainsi, le nerf moteur, par exemple, ne saurait manifester son existence sans le système musculaire sur lequel il agit. Il y a donc nécessairement entre ces éléments *association et soudure* et hiérarchie fonctionnelle et une sorte de liaison fonctionnelle constante. Tels sont les éléments nerveux et musculaires.

Association des éléments pour constituer les mécanismes organiques. Mais, au fond, tous les éléments, qu'ils soient soudés les uns aux autres ou qu'ils soient libres et errants, ont tous à remplir dans l'organisme un rôle qui les associe et les rattache les uns aux autres. De ce groupement ou de cette association des éléments organiques résultent les mécanismes organiques dont la compréhension et la connaissance sont d'une haute importance pour le physiologiste et pour le médecin. En effet, la vie n'est qu'un mécanisme ; la maladie n'est qu'un mécanisme et la thérapeutique n'agit que sur des mécanismes. Chez les animaux élevés, les systèmes nerveux et musculaire sont spécialement les *éléments harmonisateurs des mécanismes organiques.* Les actions réflexes ont une grande importance dans les mécanismes organiques; chez les êtres inférieurs et chez les végétaux, les *mécanismes organiques* ne concentrent pas, ne *centralisent* pas la vie; aussi la vie est plus difficile à éteindre, aussi les maladies surviennent-elles plus difficilement. Plus les mécanismes sont complexes et délicats, plus l'organisme est élevé et plus la vie est exposée à des troubles ou maladies. (Voyez mes notes sur les mécanismes organiques.) C'est dans la connaissance des mécanismes organiques que gît tout le secret d'action sur les organismes. C'est ce qui doit constituer le but spécial de l'étude du physiologiste et du médecin expérimentateur.

C'est pourquoi, dans mes études de médecin expérimentateur, il faudra commencer par des études sur les systèmes nerveux et musculaire comme *coordinateurs* et *harmonisateurs* des mécanismes organiques et comme étant susceptibles de jouer un rôle considérable dans la physiologie, la pathologie et la thérapeutique de l'homme.

En résumé, il faut que la science arrive aux éléments. Mais la connaissance de ces éléments n'est elle-même intéressante que parce qu'ils servent à construire des mécanismes organiques. Tout est là, *éléments et leur arrangement pour constituer les mécanismes organiques.* De même qu'il faut arriver à connaître les matériaux premiers d'un édifice ; mais la connaissance de ces matériaux n'a d'intérêt et d'importance que parce qu'ils servent à édifier des monuments.

Appendices

I

Des rapports *que* présentent entre eux les phénomènes physiologiques, pathologiques *et* toxiques ou thérapeutiques

Cette communication formera une sorte d'introduction à une série de communications dans lesquelles je prouverai expérimentalement que les phénomènes pathologiques et les actions toxiques ou thérapeutiques rentrent dans les lois physiologiques.

Idées à placer dans cette première communication.

La médecine théorique est constituée par un ensemble de notions différentes auxquelles on donne le nom de *sciences médicales.* Les principales, parmi ces sciences, sont la *pathologie,* qui comprend l'histoire naturelle des maladies et l'explication de leur production (pathogénie), la *thérapeutique, c'est-à-dire* l'action des médicaments ou des modificateurs sur l'organisme, *l'anatomie, ou* la science de l'organisation et la *physiologie, ou* la science qui s'occupe de l'explication des fonctions du corps vivant. Toutes ces parties de la médecine se sont développées et constituées isolément et en quelque sorte indépendamment les unes des autres, et comme la médecine, plus que toutes les autres branches des connaissances humaines a été forcée d'être pratique et empirique avant d'être scientifique, la pathologie et la thérapeutique ont été cultivées bien avant l'anatomie et la physiologie. Il est résulté de là que la médecine proprement dite, c'est-à-dire la science des maladies et de leur traitement, a *paru une science distincte et indépendante de la physiologie, c'est-à-dire de la science des fonctions à l'état de santé.*

Cette opinion a sans doute sa raison d'être, puisqu'il y a vingt-trois siècles qu'Hippocrate a fondé la médecine d'observation alors qu'il n'existait ni anatomie, ni physiologie ; ces sciences ne sont pas même encore constituées aujourd'hui. En effet, il était parfaitement possible de reconnaître les maladies, de les décrire, de les classer, d'indiquer leur marche, leur terminaison heureuse ou funeste et d'arriver ainsi à un pronostic sans savoir ni l'anatomie, ni la physiologie, de même qu'on a pu très bien décrire les animaux, les reconnaître et tracer leurs mœurs avant de connaître leur organisation intérieure.

Mais, quant aux parties réellement importantes de la médecine, la pathogénie et la thérapeutique, c'est-à-dire la détermination des causes et du mécanisme des maladies, ce qui amène à les prévenir, et ensuite la connaissance des moyens et des modificateurs capables de les guérir, ces deux branches de la médecine incombent nécessairement à la physiologie expérimentale. Elles sont encore aujourd'hui à l'état d'empirisme et de systématisme et même on peut affirmer qu'elles y resteront tant que la physiologie, qui doit leur servir de base, ne sera pas constituée comme science, parce qu'en effet, dans toutes les sciences expérimentales, l'empirisme et les systèmes précèdent nécessairement l'état scientifique.

On peut donc voir que la médecine *naturelle ou* hippocratique, qui décrit le cours naturel des maladies, est une science indépendante de la physiologie, tandis que la médecine *expérimentale,* qui explique les maladies et les modifie par des modificateurs appliqués à l'organisme vivant, repose nécessairement sur la physiologie. Tous les médecins ont d'ailleurs reconnu cette vérité, soit implicitement, soit explicitement. En effet, à toutes les époques, toutes les explications, que les médecins ont données de la production des maladies et de l'action des médicaments, n'ont été que le reflet des connaissances physiologiques du temps. Un célèbre médecin français de notre siècle, Broussais, a décoré son système médical du nom de *médecine physiologique*. Mais, malgré cette épithète, Broussais n'en a pas moins été dans une voie fausse ; il a généralisé en médecine certaines vues physiologiques de Glisson et de Brown, mais il n'a pas fondé pour cela la médecine et la physiologie ; il n'a enfanté qu'un système de médecine qui a subi le sort de tous les systèmes, c'est-à-dire qui a disparu parce qu'il ne représentait point la réalité, et qu'il n'était en réalité fondé que sur des idées physiologiques et non sur le principe même de la physiologie. En effet, la première condition qu'il y aurait à remplir, pour pouvoir établir la médecine sur la physiologie, serait que la physiologie existât. Or, la physiologie n'existe pas encore comme science constituée. Elle possède sans doute dans diverses parties un certain nombre de faits bien établis, mais vouloir généraliser en les appliquant à la médecine ces données physiologiques partielles, c'est systématiser et ne pas faire de la médecine physiologique ou expérimentale. Mais faut-il donc renoncer à voir jamais la médecine scientifique fondée sur la physiologie, ce qui est nier simplement la science médicale, ou bien faut-il conseiller, avant d'essayer aucune tentative de médecine scientifique, d'attendre que la physiologie soit achevée ? Non [1]. Il n'y a qu'une chose à faire, c'est de suivre l'évolution de la science. Toutes les sciences, et la médecine comme les autres, ont leur développement nécessaire et il n'est pas donné aux hommes de le changer. Après un certain temps d'empirisme et de systématisme qu'elles doivent traverser et dans lequel elles sont condamnées à rester d'autant plus longtemps qu'elles sont plus complexes, les sciences tendent d'elles-mêmes à se constituer expérimentalement et aujourd'hui la médecine présente cette tendance d'une manière évidente. Sans doute nous sommes encore loin de posséder une médecine expérimentale scientifique qui puisse régler sûrement la pratique, car ce n'est que progressivement et avec le temps que la science arrive à se constituer. Mais la médecine expérimentale se prépare incontestablement dès maintenant. C'est pourquoi il me paraît utile de soumettre à

1 D'abord, la physiologie ne sera jamais achevée, pas plus qu'aucune science expérimentale ne peut l'être.

Claude Bernard

l'expérimentation quelques-unes des questions qui doivent servir de base aux études ultérieures de médecine expérimentale.

D'abord je poserai la question du rapport que présentent entre eux les phénomènes physiologiques, pathologiques, toxiques ou thérapeutiques, et je me propose de démontrer dans une série de communications qui suivront celle-ci que les phénomènes de la vie sont constamment soumis aux mêmes lois, soit qu'on les considère à l'état normal ou physiologique, soit qu'on les étudie à l'état anormal ou pathologique. Je définirai donc la médecine expérimentale : la *science analytique des maladies, /ondée sur ce principe, que l'explication des phénomènes pathologiques doit être déduite des mêmes lois qui régissent les phénomènes normaux de la vie. D'où il* résulte que le vrai problème de la médecine scientifique est de découvrir les lois communes à la physiologie et à la pathologie, en même temps qu'on distinguera les phénomènes physiologiques des phénomènes pathologiques par la détermination exacte des *conditions* différentes et spéciales dans lesquelles les uns et les autres se manifestent.

Par ce qui précède, on peut voir que je ne reconnais pas dans la science de la vie deux sciences distinctes, l'une, science de la maladie, qu'on appellerait la *médecine,* l'autre, science de la santé, qu'on appellerait la *physiologie.* Je pense qu'il n'y a au fond qu'une seule science, qui doit comprendre les fonctions vitales à l'état de santé et à l'état de maladie. La médecine ne peut être scientifique qu'à cette condition. Pour les mêmes raisons, je repousse les expressions de physiologie normale et de physiologie pathologique : il n'y a qu'une seule physiologie générale qui embrasse tout sous les-mêmes lois, mais qui comprend des modifications dans les phénomènes de la vie en rapport avec les conditions diverses dans lesquels ils s'accomplissent.

La médecine purement pratique a pu dans le passé et peut même encore aujourd'hui admettre empiriquement des phénomènes pathologiques, distincts des phénomènes physiologiques. Mais, partir de là pour vouloir en faire des sciences différentes par leur nature et autonomes, comme on le dit, et même nier, ainsi que cela a été fait, que la physiologie soit d'aucune utilité pour comprendre la pathologie, ce sont là des idées fausses contre lesquelles il est du devoir de tout médecin scientifique de protester. Admettre, en effet, qu'il y a des lois vitales qui président à la santé et d'autres qui président à la maladie, cela équivaudrait à peu près à reconnaître deux ordres de lois mécaniques, les unes présidant à la construction des édifices, les autres présidant à leur démolition.

En un mot, la médecine scientifique admet et doit admettre que l'état pathologique n'est qu'une modification de l'état physiologique, ou, autrement dit, que tout ce qui apparaît dans l'état pathologique n'est que la manifestation modifiée de ce qui existe dans l'état physiologique. C'est là le principe fondamental sur lequel repose la médecine expérimentale. Les médecins ne veulent pas admettre ce principe d'une manière absolue. Mais les objections qu'ils font ne sont, suivant moi, que la conséquence d'un malentendu sur l'état actuel de la physiologie, et il importe que je m'explique de suite à cet égard. Il est impossible, disent les médecins, que l'on admette que toutes les maladies ont leur représentation physiologique; la variole, la rougeole, la scarlatine, etc. ne répondent à aucun phénomène physiologique ; ce sont bien là par conséquent des produits de l'état pathologique. Je choisis à dessein les arguments regardés comme les plus péremptoires pour montrer qu'ils ne constituent pas en réalité des objections, mais de simples fins de non-recevoir. En effet, de quel droit peut-on venir dire actuellement que la rougeole ou la variole n'entraînent pas aussi la modification de certaines fonctions physiologiques. Sans doute qu'aujourd'hui on n'aperçoit pas cette relation et on aurait raison de dire qu'on ne la verra jamais, s'il était admis que la physiologie est une science finie qui n'a plus de découvertes à faire. Mais j'ai eu soin de dire en commençant que, malgré ses progrès récents, la physiologie est à son début et que c'est précisément pour vouloir tirer des conclusions trop générales de nos connaissances physiologiques pour la médecine qu'on tombe dans l'erreur et que l'on suit des voies fausses. Je reste donc dans la vérité scientifique en restant dans le principe posé plus haut que tout phénomène pathologique dérive d'un phénomène physiologique modifié [1] ; seulement j'ajouterai que, dans le cas où nous ne pouvons pas voir cette filiation, nous devons admettre que les phénomènes pathologiques dérivent de phénomènes physiologiques encore inconnus. C'est là une vérité qui ressort chaque jour de plus en plus des progrès même de la

---

1 Renvoyer à mon cours du *Medical Times*.

Claude Bernard

science physiologique. Je me bornerai à citer un seul exemple, parce qu'il se rapporte à des expériences dont j'ai déjà plusieurs fois entretenu l'académie. Il y a longtemps qu'on avait constaté que le diabète sucré est une maladie caractérisée par l'apparition du sucre dans les urines, mais on avais considéré ce sucre comme un produit pathologique dans l'organisme animal. On considérait, en un mot, que la maladie avait créé une aptitude à faire du sucre qui n'existe pas dans l'état normal. J'ai démontré qu'il en est tout autrement et qu'il existe à l'état physiologique une aptitude glycogénique et que l'état pathologique n'a en réalité rien créé, mais seulement troublé la nutrition et les phénomènes glycogéniques de telle sorte que le sucre devînt apparent dans des liquides où il ne l'est pas normalement [1].

J'ai pu, par suite de ces recherches, faire apparaître l'état pathologique, faire en quelque sorte des animaux artificiellement diabétiques. Bien qu'il existe encore de nombreuses lacunes dans l'explication physiologique de la maladie diabétique, cependant le principe est découvert et la loi physiologique est confirmée. À ce sujet je rappellerai un autre résultat important de mes recherches, c'est que j'ai montré que le sucre se produit chez les animaux à l'aide d'une substance glycogène amylacée et par un mécanisme tout à fait semblable à celui qu'on trouve chez les végétaux. J'ai rappelé ces faits parce qu'ils sont bien propres à montrer toute la généralité des lois vitales. En effet, nous avons affaire ici à des phénomènes physiologiques qui comprennent l'état normal et l'état anormal chez les animaux et qui embrassent également le règne animal et le règne végétal.

Non seulement les phénomènes pathologiques, mais les phénomènes toxiques ou thérapeutiques sont dans le même cas. Je me propose en effet de prouver que les poisons et les médicaments (ce qui est la même chose) produisent des effets qui ne sont que des

1 Il n'y a donc là, entre l'état physiologique et l'état pathologique que des différences de degré. J'ai démontré que, chez le foetus, le diabète est un état physiologique. Du reste le sucre existe constamment dans l'urine à l'état physiologique (Brucke) mais, au moins à certains moments, il y est plus apparent ; à jeun, il n'est pas possible de soutenir qu'il y en a, à moins de tomber dans l'exagération des infiniment petits et dans le tout est dans tout. Mais, chez un lapin en digestion de carottes, il y a évidemment du sucre dans ses urines à l'état physiologique. Donc, on le voit, l'état physiologique et l'état pathologique se relient par une foule de points dans le diabète. Il en sera de même pour beaucoup d'autres maladies.

modifications des phénomènes physiologiques. De sorte qu'il sera possible aussi de ramener la thérapeutique, c'est-à-dire les effets des modificateurs médicamenteux aux mêmes lois que les effets des modificateurs normaux ou physiologiques de l'organisme. Les études expérimentales faites dans cette direction me paraissent avoir une grande importance ; ce n'est que par des études de cette nature qu'on pourra arriver avec le temps à faire sortir du chaos des actions *sui generis* et spécifiques les médicaments que l'empirisme a consacrés et à poser les bases d'une thérapeutique vraiment expérimentale et scientifique.

Nous avons vu précédemment que les actions pathologiques ne créent rien de toute pièce dans l'organisme ; il en est de même des actions thérapeutiques : les substances toxiques et, médicamenteuses apportent des conditions spéciales qui ne font que modifier les propriétés physiologiques de l'organisme, soit en les exaltant, soit en les déprimant, et toujours d'après les mêmes lois qui régissent ainsi à la fois le phénomène physiologique, le phénomène pathologique et le phénomène thérapeutique [1].

En résumé, la médecine expérimentale scientifique ne saurait avoir d'autre base que la physiologie. Seulement l'erreur a été jusqu'ici de croire que la médecine devait se superposer et en quelque sorte se souder à la physiologie. Il n'en est rien ; on n'enfante ainsi que des systèmes. La physiologie et la médecine scientifique doivent être confondues et doivent se développer simultanément et parallèlement, puisque nous avons vu qu'elles ne forment en réalité qu'une seule et même science. Suivant moi, ce qu'il importe actuellement de faire de plus utile pour les progrès de la médecine, c'est de chercher à réduire aux mêmes lois vitales, à l'aide de l'expérimentation, les phénomènes physiologiques, pathologiques et thérapeutiques, au lieu de les étudier séparément,

1 Les phénomènes pathologiques et toxiques ne sont des phénomènes physiologiques dans des conditions anormales. Le phénomène physiologique est toujours là et aussitôt que la condition anormale disparaît (élimination d'un poison), les conditions physiologiques réapparaissent par le jeu même de l'organisme. C'est la nature médicatrice d'Hippocrate. La substance morbifique ou la substance toxique n'agissent donc pas par elles-mêmes ; elles n'agissent que par les conditions qu'elles déterminent, de sorte que des substances toxiques fort différentes de nature agissent de même, parce qu'elles donnent des conditions identiques au sang, etc. En un mot, le poison n'agit pas par lui-même directement, mais par l'intermédiaire du milieu (sang, etc.), et des conditions qu'il y crée. Ceci sera très important à développer.

comme s'ils formaient des catégories distinctes de phénomènes régis par des lois spéciales. Lorsqu'avec le temps un nombre suffisant de faits recueillis dans cette direction se seront accumulés et classés, les lois générales de la vie se dégageront d'elles-mêmes et la médecine expérimentale, en se constituant, apparaîtra comme une science qui expliquera à la fois les phénomènes physiologiques, pathologiques et thérapeutiques. Il n'y a donc lieu d'établir aucune généralité sur de pareils sujets avant d'avoir les laits expérimentaux précis sur lesquels elle doit s'appuyer. Aussi, dans mes communications qui suivront, je commencerai par examiner les rapports qui relient les phénomènes toxiques ou thérapeutiques avec les phénomènes physiologiques [1] et je ne donnerai qu'ensuite les résultats d'expériences obtenus avec des substances toxiques ou médicamenteuses déterminées. Seulement il m'a paru utile de faire précéder ces études par le préambule que contient cette note, afin de nous placer de suite au point de vue de la médecine expérimentale et de mieux comprendre la portée et la direction de nos recherches.

II

Du mécanisme physiologique des actions toxiques et médicamenteuses en général

La connaissance du mécanisme physiologique, à l'aide duquel les substances toxiques ou médicamenteuses arrivent à produire leur action sur l'organisme, doit être le but de toutes les recherches médicales.

C'est là que gît toute la puissance de la médecine expérimentale. La médecine antique fut ce qu'elle pouvait et devait être, une médecine d'observation concluant au pronostic, mais se bornant, comme traitement, à l'expectation faite dans des conditions capables de favoriser les tendances heureuses de la nature. La médecine moderne expérimentale doit avoir la prétention d'agir sur l'organisme malade ; elle peut aspirer à étendre sa puissance

---

1 Mais il faut d'abord que je fixe bien les faits physiologiques qui doivent me servir de point de comparaison. C'est pourquoi, avant de donner l'histoire toxique des poisons qui agissent sur les muscles et les nerfs, je donnerai l'état statique physiologique des éléments musculaires et nerveux.

sur les corps vivants, de même que les autres sciences modernes expérimentales physico-chimiques sont arrivées à dominer et à diriger les phénomènes des corps bruts. Je suis du nombre de ceux qui pensent que la médecine ne doit pas se borner à être une science passive d'observation, mais qu'elle doit aspirer à devenir une science expérimentale active. Je crois avoir prouvé ailleurs [1] que la nature spéciale des phénomènes de la vie ne les empêche nullement d'être soumis à un déterminisme absolu et d'être par conséquent accessibles à la méthode expérimentale. D'ailleurs, qui oserait nier qu'il en soit ainsi ? Chacun ne sait-il pas que la médecine peut agir sur la vie, puisqu'elle possède des modificateurs si puissants qu'elle peut à l'instant tuer un être vivant ou seulement troubler et modifier plus ou moins profondément les fonctions de son organisme suivant la dose ou le degré du modificateur employé. La médecine est donc en possession d'une foule de moyens d'action (poisons ou médicaments) que l'empirisme découvre et accumule depuis un grand nombre de siècles.

Sans doute la médecine empirique est parvenue et pourra encore parvenir à se servir utilement d'un grand nombre de médicaments, mais ce n'est que l'état préliminaire de la science et la médecine scientifique n'existera que le jour où l'on aura d'une part la connaissance du mécanisme à l'aide duquel les substances médicamenteuses ou toxiques portent leur action dans l'organisme, et, d'autre part, la raison physiologique de leur mode d'action. Les sciences physico-chimiques, avant l'avènement de leur état scientifique expérimental, ont aussi possédé une foule de procédés empiriques dont la métallurgie, l'astronomie et la navigation ont tiré un très grand profit. Mais il n'en est pas moins vrai que ce n'est que du jour où ces sciences sont arrivées à la connaissance de la loi des phénomènes qu'elles ont pu les régler, les gouverner avec sûreté et prendre dans les découvertes et dans les applications un essor de progrès auquel on ne saurait assigner de limites. Par l'évolution même des choses, il en sera de même de la médecine ; seulement avec plus de lenteur et plus de difficultés, cri raison de la complexité des phénomènes.

C'est ma conviction profonde, c'est pourquoi je pense que dès aujourd'hui il faut préparer cet avenir scientifique si désirable de

---

1 Dans *l'Introduction à* l'étude de la médecine expérimentale, p. 106 et sq.

la médecine.

Toutes les actions organiques physiologiques, pathologiques ont un siège commun : toutes se passent au contact de l'élément organique et dans le milieu liquide général, que j'ai appelé *le milieu intérieur organique* [1]. La première condition est donc que le médicament ou le poison parviennent du milieu extérieur dans ce milieu intérieur afin d'arriver à agir sur un élément organique déterminé ; autrement, il n'y a aucun effet produit sur l'organisme. Toutefois, il y a plusieurs procédés, c'est-à-dire plusieurs mécanismes, à l'aide desquels des modificateurs peuvent exercer leurs effets sur le corps vivant.

III

De l'état statique et dynamique
dans le corps vivant

Ou autrement dit : *de l'état de repos et de l'état de fonction*. Ces dénominations distinguent deux états différents dans les corps vivants et dans leurs organes qu'il est très important de distinguer. Mais, au fond, ce sont deux états dynamiques différents, car il n'y a réellement pas de repos dans les corps vivants. J'ai montré il y a déjà longtemps que dans les glandes, dans les muscles, par exemple, les états de fonction ou de repos sont très importants à considérer relativement à la nature du sang qui sort de ces organes.

Il faut donc pour faire l'histoire complète d'un tissu, d'un organe ou d'un corps vivant, le connaître sous ces deux rapports. Nous verrons que cela intéresse beaucoup la médecine expérimentale, car les maladies ne sont que l'exagération, la diminution ou la déviation de l'un et l'autre de ces deux états.

Les mots statique et dynamique, fonction et repos ne s'adressent pas aux éléments, mais à un mécanisme plus ou moins complexe. Aussi avons-nous trois choses à faire : 1º donner l'état statique et dynamique d'un mécanisme organique ; 2º donner l'histoire physiologique de chacun des éléments qui composent ce mécanisme

---

1 V. *Introduction à l'étude de la médecine expérimentale* et *Revue des deux Mondes* détachées à la fin de mes leçons écrites de médecine expérimentale. Ces dernières sont reproduites à la page 173 du présent ouvrage.

organique ; 3º donner les troubles qui peuvent se montrer dans chaque mécanisme avec leurs conséquences (maladies) et montrer qu'ils sont soumis aux mêmes lois que l'état physiologique, qu'il n'y a que les conditions qui diffèrent.

Dans l'étude des mécanismes organiques, il y a à considérer ce qu'ils ont de général et ce qu'ils ont de spécial.

Ainsi, dans tous les mécanismes du corps de l'homme, il y a un milieu intérieur liquide commun et une trame commune qui est donnée par l'association des systèmes nerveux et musculaire. Puis il y a, dans chaque organe, des éléments doués d'une activité spéciale qui viennent s'unir à cette trame commune. Ainsi, dans les glandes, il y a de spécial les cellules glandulaires.

Nous aurons à examiner successivement :

1° État statique et dynamique des systèmes nerveux et musculaire en général ; histoire physiologique particulière de chacun des éléments, savoir : élément nerveux sensitif, nerveux moteur, musculaire ; troubles et déviations.

2° État statique et dynamique des nerfs et muscles.

- Dans les appareils locomoteurs de la vie animale : élément spécial: tendons, os ; histoire particulière.

- Dans les appareils des sens : histoire des éléments spéciaux.

- Dans l'appareil circulatoire : éléments spéciaux : nerfs vaso-moteurs, globules sanguins, vaisseaux, cœur, centres vaso-moteurs, chaleur animale, etc.

- Dans l'appareil respiratoire : élément spécial : poumon.

- Dans l'appareil digestif : élément spécial ; intestin, muqueuse épithéliale.

- Dans les appareils glandulaires éléments spéciaux : cellules glandulaires.

Le cahier de médecine expérimentale dont ces notes sont extraites, tout entier inédit, est consacré au développement des idées qu'elles renferment. Ce cahier très important fera l'objet d'une publication spéciale.

ISBN : 978-1530189281

www.ingramcontent.com/pod-product-compliance
Lightning Source LLC
Chambersburg PA
CBHW070313190526
45169CB00005B/1602